올바른 영상투영법과 투시 이론

(초음파, X선, CT, MRI)

올바른 영상투영법과 투시 이론
(초음파, X선, CT, MRI)

월 드 사 이 언 스
www.worldscience.co.kr

올바른 영상투영법과 투시 이론(초음파, X선, CT, MRI)

2008년 08월 20일 인쇄
2008년 08월 30일 발행
저　　자 / 천병수, 이승호, 마사키 다카키
발 행 인 / 박 선 진
발 행 처 / 도서출판 월드사이언스
등록번호 / 3-136
등록일자 / 1987년 12월 14일
주　　소 / 서울특별시 동작구 사당5동 240-15
전　　화 / (02) 581-5811~3
FAX / (02) 521-6418
E-mail / worldscience@hanmail.net
URL / http://www.worldscience.co.kr
정가 / 12,000원
ISBN / 978-89-5881-113-8

이 도서의 국립중앙도서관 출판시도서목록(CIP)은 e-CIP 홈페이지
(http://www.nl.go.kr/cip.php)에서 이용하실 수 있습니다.(CIP제어번호: CIP2008002616)

머 리 말

X선, 초음파, CT, MRI 등 기기의 발달은 오늘날 의학 발달은 물론 모든 질환을 조기에 발견 할 수 있는, 보다 정확한 정보를 제공하고 있다. 이 기기의 발달로 질병을 정확히 찾아낼 수 있다는 것은 물리학을 기초로 한 의학과 물리학과의 접목이 가능했기 때문이다. 필자 등은 일반적으로 병원에서 주로 진단 기기로 널리 쓰이고 있는 이러한 기기가 어떻게 쓰이며 그 원리는 무엇인지 정말로 이러한 기기가 다방면의 질환을 판독 할 수 있는지 그 해법에 대해 궁금함을 느끼고 있었다. 이러한 의구심에서 의사들의 판단에만 맡기기가 꺼림칙한 상태였다. 의사들은 이러한 기기의 원리는 모른 채 비교 영상으로만 질병을 판단해야 하는 일조 일단의 오진이 되풀이되고 있는 현실에 직시하여 누구나 알기 쉽게 기기를 이해하고 질환을 어떻게 판단하는지에 대한 기본 지식을 일반인들도 쉽게 이해할 수 있도록 저술 되었다. 일반인은 물론 간호사, 물리치료사, 의사들에게 올바른 기기 분석 원리와 방법을 이해시키고 사진을 해독 할 수 있는 조그만한 지식을 제공코저 이 책을 편찬하게 되었다.

일반적으로 X선이란 물질 중의 원자가 어떻게 배열되고 있는가를 연구하기 위한 매우 중요한 기기의 하나이다. 방사선(X선)이란 이론적으로는 거의 완벽한 연구 결과에 도달했는데도 불구하고 취급하기 어렵고도 원리를 이해하기가 쉽지는 않았다. 또한 기기의 이론은 무시 한 채 사용자들은 비교 진단에만 의존한 채 판독하기 때문에 오진이 많은 실정이다. 회절법에서 이용되는 X선의 파장은 원자의 크기와 거의 같으며 각각 원자에 따라 생기는 산란파는 서로 간섭을 일으켜 회절현상을 나타낸다. 따라서, 물질에 있어서 원자의 결정구조와 파장을 이용한 방법에까지 X선 회절 현상이 사용되고 있다.

X선과 투시 이론은 회절 현상이 이용되고 있지만 이러한 물리학적 근거를 설명하고 이해할 수 있는 저서들은 거의 없고 외국 서적 번역본으로만 의존하고 있는 실정으로 저자 등은 재료과학 관련 권위자와, 물리학, 생명공학, 반도체 공학박사가 머리를 맞대고 초음파, X선, CT, MRI 등 회절 현상을 도입한 기기들의 원리와 그 쓰임새를 포함한 자기 공영, 투시현상 등에 까지 정확히 이해할 수 있도록 이 책 한권에 전부 함축하여 설명해 놓았다.

실험실 기기분석자, 물리치료연구자, 간호사, 의과대학 학생들은 물론, 일반인들까지도 알기 쉽게 기기의 원리를 이해하면서 각 질환별 사진을 정확히 판독 할 수 있는 양서를 제공 하고자 노력 하였다. 현재 시판 되고 있는 X선 회절기기는 조작들이 간단하며, 초보자라도 쉽게 X선 해석 데이터를 독해 할 수 있다. 그럼에도 불구하고, 이공계의 각 분야에서 X선 사용법이 안전하고 유효하게 이용되고 있다고는 말 할 수없는 상황에 있다.

이러한 초음파, X선, CT, MRI 기기들의 이론들이 난해하며, 해독하는데 있어서 기기의 원리를 이해하지 못하고 그 난이한 방법을 이해할 만한 책들이 어렵게 서술되어 있고 기기의 원리 설명 등이 크게 부족하다는데 원인이 있다고 볼 수 있다. 또, X선등 이러한 기기들이 장치가 훌륭한 Black box로 되어, 무엇이 어떻게 해서 결과가 나타나는지 잘 알 수 없다는 것도 그 원인이다.

이 책은 X선, 방사선 기술을 초보자 까지도 쉽게 이해할 수 있게 해설되어있으며, 일반인도 초음파, CT, MRI 등의 의학 기기를 이해하고 진단을 조금이나마 할 수 있도록 쓰여진 서적이다.

끝으로 이 책의 편찬에 있어서 각장별 휴식 공간에 안식의 들꽃으로 딱딱한 기기를 이해하는데 조그마한 공간과 안식을 주신 초향 민경희 화백에게 감사를 드리고 이 책 편찬에 응해주신 월드사이언스(주) 관계자 여러분께도 깊은 감사를 표한다.

2008년 8월 25일

공동 대표 저자 : 천 병 수 교수 씀

차 례

제 1 장. 초음파

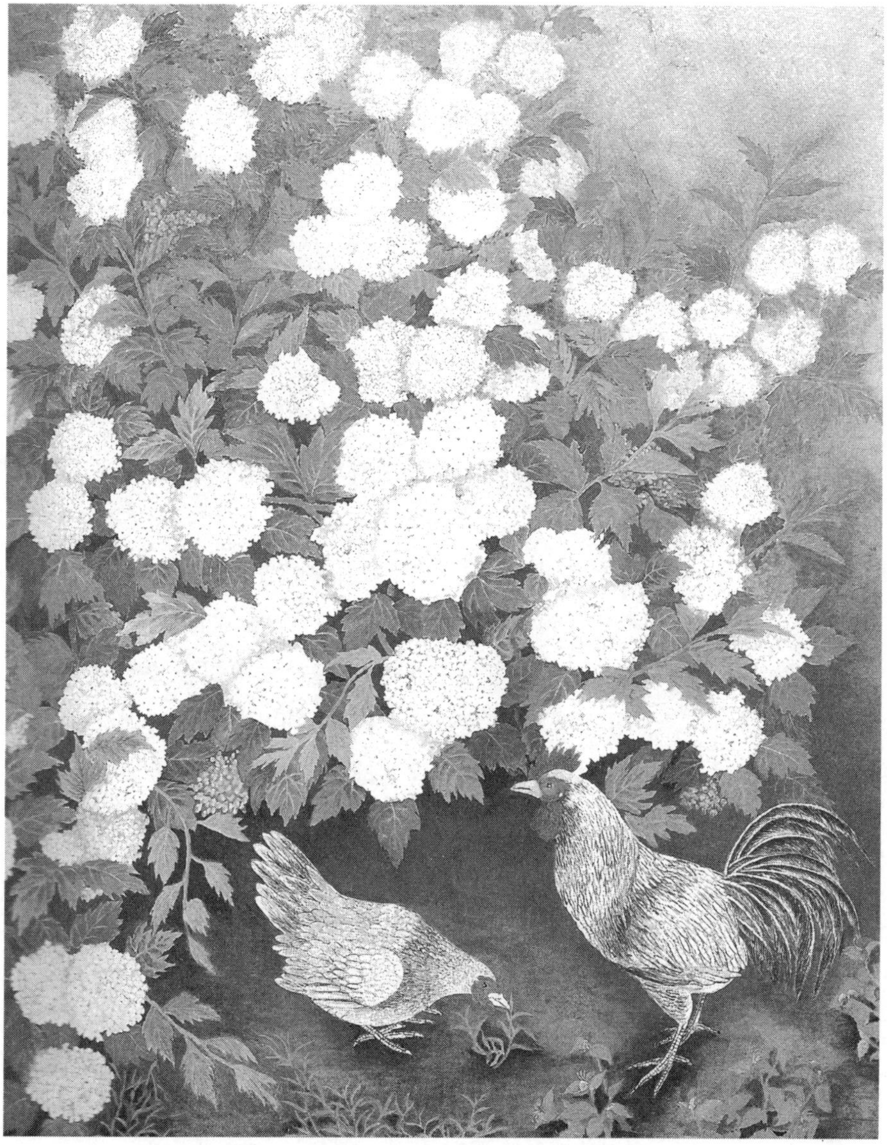

닭 모이를 우리의 밥으로 소화할 때 우리는 정다움에 서로를 이해한다.
우리의 사랑을 초음파의 각도로 맘속을 여러 각도에서 투영한다.
서로가 서로를 맘으로 꽤 뚫어야 아낌은 금물인 투철한 정신만이....

1.1 초음파의 배경

초음파는 주파수가 약 2만 Hz이상이고, 사람의 귀로는 소리로서 느낄 수 없는 음파, 그 중 비교적 낮은 주파수의 것은 가청음을 동반하여 발생하는 경우가 많으며, 동물들 중에서는 이런 음을 들을 수 있는 것이 적지 않다. 초음파는 본질적으로는 가청 범위의 음파와 같은 것이나, 주파수가 크고 따라서 파장이 짧은 것, 상당히 강한 진동이 얻어지는 것 때문에 보통의 소리에서는 볼 수 없는 성질을 가지고 있다. 초음파의 진로가 방향성을 가지면서 짧은 임펄스가 나오게 되고 두드러진 특징을 나타내는데, 예를 들면 박쥐가 어두운 밤에 가느다란 물체까지 식별하는 것은 몸에서 초음파를 나오게 하여 장애물에 비추어 그 반사파를 감지하는 기능을 가졌기 때문이다. 수심을 측정하는 소나, 어군탐지기도 원리는 이것과 같으며, 그 밖의 물질에 의한 흡수도나 물질 중에서의 전파속도의 차이를 측정해서, 구조물 내의 손상을 찾아내는 초음파탐상기나 초음파진단기 등도 초음파의 특징을 이용한 것이다.

1910년경에 초음파의 생물학적인 작용을 연구하기 시작한 것이 초음파 공학을 의학분야에 응용한 시초이다. 그 후 1930년대 초음파를 치료용으로 이용하는 상품화된 기기가 처음으로 출현하였으며, 2차 세계대전 중에 소나라고 불리는 해저용 초음파 레이더가 군사용으로 개발 되면서 초음파를 중심으로 한 음향공학이 비약적으로 발전하였다.

그 기술을 1950년경에 진단의학 분야에서 응용하기 시작하여 인체 내부의 단면을 간편하게 시각적으로 표시하는 장치를 개발하기에 이르렀고, 1970년부터는 반도체를 이용한 전자 공학의 발전에 힘입어 실시간 표시방식의 초음파 스캐너를 개발함으로써 X선 영상기기와 함께 진단기기 분야에서의 영역을 넓혀가고 있다. 지금은 화상의 질을 개선하고 사용하기 편리한 기능을 첨가시키는 등의 연구와 개발이 계속적으로 이루어지고 있다.

초음파 진단장치의 장점은 X선이나 감마선 진단 장치와는 달리 촬영 시 인체에 전혀 해가 없을 뿐만 아니라, 단층촬영기처럼 인체 내부의 단면을 표시하고 움직이는 기관과 혈액의 이동을 실시간으로 볼 수 있어서 비교적 짧은 시간에 진단이 가능하며, 가격이 비교적 저렴하다. 그러므로 현재 내과, 소아과, 산부인과 등에서 거의 필수적인 진단 장치로 되어 있다.

초음파의 이용에 관한 아이디어는 1912년 Titanic호의 침몰 후 수중에 있는 물체를 찾는 방법에 대한 필요성이 인정되었고, 그 후 실용은 제2차 세계대전 당시 구축함이 잠수함의 위치를 파악하기 위하여 미 해군에서 처음 사용하였다.(Sound Navigation And Ranging system, SONAR) 인체의 단면을 흑백의 다단계의 명암으로 영상화할 수 있는 B-mode gray scale 기기가 개발되어 초음파의 의학적 이용이 활기를 띄기 시작한 것은 1970년대 중반이후이다. 서울대학병원의 김주완은 초음파진단기의 임상이용에 선두적 역할을 하였으며, 1978년에 진료에 실용되는 초음파 진단기로서는 최초로 도입된 Picker 회사제 static compound 스캐너인 80L(동년 서울대학병원 2대, 중앙대학부속 필동성심병원 1대 도입됨)을 사용하여 "초음파 진단 자험 1018례에 관한 고찰"을 1979 년 대한영상의학회지 제15권 2호에 게재하여 초음파진단에 관한 우리나라의 최초의 논문이 되었다. 이러한 김주완의 선두적 역할은 후에 대한초음파의학회를 방사선과 의사가 주도적으로 창립 및 운영하는데 결정적인 공헌을 하였다. 이 당시에 사용된 static scanner는 현재 사용되고 있는 real-time scanner와는 달리 의사가 일정부위를 연속 스캔함으로써 얻어지는 각각의 영상을 합성하는 방식으로 영상형성에 소요되는 시간 이 길었다. 그러나 이 당시에 있었던 real-time scanner는 영상의 질이 static scanner보다 현저하게 떨어져 수련병원의 자격요건은 static scanner의 설치였고 이 때문에 real-time scanner가 있는 병원에서도 static scanner가 있는 병원으로 수련의를 파견하기도 하였다. 초창기의 초음파진단기는 해상력이 좋지 않았고 초음파진단기의 특성상 검사자 이외의 의사가 촬영된 영상을 이해하기 어려워 보편적 파급이 다소 지연되기도 하였으나 검사가 간편하고 환자의 부담이 CT보다 상대적으로 적다는 점에서 점차 그 역할이 증대되었고 CT와는 상호 보완적인 역할을 하게 되었다.

1.2 초음파의 진단영상

진단영상은 가장 널리 알려진 X-레이와 같이 병을 진단하는데 이용하는 여러 절차를 포함한다. 점차 일반화되는 다른 진단영상 방법으로는 자기공명영상촬영(magnetic resonance imaging : MRI)이 있고, 영상을 만들어내기 위해 방사선보다는 전자파 및 엄청난 자석을 사용한다. 그러나 모든 영상기법이 이온화된 방사선이나 전자파를 사용하는 것은 아니다. 소노그래피(음파홀로그래피) 또는 초음파 진단은 다양한 의료 상태의 진단 및 평가에 사용되는 영상을 만들어내기 위해 음파를 사용한다. 많은 사람이 소노그래피를 산부인과와 관련시켜 자궁의 태아를 보는데 사용한다. 그러나 이 기술은 의료 상태의 진단 및 치료 분야에서 많이 적용된다.

초음파 진단이란 사람의 귀에 들리지 않는 고주파 에너지소리, 즉 17000헤르츠(Hz) 이상의 초음파를 이용하여 인체 내부의 구조 또는 장기의 움직임을 관찰하여 질병 유무를 진단하는 일이다. 이것은 원래 어군탐지기나 원자로 검사 등에 쓰이고 초음파탐상기 기술을 의학에 응용한 것이다.

초음파 진단장치는 1950년께부터 서독 등에서 연구가 시작되었으나 본격적으로 실용화 단계에 들어간 것은 최근의 일이다. 당초에는 주로 심장의 진단에 쓰였으나 지금은 산과 영역이나 기타 신체 내부 장기에 생기는 암 진단에도 쓰이는 등 그 용도가 넓혀졌다. 일반 X-선 진단과 달리 체내 연부 조직이나 암 조직 내부 성상의 분석이 가능할 뿐 아니라 방사선에 의한 피해도 없다는 점에서 그 가치가 크게 인정되고 있다.
그러나 최근의 보고에 의하면 초음파 역시 자주 쏘이게 되면 산부인과적 이상 증후군이 있는 것으로 판명되어 임산중 산모에게는 주의 깊은 배려가 주목되고 있는 실정이다.

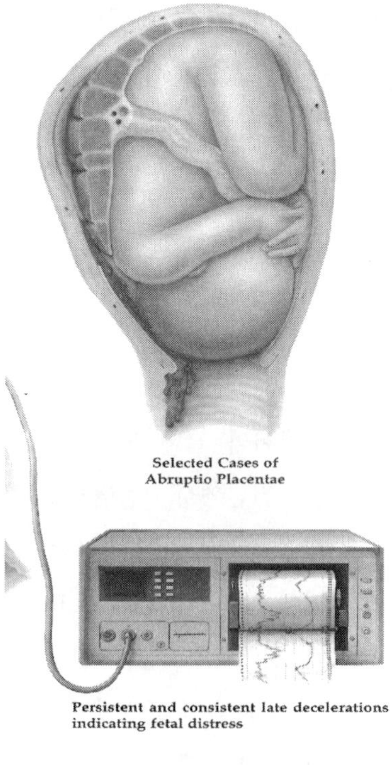

1.3 초음파 기기의 발달

현재 쓰이고 있는 것은 수정이나 티탄산바륨제의 진동자에 전기신호를 주어 2~5메가헤르츠의 초음파를 발생시킨 뒤 신호로 생기는 체내 조직의 변화를 검지하여 브라운관에 나타나게 하는 것이다. 레이더와 마찬가지로 초음파의 펄스를 발신하여 체내에서 되돌아오는 반사파를 투과한 초음파를 검지하여 그 세기의 비율을 표시하는 방법이 있으나 반사파를 이용하는 편이 많다.

사람의 귀에 들리는 음의 범위(가청범위) 는 대체로 20Hz~20,000Hz 이내 인데, 이보다 주파수가 높아 사람이 듣지 못하는 음을 초음파라고 한다.

초음파는 우리 생활에서 광범위하게 사용되고 있다.

이를테면 의료용 초음파 진단 시스템, 유속. 유량 측정, 초음파 거리 측정, 비접촉 초음파 감지 장치, 초음파 세척기, 용착기, 초음파 가습기, 초음파 지방 두께 측정기, 초음파 가축용 임신 진단 장비, 초음파 해충 퇴치기, 초음파 노즐/스프레이, 초음파 위치 탐지 시스템, 초음파 가진 장치, 초음파 모터, 초음파 개 퇴치기, 어군 탐지기, 초음파 후방 감지 시스템 등이 있다.

초음파 검사가 언제부터 산업용으로 사용되기 시작되었는지를 정확히 구분하는 것은 쉽지 않다. Fransis Galton은 1830년경에 80kHz를 발생하는 휘슬을 만들었고 그 무렵 Rayleigh(1842-1919)는 음파 전달에 관한 많은 이론을 발표하였다.

또한 1876년에 Graham Bell이 전화를 발명한 것이 사람들의 개념을 많이 바꾸어 놓게 된다. 1929년에 러시아의 Sokolov와 독일의 Muhlhauser는 초음파로 재료를 검사할 수 있다는 것을 발표하고 곧 quartz를 사용하여 투과법으로 금속 내의 불연속선을 찾을 수 있다고 제안하였으나 그때 당시의 초음파 검사 장치, 초음파 화상 시스템, 초음파 현미경 등의 개념은 당시의 전자 기술이나 광학 기술을 앞서는 것이어서 1930년대가 되어서야 결실을 맺게 된다.

1940년대 2차 세계 대전 중에는 필요에 따라 초음파의 기술이 괄목할 만한 성장을 보게 된다. 1943년에는 최초로 상업용 초음파 탐상기가 선보이게 되고 1946년에는 표면파를 이용한 비파괴 검사가 가능하게 된다.

1948년에는 Erdman에 의해 B-scan 검사가 가능해졌다.

또한 1947년에는 General Motors사에 의해 Sonigage라는 공명 방식의 두께 측정기가 나오고 Norman Branson은 Audigage와 Vidigage를 발표하게 된다.

1955년 이후로는 초음파 측정 장비의 발전이 급속화 되면서 초음파에서 파생되는 여러 방법의 검사 장비가 선보이게 된다.

초음파 탐상, 초음파 두께 측정과 같은 비파괴 검사에 있어서는 0.5 MHz에서 15 MHz가 많이 사용되고 있으나 정밀 두께 측정, 초음파 현미경 등에서는 100 MHz 이상 1 GHz까지 사용되기도 한다.

주파수가 낮으면 초음파는 멀리까지 전달되나 분해능이 떨어지고 주파수가 높은 경우에는 이와 반대로 분해능은 향상되나 파가 멀리 전달되지 못한다.

큰 북과 작은 북의 예를 살펴보면 이 점을 쉽게 이해할 수 있다.

큰 북의 경우는 낮은 주파수이기 때문에 파는 멀리까지 전달되지만 미세한 것을 표현할 수는 없다. 반면에 작은 북은 미세한 것을 표현할 수는 있으나 파가 멀리 전달되는 데는 한계가 있다.

초음파(Ultrasound)란 인간의 귀로 들을 수 없는 높은 주파수를 갖는 음파를 말하는데 인간이 들을 수 있는 가청음역의 주파수는 20～20,000HZ 사이이고 그 이상을 초음파라 하며 우리가 병원에서 일반적으로 진단에 사용되는 주파수는 3MHZ～10MHZ이다.

1.4 초음파검사의 특징

의료기술의 발전과 더불어 현대의학에 있어 초음파를 이용한 진단은 그 중요성이 더욱 증가되고 있다. 초음파 진단에서는 방사선 피해가 나타나지 않고 있으며 이 검사를 통하여 얻을 수 있는 질병 진단정보도 다른 진단장치에 비교해도 그 우수성이 충분히 인정되고 있다.

초음파란 인체에 무해한 초음파(음파의 일종)를 몸 안에 투과시켜 반사되는 음파를 영상으로 변환하여 모니터에 나타내는 검사로서 인체에 무해하다는 가장 큰 장점을 가지고 있다. 검사방법은 검사부위에 젤리를 바르고 검사가 진행되며 별다른 통증이나 큰 불편함은 없다.

1.5 초음파의 원리

1. 주기와 주파수

주기는 한번 진동에 걸리는 시간을 의미한다. 시계 추가 좌우로 왕복하는데, 1초가 걸린다면 주기는 1초이다. 주파수는 1초에 진동하는 횟수를 의미하며 단위는 Hz이다. FM 방송의 주파수가 91.9MHz라는 의미는 방송에 사용되는 파형이 1초에 91,900,000 진동한다는 의미이다. 만약 1초에 2번 진동하는 경우에 주파수는 2Hz이다.(주파수 = 1/주기)

2. 초음파의 정의

소리의 높낮이는 물체가 진동하는 횟수(주파수)에 의해 결정된다. 넓은 소리의 범위 가운데 사람이 들을 수 있는 범위는 제한되어 있다. 소리는 그 주파수에 따라 구분되는데 사람이 들을 수 있는 범위는 1초에 20번 진동하는 소리에서부터 20,000번 진동하는 소리까지 이고(20Hz-20,000Hz)이를 가청 주파수라 한다. 초음파도 일종의 소리이고, 사람이 들을 수 있는 주파수 범위 이상의 진동수를 갖는 소리로 정의된다. 보통 20,000Hz-30MHz까지를 초음파라 한다. 이중 인체의 진단에 이용되는, 소리인 진단용 초음파는 보통 1MHz(1,000,000Hz)-20MHz(20,000,000Hz)까지를 의미한다. 이렇게 높은 주파수를 가지면서도 그 세기가 약하기 때문에 인체에는 무해하다. 비파괴 검사나 초음파 쇄석기 등에 이용되는 초음파는 주파수는 낮은 반면 그 세기를 강하게 만들어 사용한다.

3. 소리의 속도(음속)

속도는 소리를 전달하는 물질(매질)의 특성에 의해 결정되는데, 물체의 딱딱한 정도에 비례한다.(Air:330m/s, Lung:600m/s, Water:1480m/s, Liver:1555m/s, Bone:4080m/s). 모든 초음파 진단기는 기본적으로 인체 내부의 속도를1540m/s라고 가정하고, 설계 제작된다. 하지만 Fat에서의 속도는 1460m/s이고 amniotic fluid에서의 속도는 약1480m/s로 가정된 속도와 다르기 때문에 잘 보이지 않거나 보여도 오차를 갖게 되는 원인이 된다. 이러한 어려움을 극복하기 위해 환자의 체형에 맞게 초음파의 가정속도를 조절할 수 있는 기능이 “Tissue“기능이다.

4. 반사와 굴절, 산란

초음파(영상) 진단기는 인체에 초음파를 발사한 후 인체에서 돌아오는 반사파를 검출하여 적절한 신호처리를 해서 화면에 보여주는 장치이다. 초음파가 물체를 통과해서 전달되기 어려운 정도를 나타내는 척도로 임피던스를 사용하는데, 이 임피던스는 물체(조직)마다 서로 다른 값을 갖는다. 임피던스가 서로 다른 장기나 조직이 만나는 부분에 경계면이 생기고, 이 경계면에서 반사나 굴절 등이 발생한다. 산란은 장기의 내부에서 산란체 역할을 하는 물질에 의해 발생된다.

5. 반사(reflection)

초음파가 인체 내부에서 장기와 장기, 또는 서로 성질이 다른 조직의 경계면에 직각으로 부딪쳤을 때 직각으로 되돌아오는 것을 말한다. 이때 반사가 일어나기 위한 경계면은 비교적 큰 것으로 횡경막 등이 해당된다. 두 조직 또는 두 장기 사이의 임피던스 차가 클수록 반사되는 양이 많아진다. 뼈를 통해 초음파가 침투하지 못하는 가장 큰 이유는 조직과 뼈 사이에서 대부분 반사되기 때문이다

6. 굴절(refraction)

경계면에 초음파가 직각이 아닌 다른 각으로 입사되면, 일부는 입사각과 같은 각으로 반사되어 나가고 일부는 투과되는데 이때 투과되는 음파가 일직선상에서 벗어나 휘어지는 현상을 굴절이라 한다. 초음파에서 지방질을 표현하기 어려운 이유 가운데 하나는 soft tissue와 fat의 경계면에서 발생하는 굴절이다. 또한 굴절에 의해 초음파 영상의 수평 방향으로 장기 또는 tumor 등 물체의 위치가 어긋나는 artifact가 발생될 수도 있기 때문이다.

7. 산란(scattering)

인체에서 가장 중요한 echo 발생원이 산란이다. 산란에 의한 echo는 그 크기가 작지만 장기 내부를 표현하는 speckle의 발생원이다. 산란은 초음파 각도에 영향을 받지 않는다. 장기 내부가 homogeneous하게 나타나도록 하는 원인이다. 산란 진폭의 차이는 영상에 밝기 차이로 나타나기 때문에 이상 징후 발견에 중요한 역할을 한다. hyper-echoic은 주변보다 산란량이 많은 영역을 의미하고, hypo-echoic은 주변보다 산란량이 적은 영역을 의미한다.

8. 감쇠

깊이가 증가함에 따라 초음파의 세기가 감소하는 현상을 의미한다. 반사와 산란 흡수에 의해 감쇠가 발생한다. 초음파가 가지고 있는 에너지가 열로 변환되어 소실되는 현상을 흡수라 한다. 주파수가 높을수록 감쇠량은 많아지며 이 때문에 고주파 probe를 이용하는 경우 깊은 곳까지 초음파의 투과가 이루어지지 않는다.

1.6 초음파의 쓰임

초음파 영상 장치라 생각하면 우선 떠오르는 것은 엄마 뱃속의 태아 진단과 건강 진단시 익숙한 복부 초음파 진단 등이다. 최근에는 초음파 진단 기술이 발달해 이들 외에도 많은 분야에서 이용되고 있다.

전체 초음파 영상 진단 시스템은 초음파 변환기, 주변 전자장치, 영상 구현장치로 구성된다. 사실상 초음파 변환기의 성능에 따라 전체 진단 장치의 성능이 결정된다.

초음파 변환기는 외부에서 공급되는 전기적 신호를 역학적 진동 에너지로 바꾸어 초음파를 발생시키며 변환기에 도달한 진동을 다시 전기적 신호로 바꿔주는 역할을 한다. 일반적으로 압전세라믹, 압전폴리머 등 압전 물질로 제작된다.

초음파 영상 진단 장치에서 가장 중요한 요소는 영상의 질을 향상시키는 것과 초소형의 변환기를 제작, 의료 진단 분야를 확대시키는 것 때문에 최근 미국 스탠포드 대학의 쿠리-야쿠브 교수팀을 중심으로 개발돼 상품화 단계까지 와 있는 정전 용량형 초음파 변환기(cMUT · capacitive Micromachined Ultrasonic Transducer)가 크게 주목받고 있다.

cMUT는 실리콘웨이퍼 위에 얇은 북 가죽(drumhead) 모양의 세라믹 진동자를 매달아 놓은 구조다. 진동자의 지름은 30㎛(마이크로미터 · 100만분의 1m)고 두께는 3,000~7,000 Å(옹스트롱 · 100억분의 1m)이며 웨이퍼와 진동자 사이의 간격도 수천Å에 불과하다. 웨이퍼와 진동자 사이에 전기적인 신호를 가하면 정전기적인 힘이 진동자에 가해지고 이로부터 초음파가 발생된다. 물론 하나의 진동자에서 발생되는 초음파의 세기는 충분히 크지 않기 때문에 일반적으로 수천 개의 동일한 진동자를 한꺼번에 진동시킨다.

cMUT의 장점으로 반도체 공정을 도입하기 때문에 항상 동일한 변환기의 제작과 함께 직접 전자회로의 적용할 수 있다는 점이다. 또한 광대역 특성을 보이기 때문에 압전소자를 이용하는 변환기에 비해 고해상도의 영상도 가능하다. 무엇보다도 초음파 영상 진단 분야에서의 숙원이었던 진정한 '3차원 입체영상'을 실현했다는 것이다. 국내의 초음파 진단기 관련 기술도 상당히 발전했다. ㈜메디슨이 지난 85년부터 초음파 영상진단기를 개발한 후 현재 3차원 동영상 진단기의 개발에도 성공했다. 또한 초음파 변환기에 대한 연구도 한양대 · 대구대 · ㈜프로소닉 등에서 진행 중이다.

최근 표준과학연구원도 cMUT 개발 연구를 시작, 현재 cMUT 소자 제작공정을 완성하고 특성 평가와 성능 개선에 대한 연구를 진행하고 있다. 핵심 응용기술인 배열형 cMUT의 개발도 이미 가시화됐다. 머지않아 국내 기술로 개발된 초소형의 cMUT를 장착한 3차원 입체 초음파 영상진단기의 출현을 기대해 본다.

1. 초음파 진단장치의 원리

Transducer 표면 가까운 선단에 있는 진동자에서 극히 짧은 시간(약 십만분의 1초) 동안 초음파(pulse)가 생체 내로 발신된다. 발신된 초음파는 약 1,530 m/s(조직에 따라 다소 다르다)의 속도로 생체 내를 전파하여 음향적으로 성질이 다른(음향저항 차이가 있는) 조직이나 장기의 경계면에서 반사가 일어나 반사파(echo)로서 원래의 탐촉자에 의해 수신된다. 발신하고 나서 수신되기까지의 이 시간을 계측함으로써 각 조직 경계면까지의 거리를 알 수 있다. 수신된 echo는 증폭, 검파 등의 전기적 처리를 거쳐 영상화된다.

그리고 재차 같은 방법으로 초음파 펄스가 생체 내에 발신되어 단면을 영상화 할 수 있다. 이것을 반복함으로써 생체의 단면을 영상화 할 수 있다. 이것이 pulse 반사법이라고 하는 현재 사용하는 초음파 진단장치의 원리이다.

반사파를 이용하는 장치의 기본구조는 펄스신호 발생회로, 송신회로, 수신회로, 표시부 및 진동자를 수용하여 초음파의 발신과 수신을 하는 탐촉자로 되어 있으며 탐촉자를 몸 표면에 접촉하여 검사한다. 탐촉자 내부에 진동자를 1개만 수용한 것과 여러 개를 내장한 것이 있는데 목적에 따라 사용구분이 다르다. 예컨대 심장판막증을 진단하는 경우 특정한 심장판을 겨누고 그 움직임의 시간적 변화를 관찰할 때는 단일 진동자를 사용하여 표시부의 세로 측에 탐촉자로부터의 거리, 그리고 가로 측에 시간을 잡으면 편리하다.

한편, 복수의 진동자를 내장한 것은 넓은 범위 내에 초음파임을 주사시켜 장기 상태를 레이더 영상과 같이 브라운관 화면에 비치게 하는 데 쓰인다.

또 주사 방법도 몸 표면에 따라 수평방향으로 주사하는 것(리니어 주사방식)과 몸표면상의 한 점을 중심으로 부채꼴로 주사하는 것(섹터 주사방식)이 있으며, 산부인과 영역과 복부 장기의 암 진단에는 전자가, 그리고 심장 진단에는 후자가 쓰이는 일이 많다.

주사형 장치는 초기에는 진동자를 수조 속에 넣어 기계적으로 움직이는 방법을 취했기 때문에 주사에 시간이 걸리는 흠이 있었으나 최근에는 수십 개의 진동자를 탐촉자 속에 수용해서 전자적으로 주사하여 매초 30매나 되는 단층상을 얻을 수 있게 되었다. 이런 형의 장치를 사용하면 심장판의 빠른 움직임을 단층상으로 관찰하거나 비디오에 기록할 수도 있게 되었다.

비파괴 검사에서 사용하는 초음파 검사 방법은 시험체에 초음파를 전달하여 내부에 존재하는 불연속으로부터 반사한 초음파의 에너지량(크기), 초음파의 진행 시간(돌아온 시간) 등을 분석하여 불연속의 위치 및 크기를 알아내는 방법이다.

예를 들면 어떤 사람이 전방 340 m 앞에 반사판을 두고 어떤 소리를 보냈다면 그 소리는 2초 후에 소리를 보낸 위치로 일부가 반사되어 돌아올 것이다. 4초 후에 반향음이 들렸다면 반사판까지의 거리는 680 m로 추정할 수 있다. 이럴 경우 반사되는 음의 크기는 반사판의 크기와 비례할 것이다. 만약 1초 후에 어떤 반사되는 신호를 수신하게 되었다면 수신 장치를 통해 반사판까지의 거리와 반사판의 크기를 추정할 수 있게 된다.

반면에 초음파는 공기 중에서는 잘 전달되지 않고 매질을 타고 전달되기 때문에 위의 예를 뒤집어서 생각하면 된다.

예를 들면 금속에서의 경우, 금속 내에서는 초음파가 잘 전달되다가 초음파 검사에서 말하는 불연속선, 즉 기공이나 크랙을 만나게 되면 신호를 반사하게 된다.

따라서 초음파 탐상은 시험체 내에서 초음파가 반사된 시간, 반사된 신호의 크기의 정보를 가지고 불연속선의 크기 및 두께, 시험체의 균일도 및 부식 상태를 분석하여 검사가 수행되며 이 외에도 재료 내부의 결함이나 불연속선을 화상으로 볼 수 있는 초음파 화상 시스템, 재료의 두께를 연속으로 모니터링 할 수 있는 온라인 두께 측정 시스템, 초음파를 이용하여 표면에 거의 압흔을 남기지 않는 초음파 경도 측정 및 콘크리트, 돌, 나무, 목재 검사, 초음파 누출 검사, 초음파 볼트 축력 측정, 기어와 같은 검사물에서 열처리된 깊이를 측정하는 초음파 경화 깊이 측정, 초음파 세척기에서의 초음파의 세기를 디지털로 표시해 주는 초음파 음압 측정기 등 그 적용 범위가 매우 넓어지고 있다.

최근에는 하이파워로서 하모닉을 이용한 비선형 초음파 분석 시스템, 초음파의 공명을 이용하여 크랙과 같은 결함을 찾아내는 초음파 공명 검사 시스템(Ultrasonic Resonance

Inspection system), 유도 초음파 즉 Guided Wave를 이용하여 고온 상태나 먼 거리까지의 검사를 용이하게 해주는 휴대용 EMAT 검사 시스템 및 레이저로 발생된 신호를 초음파로 변환하여 검사하는 레이저 초음파 검사 시스템, Magneto-Strictive Sensor를 이용하여 상당한 lift off 상태에서 검사할 수 있는 유도 초음파 방식의 자왜 초음파 검사 시스템도 개발되었다.

2. 초음파 진단의 장점과 단점

초음파 검사의 장점으로는 불연속의 위치를 정확히 알 수 있고, 검사 결과를 일반적으로 장비에 내장된 모니터를 통하여 즉시 알 수 있을 뿐 아니라 방사선과 같이 인체에 유해하지 않으며 균열과 같은 면상의 결함 검출 능력이 좋으며 두꺼운 재질에서의 검사가 용이하다. 또한 장비의 구입비용 및 유지비용이 적게 드는 편이다.

반면, 단점으로는 대부분의 경우 검사 결과를 검사자의 검사 보고서에 의존해야 하며 결함의 종류를 식별하기 어렵고 금속 조직의 영향을 받기 쉽다는 점이 있다.

또한 검사하고자 하는 표면이 매끄럽지 않을 경우 깨끗한 반사 신호를 얻을 수 없으며 박판의 경우 특별한 장치나 탐촉자를 사용해야 한다.

탐상 검사에 사용되는 초음파를 발생시키는 방법에는 PZT 진동자나 PVDF를 이용하는 방식이 널리 사용되는데 일반적으로 지르코늄으로 만든 진동 소자의 양면에 은분을 입혀서 전극으로 하고 양전극 사이에 전압을 가하면 전압의 크기와 전하 등에 따라 진동자가 신축하여 진동으로 바뀌어 초음파가 발생하게 된다.

일반적으로 검사하고자 하는 재질 내에서 "초음파가 갔다 온다"고 표현하기 때문에 초음파가 진행하는 것으로 착각할 수 있으나 실제로는 "전달된다"는 표현이 정확하다. 예를 들면 호수에 돌을 던지면 물결이 퍼지게 되는데 실제로 돌에 맞은 물이 호수가 까지 왔다가는 것이 아니고 단지 파형이 전달되었다 돌아가는 것과 같다. 마찬가지로 진동자는 검사물의 표면에 진동을 주게 되고 이 초음파가 불연속선까지 전달되었다가 다시 초음파 탐촉자로 수신되는 것이다.

초음파 탐촉자를 구동시키기 위한 전자 장치로는 일반적으로 초음파 펄스 발생/수신 장비(Ultrasonic Pulser/Receiver)를 사용하게 되는데 진동자에 전압을 가했다 끊었다 하여 진동자의 움직임이 검사물로 전달되게 하는 것이다.

일반적으로 초음파 탐상기에는 초음파 펄스 발생수신 회로가 내장되어 있어 좋은 탐상기를 선정하면 별도로 고민할 일은 없지만 초음파 연구 및 정밀 두께 측정, 화상 시스템 구성, 의료 장비 제작 등에서는 초음파 신호를 깨끗하게 취득할 수 있고 안정도가 좋은 장비를 선택하는 것은 매우 중요하다.

초음파 탐상기를 선택하는데 있어서는 검사물의 재질, 크기, 형상, 찾고자 하는 결함의 크기, 일일 검사 수량, 작업자의 초음파 탐상에 대한 수준, 보고서 제출 여부, 부가 가치 정도 등 여러 가지가 고려되어야 한다.

하지만 고려해야 할 중요한 사항 중 하나는 초음파 탐촉자에 관한 것이다.

일반적인 초음파 검사에서는 문제가 되지 않을 수 있지만 특수한 초음파 검사의 경우에는 결함 신호를 어떻게 감지할 것인지, 검사가 원하는 수준으로 수행될 수 있도록 신호를 취득할 것인지를 확인해 보는 것이 필요하다.

모든 경우에 초음파 탐촉자가 좋아야 좋은 신호를 얻을 수 있기 때문에 수신한 신호를 처리하기가 용이하다.

탐촉자가 선정되면 선정된 탐촉자를 가장 잘 구동시키고 수신한 신호를 분석할 수 있는 초음파 탐상기가 선정되어야 한다.

휴대용으로 사용되는 여러 종류의 초음파 탐상기를 사양으로 검토하는 것도 중요하지만 어떤 경우 사양은 좋지만 내구성이라든가 신뢰도가 뒤지기 때문에 전문가나 사용자의 추천을 받는 것이 더 효과적인 경우가 많다. 또한 탐상기의 사용 및 보증 수리에 대한 서비스도 고려되어야 한다.

특별한 경우 초음파 탐상기를 실제로 많이 사용하지 않으나 법정 장비로서 혹은 필수 등록 장비로서 구입해야 하는 경우가 있다.

이런 경우 추후라도 자주 사용할 수 있는 기회가 있을 것으로 예상되면 초음파 탐상기 본체를 쓸만한 것으로 구입해 놓는 것도 바람직하다. 하지만 초음파 탐촉자는 기본적인 것을 제외하고는 필요시 구입하는 것이 더 합리적일 수 있다.

초음파 탐상기를 실제로 거의 사용하지 않으면서도 법정 장비로서 혹은 필수 등록 장비로서 구입해야 하는 경우라면 중고 초음파 탐상기를 구입하는 것도 고려해 볼 수 있다. 아날로그 초음파 탐상기는 CRT 상에서 신호를 보기 때문에 화면이 선명하고 깨끗하다.

기능이 비교적 간단하기 때문에 작동이 간편하고 쉬우며 주물이나 스텐과 같이 감쇄가 심하거나 두꺼운 검사물 에서는 탁월한 성능을 발휘한다.

초음파 탐상기를 전문적으로 사용하거나 혹은 가끔 사용하는 업체 그리고 교육용으로 사용하는 곳에서는 아날로그 탐상기가 더 좋은 선택이 될 수 있다.

반면에 검사한 결과를 기록으로 남기는 것이 불편하고 컴퓨터로 전송할 수 없다는 약점을 가지고 있다.

디지털 초음파 탐상기에는 모든 수신된 데이터를 디지털로 처리하는 것과 화면 표시만을 디지털로 처리하는 것이 있다.

두 가지 모두 장단점을 가지고 있기 때문에 어느 것이 더 좋다고 단정할 수는 없다. 디지털의 장점으로는 장비가 데이터를 관리해 주므로 결함까지의 거리, 경사각을 사용하는 경우 결함의 위치를 표시해 주거나 설정값을 저장했다가 나중에 불러 사용하는 일, 화면 저장 및 전송 등의 편리한 기능을 탑재할 수 있다는 점이 있다.

반면에 자주 사용하지 않는 곳에서는 초기에 사용하기 위해 접근할 때 시간이 많이 소요되며 신호 대 잡음비가 낮은 것 등을 생각해 볼 수 있다.

3. 초음파의 영역

음파가 개발된 이후 2D 초음파로 산부인과 영역에서 진단 및 치료에 획기적인 발전이 이루어져 왔으며, 2D 초음파 영상은 만족할 만한 진단적 가치를 지니고 있음은 의심할 여지가 없다. 산부인과 의사들은 2D 초음파에서 얻은 영상을 의사의 머리에서 입체적인 해부학적 구조로 재조합하여 진단 및 치료를 시행한다.

그러나 해부학적인 구조가 복잡한 부분의 영상으로부터 3D 영상을 머리에서 재조합한다면, 실수할 가능성이 증가되고 결과적으로 오진을 할 위험성이 있다. 또 2D 영상으로부터 3D 영상을 머리속에서 재조립할 때 관찰하고자 하는 대상이 시간이 경과하면 머리속에서 3D 영상을 재조립하기란 불가능하다.

그러나 90년대 이후에 3D 초음파가 개발되어 산부인과 임상에 적용되면서 이러한 문제점은 해결되기 시작하였다. 3D 초음파는 2D에 비해서 다양한 영상을 제공하기 때문에 진단적인 가치가 2D에 비해서 뛰어나다고 이야기 할 수 있다.

3D 영상은 transabdominal 3.5/5 mHz 또는 transvaginal 7.5 mHz volume transducers로 얻어 진다. 초음파 transducer내에 있는 crystal이 시술자가 선택한 부분만 Region of Interest(volume box내에서 선택이 가능하다)를 기계적으로 비로 쓸듯이 scan을 시행 한다.

3D 초음파로 3차원의 영상을 얻기 위해서 scanning 하는데 걸리는 시간은 volume box

의 크기에 따라서 영향을 받으며, 일반적으로 시간은 2-10초가 걸린다. 좋은 영상을 얻기 위해서는 scanning에 걸리는 시간이 짧을수록 영상이 더욱 선명하다. 사궁내의 태아를 관찰 하는 경우에, 태아는 자궁 내에서 움직이고 있으며, 움직이는 동안에는 좋은 영상을 얻기란 불가능하다. 그러므로 가능하면 짧은 시간 내에 3D 초음파로 좋은 영상을 얻고자 한다면 Region of Interest의 범위가 작을수록 좋다. 실제적으로 3D 초음파로 태아를 관찰하면 3번 이내에 만족할 만한 영상을 얻을 수 있다.

일단 영상을 얻으면 초음파에 내장된 software가 3개의 서로 수직인 평면에서 관찰한 영상을 만들어서 저장하고 초음파 화면에 보여주게 된다.

이와 동시에 입체적인 plastic image를 화면에서 관찰 할 수도 있다. 또한 이렇게 저장된 화면은 언제든지 다시 불러내서 분석을 할 수 있는 장점을 3D 초음파는 가지고 있다.

4. 3-D 초음파의 영상

3D 초음파라고 해서 2D 영상 없이 3D 영상을 얻는 것은 아니다. 항상 2D 영상을 기본으로 해서 컴퓨터가 3D 영상을 합성한다고 생각하면 이해가 쉽다. 입체적인 영상을 합성하기 위해서는 X축, Y축, Z축에 의해서 나누어진 3개의 영상이 필요하다.

초음파 화면에는 서로 직각인 상태에서 관찰된 3개의 화면이 동시에 나타난다. 화면으로 설명을 하면 frontal section, median sagital section, horizontal section 으로 나타나게 된다. 이렇게 나타난 화면은 X, Y, Z축에 의해서 무한정으로 변환이 가능하고, 또 영상을 회전에 의해서 여러 방향에서 관찰이 가능하도록 컴퓨터가 도와 준다. 이때 명심할 것은 변환에 의해서 나타나는 3개의 화면은 항상 서로 직각인 상태로 남아 있으므로 관찰하는 사람이 orientation을 갖기가 용이하다. 또 결과적으로 tomograph 영상을 얻을 수 있게 되는 것이다.

3D 초음파의 또 다른 기능으로는 Niche aspect of 3D imaging을 들 수 있다. 이는 tomograph 영상을 이용해서 중심점을 잡은 다음 처음 평면과 평행이 되는 면에서 계속적으로 관찰이 가능한 기능이다.

3D 초음파에서 가장 매력적인 점은 sofware가 plastic image를 만들어서 volume rendering mode가 가능하다는 것이다. 과거에는 영상을 만들기 위해서 많은 시간이 소요되었으나 현재 출시되고 있는 기계에서는 단시간 내에 영상획득이 가능하다. 일단 영상이

얻어지면 우리가 관찰하고자 하는 부위에 따라서 영상을 회전 시키면서 관찰을 할 수 있다. 이러한 surface rendering에 의한 plastic image의 단점은 3차원적인 태아의 얼굴이나, 팔, 다리등 표면만 관찰이 가능하고 초음파에 의해서 얻을 수 있는 내면에 대한 초음파적인 영상은 관찰 할 수 없다는 점이다.

또 다른 장점은 해부학적인 구조의 내부를 X-ray등과 같이 transparent 하게 볼 수 있는 transparent image가 가능한 것이다. 태아의 몸 안에 high echogenecity를 가지고 있는 뼈와 같은 조직은 X-ray film과 같이 관찰이 가능하도록 조절 할 수 있다.

3D 초음파가 임상에 도입되면서 영상의 저장, 보관, 및 분석에 있어서 많은 변화를 초래하고 있다. 환자에게서 얻은 영상은 digital로 보관이 가능하여 환자가 없는 상태에서도 의사는 언제든지 영상을 재분석할 수 있고 교육적인 방법으로도 사용할 수 있게 되었다. 또 환자에 따라서 이상이 의심되는 환자는 저장된 영상을 이용하여 여러 가지로 화면을 변환 시키면서 분석할 수 있게 되었다. 경우에 따라서는 길이, 면적, 부피까지도 계산을 할 수 있게 되었다.

그러나 의사의 입장에서는 장점만 있는 것은 아니다. 이렇게 저장된 영상은 훗날 법적인 문제를 야기할 수도 있다는 것이 단점으로 지적되기도 한다.

1.7 초음파 진단

1. 초음파 진단(Ultrasonic Diagnosic)

초음파 기사는 환자에게 절차를 설명해주고, 건강상태와 관련될 수 있는 추가 병력을 기록한다. 이들은 적절한 장비를 선택하고 환자에게 최적의 자세를 취하도록 지시한다. 검사를 수행하기 위해 초음파기사는 원뿔 또는 직사각형 모양의 빔에 음파를 전송하는 변환기를 사용한다.

초음파 영상진단법은 널리 이용되고 있고 비용 면에서 효율적이며 장기, 연조직, 혈류를 검사하는 데 쓰이는 진단영상법입니다. 환자의 피부에 부착한 변환기를 통해 고주파 음파가 인체에 전달되면서 작동합니다. 변환기는 조직과 뼈에서 반향 되어 나온 음파를 수신하기도 한다. 이 반향들은 초음파기계에 의해 변환되어 환자 옆에 위치한 화면을 통해 실시간 영상으로 나타난다.

진찰 기법은 진찰되는 부위에 따라 상이하나, 초음파기사는 보통 음파 전송을 용이하게 하기 위해 피부에 특수 겔을 펴 바른다. 스캔되는 동안 장비의 모니터를 보면서 초음파기사는 건강한 부위와 병든 부위의 미세한 시각적 차이를 찾아낸다. 이들은 영상이 진단목적에 적합한지 결정하고 의사에게 보여줄 영상을 선택한다. 초음파기사는 산부인과 및 부인학 소노그래피(여성생식계), 복부학 소노그래피(간, 신장, 쓸개, 비장, 췌장), 신경학 소노그래피(뇌), 또는 안과학 소노그래피(안구) 등의 분야를 전문화하기도 한다. 이 외에도 초음파기사는 또한 혈관기술 또는 초음파심장검진 등의 분야를 전문으로 담당하기도 한다.

산부인과 및 부인학 초음파기사(obstetric and gynecologic sonographers)는 여성생식계의 연구 분야에 전문화하고 있다. 이들은 임신부의 태아 성장 및 건강을 조사하는 음파홀로그래피 사용 등 잘 알려진 초음파 검사를 수행한다. 복부학 초음파기사(abdominal sonographers)는 주로 쓸개, 담관, 신장, 간, 췌장, 비장을 포함하여 이들 상태의 진단 및 치료에 도움을 주기 위해 환자의 복강을 검사한다. 복부 초음파기사는 또한 심장부분을 스캔할 수 있으나, 보통 초음파를 이용한 심장진단은 초음파심장 검진사가 수행한다. 신경학 초음파기사(neurosonographers)는 뇌를 포함한 신경계에 초점을 맞춰 초음파 기술을 사용한다. 신생아기 보호분야에 신경 초음파기사는 조산아의 신경학 및 신경계 질환을 진단하고 연구한다. 이들은 또한 적혈구성 빈혈로 진단된 유아의 발작 징후 이상을 확인하기 위해 혈관을 세밀하게 조사한다.

다른 초음파기사처럼 신경학 초음파기사는 초음파를 사용하기 위한 변환기를 사용하나 산부인과 및 부인학 초음파기사보다 여러개의 주파수 및 빔 종류를 사용한다. 안과학 초음파기사(ophthalmologic sonographers)는 눈을 연구하기 위해 초음파를 사용한다. 초음파는 눈의 정확한 측정을 위해 인공보철 렌즈 삽입에 사용된다. 안과 초음파는 또한 종양, 혈액 공급 상태, 망막, 기타 눈의 질병 및 주위 조직의 진단에 도움이 된다. 안과학 초음파기사는 눈의 연구만을 수행하기 위해 만들어진 다른 전문가들이 사용하는 것보다 훨씬 작은 고주파 변환기를 사용한다. 환자와 직접적으로 일하는 것 외에도 초음파기사는 환자의 기록을 유지하고 장비를 유지하고 정비 업무를 수행한다. 이들은 또한 근무스케줄을 작성하기도 하며 장비구입을 계획하고 소노그래피 또는 진단영상부서를 관리하기도 한다.

현재 판막증이나 급성심근경색 등 심장순환기계 진단에는 CT스캐너보다 유효하다고 알려져 있다. 또 내장암이나 산부인과 영역의 검사에서도 뛰어난 결과가 보고되고 있다. 특히 태아 진단을 비롯하여 임신의 유무, 이상 임신, 태아의 생사나 발육의 상황, 다태 및 자궁

외 임신 등 진단에 이용가치가 높다.

유암을 비롯 간장, 담낭, 췌장, 신장, 난소, 전립선, 안구 등의 암 진단에도 유효하며 방사선 장해를 걱정할 필요가 없어 집단 검진이나 정기 검진을 할 때 스크린검사법으로 이용할 수 있다는 것도 이점의 하나다.

2. 일반 초음파 진단의 장점

1) 관절초음파 검사

초음파는 비 침습적이고 방사선 노출이 없는 안전하고 접근성이 용이한 검사로 알려져 있다. 또한 CT나 MRI에 비해 저렴하여(십분의 일 정도의 비용) 치료 경과를 추적 관찰할 때 반복적으로 사용될 수 있다. 일찍이 순환기, 소화기, 산부인과, 비뇨기과 영역에서 그 유용성이 입증되어 널리 사용되었지만, 근골격계 영역에서는 관심 있는 일부 방사선과 전문의를 중심으로 대학병원에서 시행되어 왔다. 그러나 외국의 경우, 10년 전부터 류마티스 질환을 가진 환자의 진단 및 추적관찰을 위한 확립된 영상진단방법으로 각광을 받게 되어, 류마티스 내과 의사에 의해서 외래에서 직접 환자를 보면서 시행하고 있다. 최근 우리나라의 경우도 작년부터 류마티스 내과를 전공하는 관심 있는 분들에 의해 근골격계 초음파가 진단과 치료에 적극적으로 이용되고 있다. 검사부위에 따라 차이가 있긴 하지만, 초음파는 MRI에 비해 진단에 있어 정확도가 다소 떨어진다. 그러나 고해상도(7.5MHz이상)의 소식자(probe)를 이용하는 경우 저렴한 비용으로 손쉽게 짧은 시간에 진단할 수 있다. MRI, CT와 비교하여 또 하나의 장점은 검사하고자 하는 관절 및 건(tendon)이 움직이는 동안에도 초음파를 시행할 수 있다는 점이다. 류마티스 내과에서 주로 이용되고 있는 초음파의 유용성은 1) 다양한 관절내 활액저류 유무를 판단하고 2) 관절종창이 있는 경우 관절염에 의한 관절내 활액저류, 건염에 의한 건막내 활액저류, 단순부종과의 감별 3) pannus형성 관찰 4) 어깨관절에서 근육 및 건 파열 유무, 건염, 점액낭염 등을 발견하여 관절통의 원인을 감별하는데 있다. 특히 어깨 관절통이 있는 경우, 통증의 원인을 감별하는데 매우 유용하다. 또한 5) 초음파 유도 하에 어깨 관절강내 주사를 하는 경우 그 정확성 및 효과가 탁월하다. 그 외에도 손목굴증후군, 베이커씨 낭종 또는 낭종의 근육내 파열, 건의 석회화, 골미란, 골극(osteophyte) 등의 확인 6) 고관절(엉덩이 관절)내 활액저류 확인과 초음파 유도하에 천자 등 유용하게 이용될 수 있다.

의료기술의 발전과 더불어 현대의학에 있어 초음파를 이용한 진단은 그 중요성이 더욱 증가되고 있다. 초음파 진단에서는 방사선 피해가 나타나지 않고 있으며 이 검사를 통하여 얻을 수 있는 질병 진단정보도 다른 진단장치에 비교해도 그 우수성이 충분히 인정되고 있다.

특히 간, 담낭, 비장, 췌장, 신장 등의 내과 복부장기를 비롯하여 산부인과적 진단 등은 물론 혈관의 구조와 혈류상태까지 다양한 정보를 얻을 수 있다.

2) 초음파 검사 시 유의사항

초음파 검사시에는 특별한 준비가 필요하지 않는다. 다만 검사부위에 따라 다음 몇 가지는 유의하셔야할 사항이 있을 수 있으므로 사전에 참조하시면 된다.

상복부 초음파 검사시에는 가급적 음식은 물론 담배도 금하고 대변은 먼저 보는 것이 좋다. 골반부 초음파 검사 시에는 금식할 필요는 없고 소변이 가득한 상태가 오히려 좋다.

3) 초음파검사를 권유하는 이유

초음파검사는 복부의 여러 질환을 조기에 빠르고 정확하게 발견 할 수 있다. 간의 검사는 혈액검사와 초음파검사를 동시에 하는 것이 효과적이다. 그 이유는 간의 혈액 검사상 정상일 경우에도 다른 여러 가지 이상이 있는 경우가 많기 때문이다.

예를 들면 암 이라던가 혈관종, 단순낭종, 농양, 간내결석증, 지방간의 진행정도, 경미한 복수 등을 초음파검사로써 정확하게 진단 할 수 있기 때문이다.

뿐만 아니라 간의 주변 장기인 담낭의 암, 염증성 질환, 담낭내의 결석 등과 신장의 여러 가지 질환, 췌장의 질환, 비장의 질환, 초기의 경미한 늑막염 등도 X-선과 보완하여 정확하게 진단 할 수 있다.

여성의 경우 산부인과적 검사를 기피하는 경우가 많다. 그러나 초음파검사는 수검자에게 수치심을 유발하지 않고 자궁의 이상유무, 난소의 이상유무, 골반강의 염증성 질환 등을 진단 할 수 있다.

4) 초음파 검사의 장점과 단점

초음파 검사는 인체에 무해하고 고통이 전혀 없으며 혈액검사나 단순 X-선 검사에서 감지하지 못하는 부분까지 찾아낼 수 있는 매우 정확하며 편리하고 효과적인 검사방법이다. 특히 비용이 CT 등에 비해 매우 저렴하므로 각종 질병의 1차적인 진단에 많이 사용된다.

그러나 단점이라면 아직 우리나라에서는 이렇게 편리하고 효과적인 검사가 의료보험이 적용되지 않고 있는 점이다.

3. 복수초음파

주파수가 높은 초음파를 사용해 조직으로부터의 반사를 컴퓨터 화상으로 촬영하여 관찰하면서 진단하는 검사이다. 간이나 담낭, 췌장, 신장, 비장 등의 진단에 필수적인 검사이며, 그 중에서도 담석이나 조기 간암의 발견에 큰 효과가 있다.

4. 유방초음파

유방조직의 이상 유무를 확인하는 검사이다.

갑상선초음파 : 갑상선의 질병 유무를 검사하는 방법으로 특히 갑상선에 결절이 있는 경우 낭성인지 고형성 인지 구분하는 데 유용하게 사용되는 검사이다.

5. 질 초음파

골반내의 장기인 자궁, 난소, 나팔관 등을 초음파를 이용하여 직접 관찰하는 검사이다. 자궁내막의 변화를 관찰할 수 있고, 난소 낭종이나 난소암, 그리고 중년 여성에게 특히 많아지는 자궁근종을 진단할 수 있다. 자궁근종은 크기에 따라 수술이 필요한 경우도 있으므로, 정기적으로 전문의의 진찰과 초음파 검사를 받아야 한다.

6. 경동맥초음파

경동맥 내 혈액의 흐름과 혈관의 상태를 평가하는 검사로서, 뇌로 가는 혈액흐름을 감소시키는 원인인 부분적 동맥폐색이나 동맥협착 등이 있는지를 진단한다.

초음파검사는 인간의 가청 범위 밖인 20,000 Hz이상의 음파를 이용해서, 인체 내부의 조직간 밀도 차에 의해 생기는 반사파를 받아 영상화하는 검사이다. 이는 어선에서 초음파를 이용해 고기떼를 찾는 것과 같은 원리로서, 뼈나 폐, 장내 공기층 등은 투과하기 어려워 검사할 수 없지만 그 밖의 부위에서는 광범위하게 이용되고 다. 최근에는 도플러효과를 이용해 혈관의 혈류 방향, 혈류 속도, 혈류량을 알 수 있게 되었다. 또한 초음파영상에 의해 원하는 정확한 병변에 대한 조직검사도 시행할 수 있다.

7. 초음파검사의 종류와 특징

초음파는 인체에 해가 없는 검사로 태아, 생식기, 신생아에도 할 수 있는 검사이다. 따라서 복부, 골반부, 갑상선, 유방, 사지 및 경부 혈관, 전립선, 고환, 산전 태아, 신생아 두뇌 등 광범위한 부위를 검사할 수 있다. 이 중 복부초음파 시에는 금식이 필요하고, 골반초음파 시에는 방광을 채우는 조치를 해야 하며 그 밖의 부위의 검사는 특별한 준비가 필요치 않다.

각각의 초음파검사 방법은, 복부초음파 시는 초음파기계를 배에 대고 검사하며 환자는 호흡을 잠시 멈추고 배를 불룩하게 내미는 협조를 해야 한다. 전립선초음파검사는 항문과 직장으로 막대모양의 초음파기계를 넣어서 검사하게 된다. 자궁과 난소질병 등 여성의 골반부초음파 검사 시에 방광을 채워야 하므로 소변을 참아야 하는 경우가 있다. 그 밖의 부위의 초음파검사 시에는 별도의 주의가 필요하지는 않다.

초음파영상 유도 하에서 조직검사를 하면 검사의 정확성을 높일 수 있고 검사직후 출혈 등의 합병증을 즉시 발견할 수 있는 장점이 있다.

1) 간. 담낭. 췌장. 신장 보는 복부초음파

상복부 초음파(Abdominal Ultrasonograpy)는 복부에 초음파를 쏜 후 복강내 장기로부터 반사되는 에코(반사파)를 수신하여 장기의 영상을 나타내게 하여 병변 부위를 진단하는 검사로서 간, 담낭, 췌장, 신장 등 복부내 장기의 병변 부위를 관찰하고 진단한다.

2) 검사방법

초음파 검사실에서 반드시 누운 상태에서 검사하지만 부위에 따라서는 옆으로 눕거나 앉은 자세에서 검사하는 경우도 있다. 복부에 초음파 발진기를 접촉시켜 진단 장치의 브라운관(TV 화면)에 나타나는 장기의 단층면의 영상을 관찰한다.

소요 시간은 수분에서 수십 분 걸린다.

3) 검사로 알 수 있는 질환

간경변, 담낭 결석증, 담낭염, 담낭암, 취장염, 취장암, 수신증, 신장암, 난소종, 난소암, 자궁근종, 자궁암, 복수, 대동맥류, 전립선비대 등 복부의 여러 질환을 알 수 있다.

4) 검사전의 주의 사항

1. 검사 전날 밤 9시부터 검사가 끝날 때까지 절식합니다. 물이나 차 이외는 일체 금한다.
2. 변비가 있는 사람은 미리 의사에게 알려 검사 전날에 설사를 하게 하는 하제로 배변하여 장관 내를 깨끗이 하여야 한다.

8. 도플러 초음파

초음파의 또 다른 방법인 도플러 초음파는 혈액의 흐름을 감지하고 시각화하는 동시에 내부 신체구조를 보여준다. 도플러 초음파는 신체 곳곳의 혈류 이상뿐만 아니라 심장의 기능까지 검사하는 데 주로 쓰인다.

1) 초음파 검사는 어떻게 진행되나

영상의 질을 높이기 위해 무해, 무취하며 수용성인 젤을 변환기가 놓여질 피부에 바른다. 시원하고 축축한 느낌이 나지만 젤은 검사 후 완전하게 닦여진다.

환자들은 초음파 검사를 위하여 침상이나 검사대에 눕는다. 검사하는 동안 변환기로 인해 약간의 무게감이나 진동을 느끼게 되지만 통증은 전혀 없다. 진찰실의 조명은 화면의 영상이 잘 보이고 반사되는 빛을 줄여주기 위하여 어둡게 조정된다. 좀 더 나은 영상을 얻기 위해 가금 자세를 바꿔주는 것이 필요하다.

진단 초음파는 수년 간 폭넓은 임상경험을 통해 안전성이 입증되어 왔으며 인체에 해가 전혀 없다.

2) 초음파 검사 시 환자들이 특별히 준비해야 할 사항

초음파 검사를 위해 특별히 준비할 사항은 없다. 환자들은 의사의 지시가 없는 한 평소대로 식사하고 활동해도 된다. 다만 상복부에 초음파검사를 하는 환자들은 검사 당일 날 음식을 삼가야 한다.

3) 초음파 검사에 걸리는 시간

초음파 검사는 숙련된 전문의에 의해 실시됩니다. 검사 시간은 진단에 필요한 정보에 따라 몇 분에서 1시간까지 다양하다.

4) 언제 검사 결과

담당의사는 검사와 동시에 화면에 검사결과를 보게 된다. 그러나 대부분의 경우 환자에게 최종진단을 내리기 전에 영상이 기록된 테이프를 정확히 검토하는 것이 필요하다. 담당의는 환자가 전에 다른 검사를 받은 적이 있다면 그 결과와 비교하여 차이점을 분석할 것이다.

5) 왜 초음파에 조영제가 사용되나

초음파 검사가 확정적인 진단을 내리는 데 충분한 정보를 제공해 주지 못할 경우가 생기기도 한다. 이때 담당의는 초음파 영상을 개선하여 좀 더 정확한 진단을 내리기 위해 조영제를 이용할 수도 있다.

6) 초음파 조영제의 부작용

환자들은 조영제가 투여되는 곳에 약간의 따뜻함이나 차가움을 느낄 수는 있지만 대부분 부작용을 일으키지는 않는다. 미각 변화, 호흡곤란 증세, 맥박이나 혈압의 변화 같은 증상들은 극히 드물다. 어떠한 경우에든 조영제 투여 후 생길 수 있는 불편함이나 평상시와는 다른 변화가 느껴진다면 반드시 담당의에게 알리는 것이 중요하다.

7) 조영제 사용이 금지되는 경우

담당의는 환자에게 다음에 해당하는 사항이 있는지 확인해야 한다.

임신중인 경우

수유중인 경우

심장이 약한 경우

고 갈락토오스 혈증(갈락토오스혈증)의 경우

9. 초음파로 암 검진

새로운 초음파영상은 암종양 주변의 상처조직인 반흔 조직까지 판독하기 때문에 재래식 초음파 영상보다 암 종양이 더 크게 나타난다.

바 박사는 독일의 지멘스 사(Siemens AG)가 제공한 탄성초음파영상 장치로 유방암으로 의심되는 여성들을 검사하고 이들의 조직검사 판정과 비교한 결과 악성종양 17개 중

17개, 양성종양 106개 중 105개를 거의 100% 정확하게 진단해 낼 수 있었다고 밝혔다.

유방X선 촬영으로 유방조직에 의심스러운 곳이 발견되면 악성 또는 양성 여부를 확인하기 위해 유방조직 일부분을 외과적으로 떼어내 조직검사를 실시하게 되는데 검사결과는 대체로 80%가 양성으로 밝혀지고 있다.

조직검사에는 떼어낸 조직의 크기에 따라 며칠 또는 몇 주가 소요되며 환자는 불안과 스트레스 속에서 결과를 기다려야 한다. 조직검사 비용도 검사조직에 따라 200-1,000달러로 적지 않다.

이에 비해 탄성초음파영상 검사는 몇 분이면 결과를 알 수 있고 검사비용도 100-200달러면 된다.

초음파란 인체에 무해한 초음파(음파의 일종)를 몸 안에 투과시켜 반사되는 음파를 영상으로 변환하여 모니터에 나타내는 검사로서 인체에 무해하다는 가장 큰 장점을 가지고 있다. 검사방법은 검사부위에 젤리를 바르고 검사가 진행되며 별다른 통증이나 큰 불편함은 없다.

초음파 검사는 크게 상복부(간, 담낭, 췌장, 신장, 비장 등), 하복부(자궁, 난소, 방광, 전립선, 고환 등), 유방, 기타 부위(근육, 맹장 등), 혈관의 상태를 보기 위한 컬러 도플러 초음파검사로 나누어지며 이러한 장기에서 발생하는 각종 암, 양성종양, 낭종, 담석 및 결석, 지방간 및 간경변 그리고 수신증, 농양 등을 진단하고 산전초음파검사에서는 태아의 이상유무, 발육정도를 진단한다. 또한 초음파 유도하에 종양을 직접 천자하여 치료를 할 수 있으며 각종 농양에 있어서 배액술 등 각종 치료적 시술과 조직 생검을 통하여 정확한 진단과 방향을 제시해 주는 검사이다.

초음파가 개발된 이후 2D 초음파로 산부인과 영역에서 진단 및 치료에 획기적인 발전이 이루어져 왔으며, 2D 초음파 영상은 만족할 만한 진단적 가치를 지니고 있음은 의심할 여지가 없다. 산부인과 의사들은 2D 초음파에서 얻은 영상을 의사의 머리에서 입체적인 해부학적 구조로 재조합하여 진단 및 치료를 시행한다.

그러나 해부학적인 구조가 복잡한 부분의 영상으로부터 3D 영상을 머리에서 재조합한다면, 실수할 가능성이 증가되고 결과적으로 오진을 할 위험성이 있다. 또 2D 영상으로부터 3D 영상을 머리속에서 재조립할 때 관찰하고자 하는 대상이 시간이 경과하면 머리속에서 3D 영상을 재조립하기란 불가능하다.

그러나 90년대 이후에 3D 초음파가 개발되어 산부인과 임상에 적용되면서 이러한 문제점은 해결되기 시작하였다. 3D 초음파는 2D에 비해서 다양한 영상을 제공하기 때문에 진단적인 가치가 2D에 비해서 뛰어나다고 이야기 할 수 있다.

3D 초음파의 임상적용에 관해서 많은 의사들은 의문을 제기하고 있는 것도 사실이다. 예를 들면 2D 초음파로 관찰이 가능한 부분을 3D 초음파로 꼭 볼 필요가 있느냐 하는 의문이 제기되고 있다. 그러나 3D 초음파의 기본 개념은 항상 2D 에서 출발하고 있으며 2D로 관찰된 영상을 컴퓨터가 영상전환을 하여 우리가 3D로 볼 수 있도록 하여 주는 것이다. 이는 computerized tomograph(CT)나 magnetic resonance image(MRI)가 질병의 진단에 있어서 혁명적인 변화를 초래한 것을 보면 발전 여하에 따라서 산부인과 영역에서 진단 부분을 개혁할 수 있을 것이다.

1) Prenatal diagnosis of congenital anomaly

2D 초음파에서 이상 징후가 발견되거나 해부학적으로 복잡한 부위에 병변이 의심되면 2D 시행 후 같은 자리에서 3D 초음파를 시행하여 정밀 검사를 시행한다. 예를 들면 cleft lip 혹은 cleft palate가 2D 에서 의심이 되면 3D 초음파를 시행하여 입체적인 영상을 보면서 진단에 도달한다. 특히 cleft palate 같은 경우에는 해부학적으로 어느 정도까지 손상을 받았는가를 진단 할 수 있는 장점이 있다. 환자측에서도 입체적인 영상을 보면 쉽게 의사의 진단을 믿고 예후에 대한 설명을 이해한다. 또 anencephaly인 경우에도 물론 2D에서 진단이 가능하나 입체적인 영상을 얻은후 환자에게 설명하면 환자와 의사간의 상호 신뢰가 쉽게 이루어지는 것을 경험할 수 있다. 그밖에 양수를 통하여 쉽게 관찰되는 손과 발의 기형 진단에 이용되고 가족력이 있는 귀가 없는 태아의 진단에는 아주 유용하게 사용할 수 있다.

이와 같이 태아의 외형적인 기형뿐만 아니라 장기의 이상들을 입체적인 화면 구성으로 진단이 가능하게 되므로 해부학적인 기형의 진단에 유용하게 사용할 수 있다. 예를 들면 태아의 복강내에 존재하는 cystic structure가 있는 경우에는 이것이 stomach인지, distended uterus인지 혹은 ovarian cyst인지를 쉽게 진단할 수 있다. 또한 복벽에 생기는 omphalocele / gastroschisis의 진단시 생생한 영상을 얻을 수 있다.

양수검사를 시행한 후 Down baby, Edward 증후군으로 진단을 받은 경우에 2D 초음파로도 검사를 하면 특징적인 소견을 발견할 수 있으나 3D를 사용하면 더욱 쉽게 특징적인 소견을 관찰할 수 있었다.

Transparent image를 사용하는 경우에는 태아의 뼈를 X-ray image와 거의 동일한 수준으로 관찰 할 수 있기 때문에 향후 또 다른 진단 지표로 개발될 유용성이 있다.

2) 정상아의 얼굴 사진

임산부면 누구나 자기 아기에 대해서 무한한 호기심을 가지고 있는 것이 사실이다. 2D로 진단이 끝나도 환자들은 누구나 다 자기 아기의 사진을 갖기를 원하고 의사가 사진에 대해서 설명해 주기를 기대한다. 산모들은 일반적으로 자기 아기가 기형이 아니길 바라고 있으며 특히 얼굴 등에 기형의 가족력이 있는 경우에는 아기의 얼굴을 입체적으로 본인이 확인하기를 원한다.

이제까지는 불가능하였던 3D 영상을 재조립 할 수 있으므로, 의학적인 적응증이라고 생각하지는 않지만, 환자가 자기 아기의 얼굴을 surface rendering으로 그려진 영상을 보면 아기에 대한 궁금증을 풀 수 있고 무한한 감동을 받는 것을 경험하게 된다. 새로운 생명에 대한 경외감을 2D 초음파에서는 얻지 못하지만 3D 초음파의 입체 영상을 통해서는 누구나 쉽게 이해할 수 있는 장점이 있다.

3) 여성생식기의 기형 진단

자궁나팔관 사진을 촬영하면 자궁내 상태와 난관의 소통성을 측정할 수 있는 것은 사실이다. 그러나 3D 초음파를 이용하면 자궁의 기형상태를 쉽게 진단할 수 있다. 예를 들어 septate uterus라던가 bicornuate uterus인 경우에 자궁강내에 foley catheter를 꼽고 saline 을 주입한 후 3D 초음파를 시행하면 자궁의 기형을 쉽게 진단할 수 있으며 입체적인 영상을 구성한 후 수술을 위한 계획을 수립하는데 도움이 된다. 또 자궁강내의 polyp 또는 myoma 등도 크기까지 정확하게 진단할 수 있어서 수술 예후를 정확하게 예측할 수 있는 장점이 있다. 또 하나의 가능성으로 3D echo contrast image를 이용하여 난관의 소통성 여부도 확인할 수 있다.

4) 부인과 난소종양

난소 종양은 2D 초음파로 진단이 되고 이를 바탕으로 향후 수술 여부를 결정하고 있다.

여기에 부가적으로 3D 영상을 얻을 수 있다면 난소 종양내부를 tomograph 형태로 평가를 한 후 종양내부의 상태에 따라서 악성인지 양성인지 감별 진단이 가능할 수 있다.

현재까지 이용되고 있는 임상적인 적응증은 대부분 2D에서 관찰이 가능한 부분을 다시 영상화하여 본다는 제한점을 가지고 있는 것이 사실이나 앞으로 임상적인 적응증이 개발되어 3D 초음파의 이용이 지금보다 더욱 활발해 질것임에 틀림이 없다.

우리가 명심해야 될 점은 2D 초음파를 자유자재로 다루지 못하는 사람은 3D 초음파를 사용하더라도 좋은 영상을 얻을 수 없다는 것이다.

흔히 3D 초음파가 만능이라고 생각하고 시작을 하면 초기에 실망을 할 수 있다. 2D에서도 마찬가지 이지만 oligohydroamnios가 있거나, 너무 뚱뚱한 경우, 자궁벽과 태아 사이에 충분한 양수가 없는 경우에는 3D 초음파에서 좋은 입체적인 영상을 얻을 수 없다.

3D 초음파에서 좋은 영상을 얻기 위해서는 관찰하는 태아가 움직이면 안 된다. 이런 경우에는 끈기를 갖고 태아가 움직이지 않을 때 영상을 얻도록 노력하여야 한다. 또 현재까지는 우리가 얻고자하는 영상의 volume에 제한이 있다. 이는 기계적인 문제이므로 의공학의 발달과 함께 해결이 되겠지만 3D 초음파를 사용하는 의사는 이점을 항상 명심하여야 한다.

산부인과 영역에서 3D 초음파가 많은 적응증을 가지고 있다는 것은 의심할 필요가 없다. 이러한 새로운 기술을 진단 및 치료에 적용하면, 새로운 3D 초음파에 대한 지식이 증가하고, 이를 다루는 기술이 진보하면 3D 초음파의 임상적용에 대한 정확한 평가가 가능할 것이다. 지금까지 초음파의 원리와 쓰임새 장단점 등을 파악해 본 결과 초음파는 인간에게 무해한 기기라는 결과를 얻었다.

저자는 인간 투영 투시에 의해 우리가 조기에 질환을 알아낼 수 있고 병의 진단을 이 X선, 초음파, CT, MRI기기의 원리 기능을 알면 우리의 질환에서 해방 될 수 있도록 종합적 소견의 지식을 의대생들은 물론 일반 물리치료사, 의사들에게 올바른 지식을 전달하고자 이 책을 편찬 하게 되었다. 환자들도 기기들의 원리를 이해 할 수 있는 양서로 종합 투영기기 해부를 통해 올바른 지식을 전달고자 한다.

10. 초음파 진단의 예

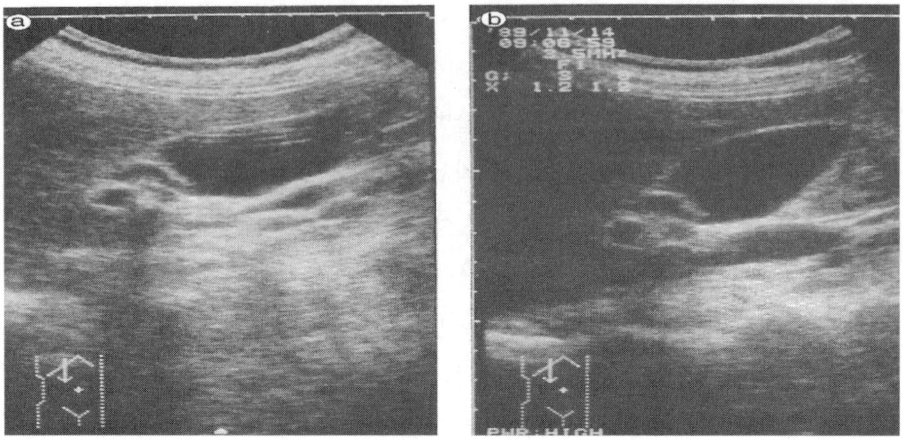

그림 1-1. 다중반사

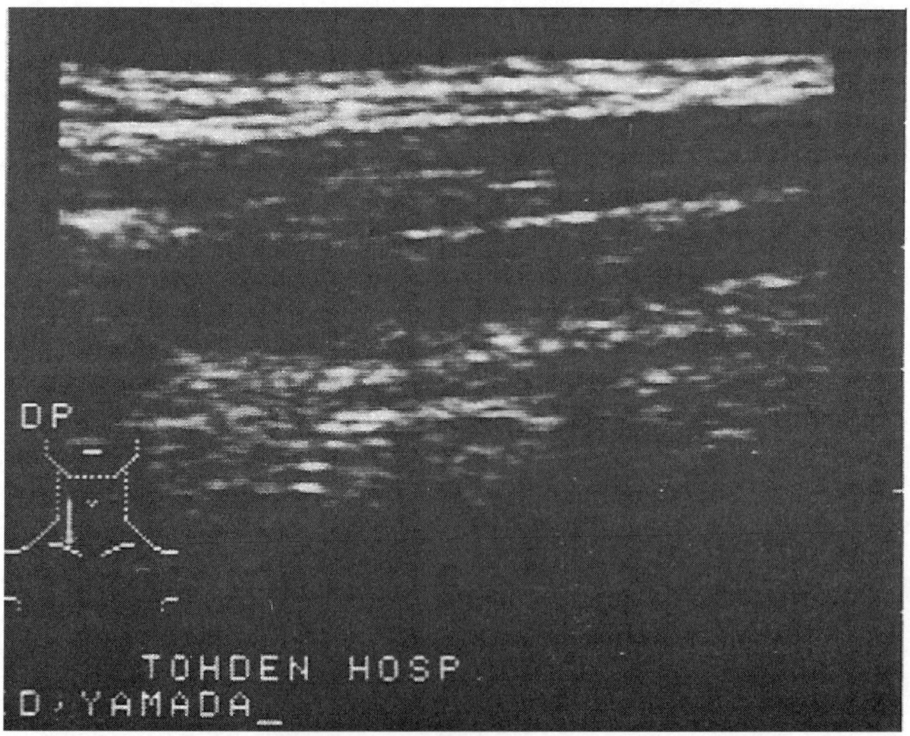

그림 1-2. 악성 림파종

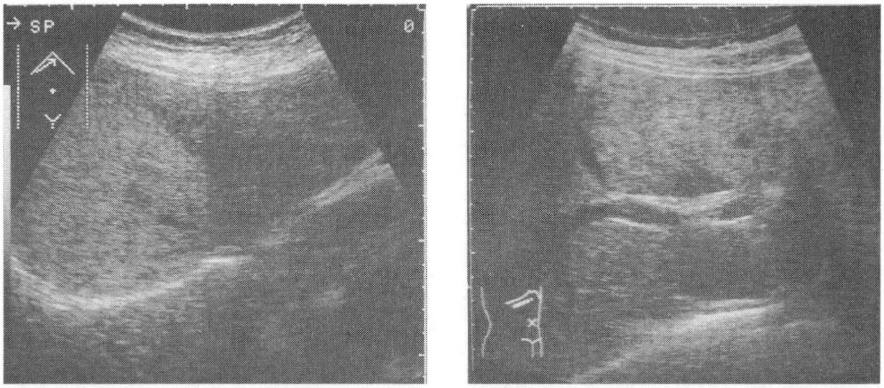

그림 1-3. 지방간

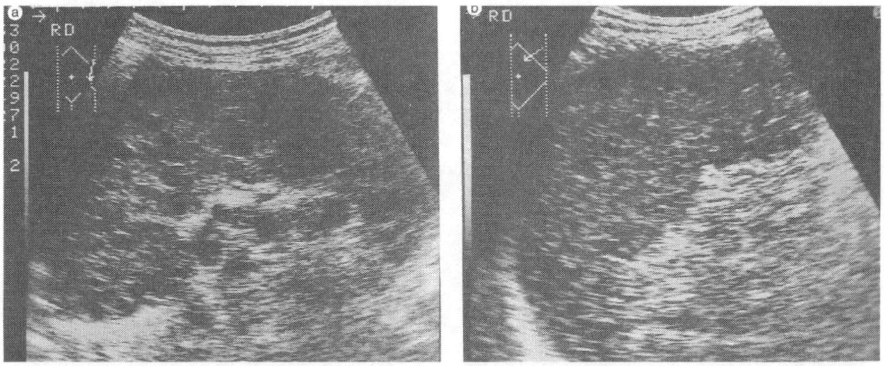

그림 1-4. 비장 악성 림파종

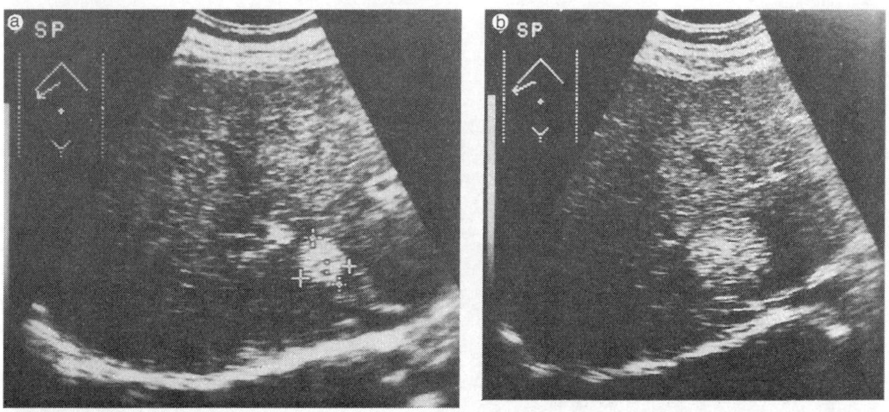

그림 1-5. 간세포 암

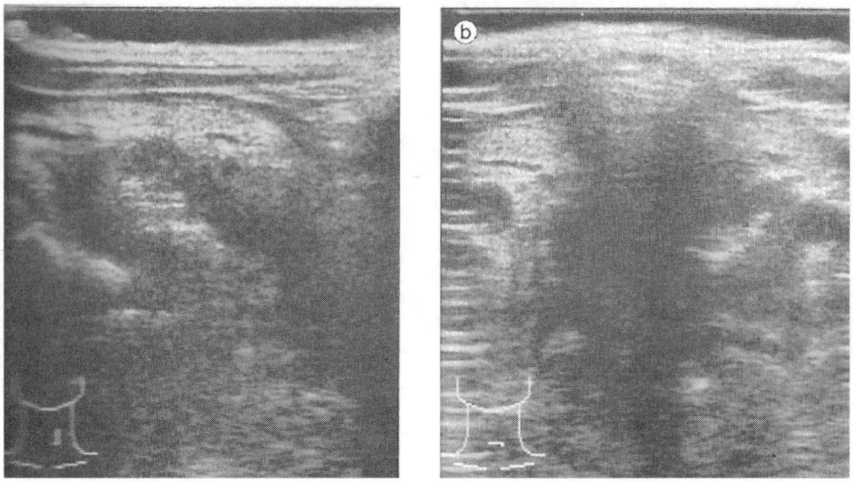

그림 1-6. 식도암

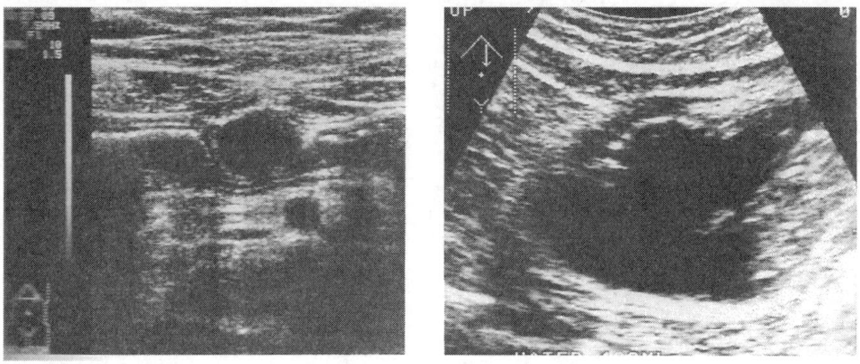

그림 1-7. 위암

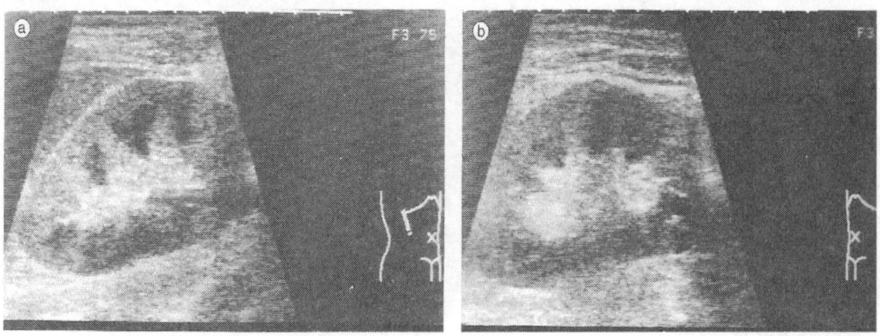

그림 1-8. 급성 심부전증

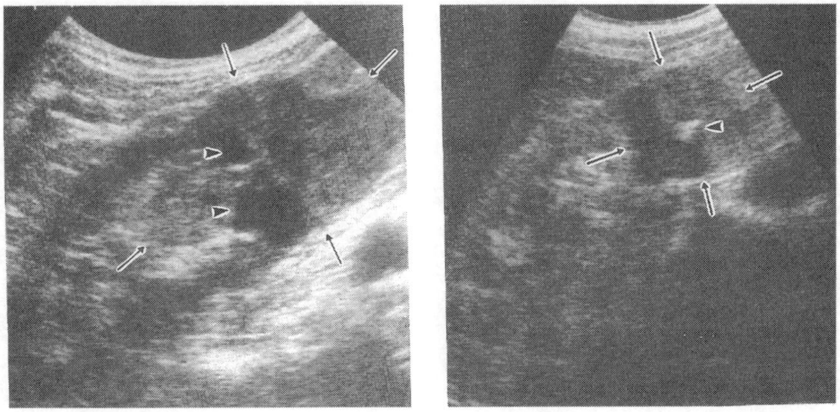

그림 1-9. 신장 세포암

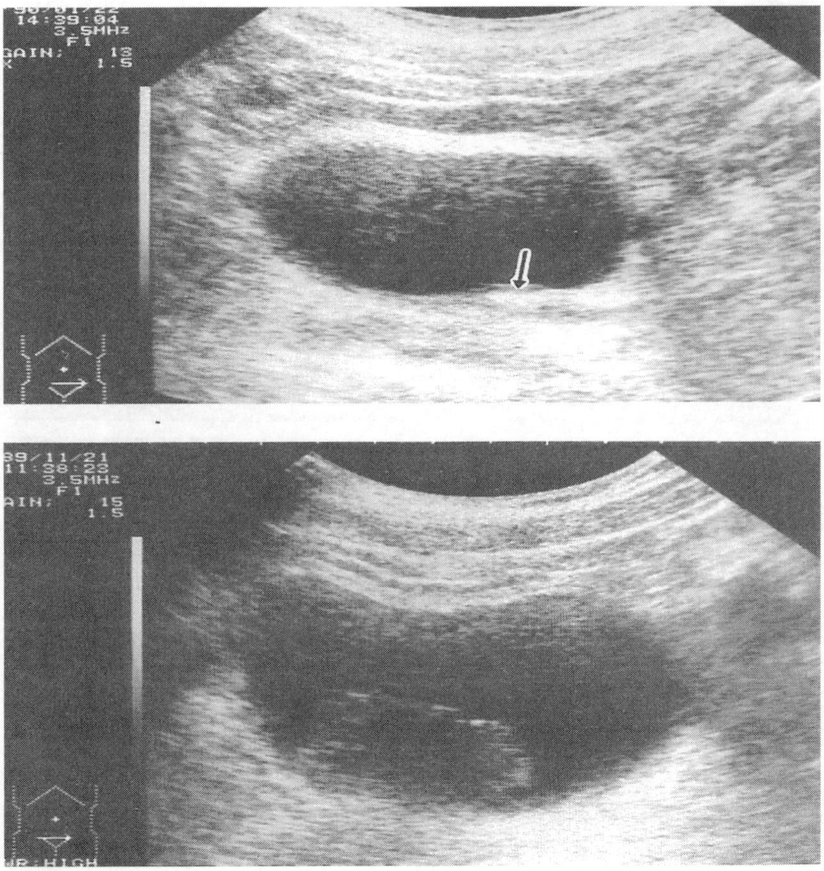

그림 1-10. 신뇨관 결석 및 방광암

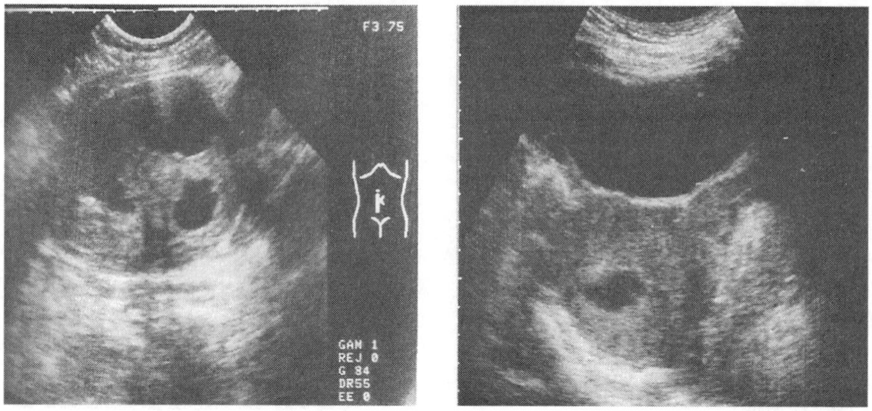

그림 1-11. 자궁육종

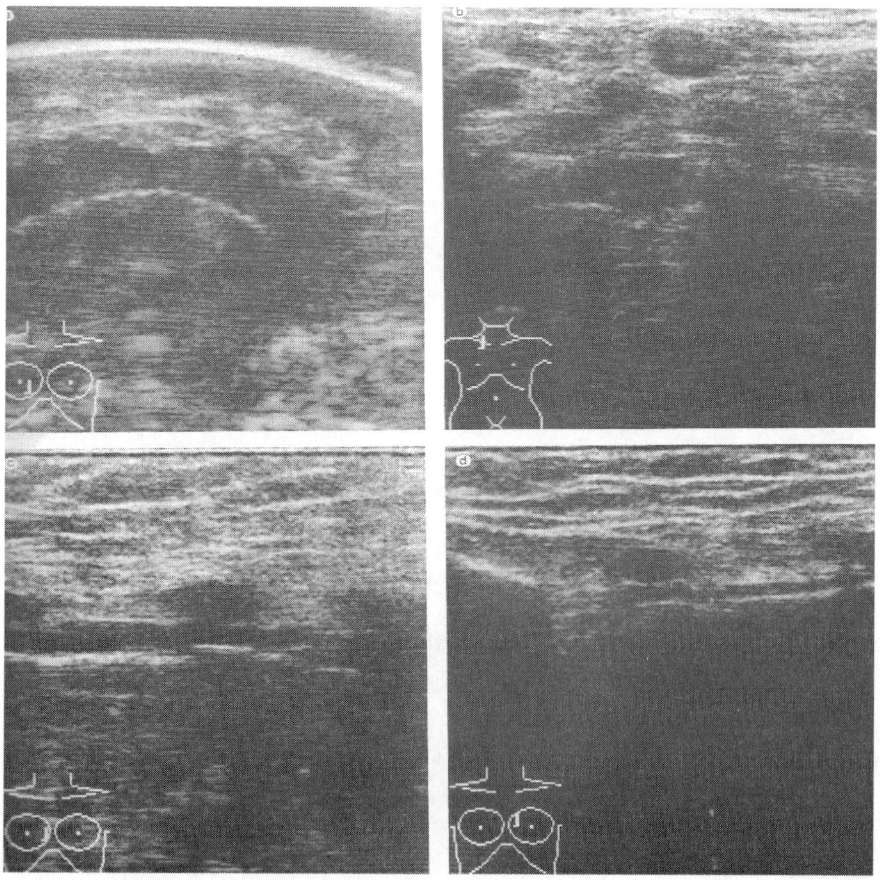

그림 1-12. 염증성 유방암

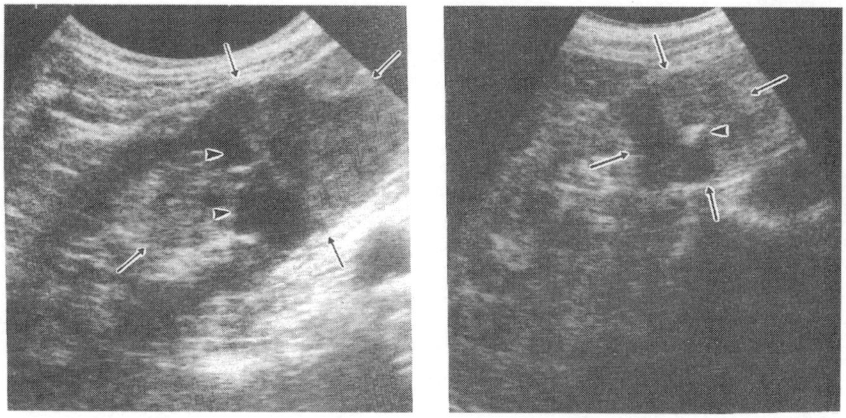

그림 1-13. 신장 세포암

제 2 장. X선

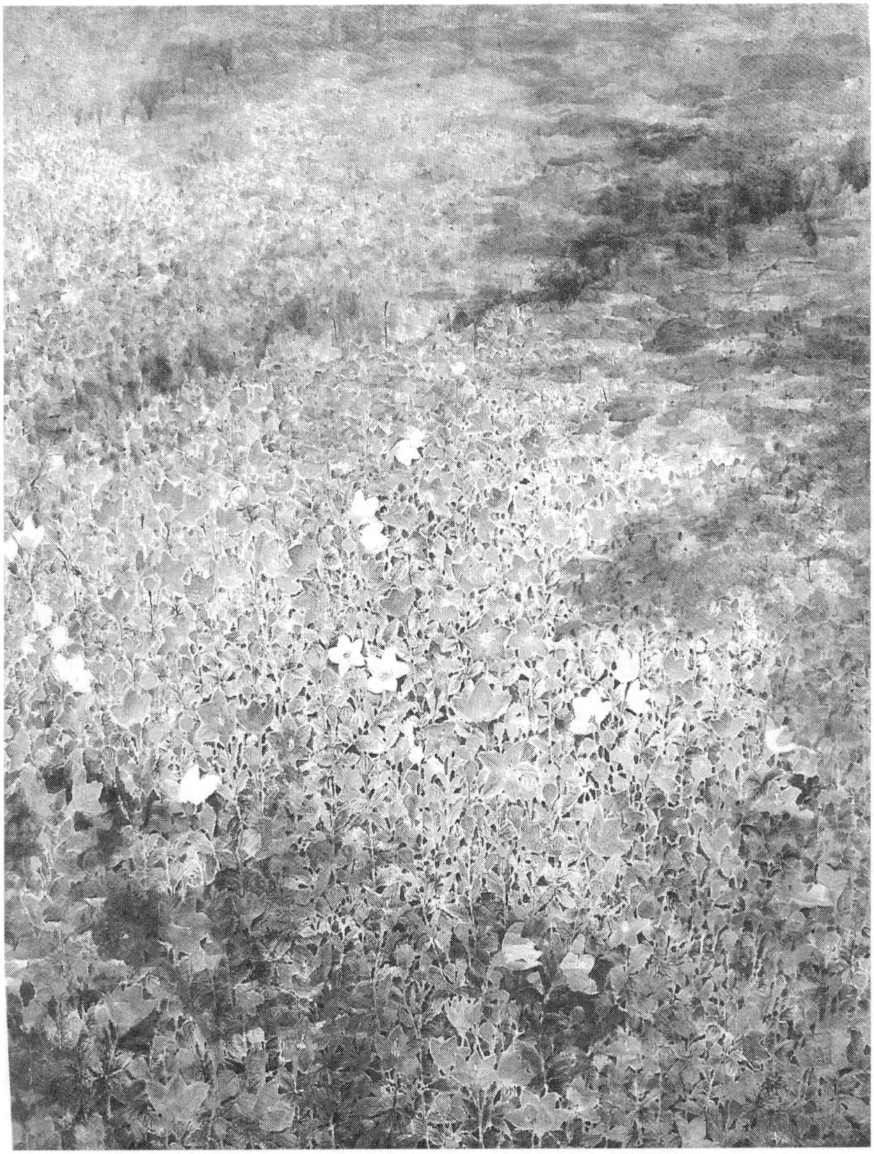

암흑 속으로 보일듯 말듯 가려진 그림자의 모습이 우리를 직시한다.
세상은 직통하는 내 몸의 구멍난 자태로 나도 투과되고 시들어가는
그리움도 널 날 우린 서로를 인식할 때 난 완성되고 깨달았다.

1.1 X선 이란

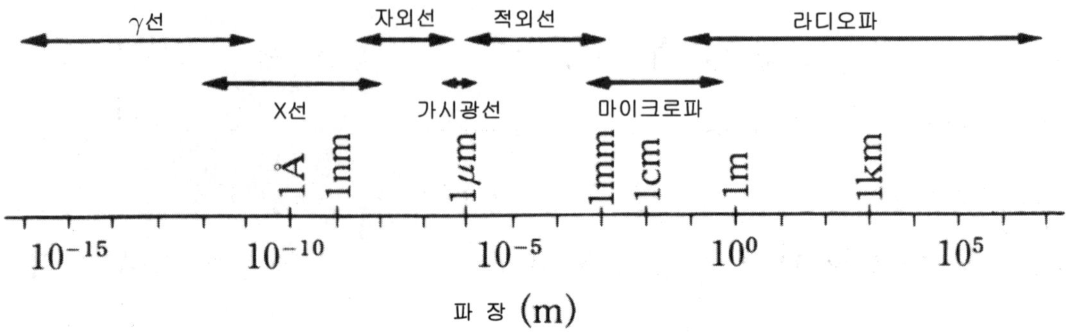

그림 1-1. X선의 파장

X선은 파장이 10-12-10-8m (0.01-100Å) 정도의 전자파이다.

물체에 의한 X선의 흡수는 사용하는 X선의 파장 물체의 두께 물체를 구성하고 있는 원소의 종류 및 그들의 비율에 의존하고 있다. X선 투과법은 옛부터 의료를 비롯한 넓은 분야에서 이용되고 있으며 우리들의 생활에 깊이 관련되고 있다.

X선의 스펙트럼은 가시광선의 스펙트럼에 비해서 훨씬 간단하며 특성 X선의 파장은 원자번호와 밀접한 관계가 있다. 따라서 X선 분광법에 의하여 화합형태에 관계없이 물체의 원소분석을 실행할 수 있다.

X선 회절에서 이용하는 X선의 파장은 원자나 이온의 크기와 같은 정도이며 결정에 의하여 회절한다. X선 회절법은 결정구조를 해석하기 위한 매우 유력한 연구수단이며 관계되는 분야는 상당히 넓다. 그리고 장래에도 이것을 대신하는 연구수단이 나타날 일은 없다.

X선 회절계는 세계중에 이미 수십만대가 보급하고 있으며 용장의 품질관리 등에도 널리 이용되고 있다. X선회절계로서 데이터를 얻어내는 것은 간단하며 30분 정도 설명하면 누구나 장치를 조작할 수 있다. 모든 것을 알지 못해도 X선을 사용하여 작업하는 것은 가능하다. 도구는 우선 사용해 보는 것이 중요하며 공부는 그 뒤라도 가능하다.

1. X선의 공헌도

1) 우주에서의 X선

고온의 태양 코로나에서 발생하여 우주공간으로 방출되고 있는 X선의 일부는 끊임없이 지상으로 빗발치고 있지만 지구의 두꺼운 대기층에 의해서 거의 흡수되고 있다. 먼 우주 저쪽별이 상당하게 강력한 X선을 방출하고 있는 것을 발견한 것은 MIT의 B. Rossi들이며 X선 카운터를 실은 로켓트를 쏘아 올려 이 현상을 관측하였다. 그 후 20여년이 지난 오늘에서는 주기적으로 강력한 X선을 발사하고 있는 X선 Pulsar, 가끔 폭발적으로 X선을 방출하는 X선 burster, 그리고 갑자기 나타나는 X선신성(새별)등 우주에는 여러종류의 X선원이 존재하는 것이 알려지고 있다. 고에너지 전문위성제 1호 「히에오-1호」 (HEAO-1)는 852개의 X선원을 발견하였다. 우주의 기원이나 그 진화과정을 연구하는 X선 천문학을 빛 천문학이나 전파천문학에도 더욱 중요한 학문분야로 되었다.

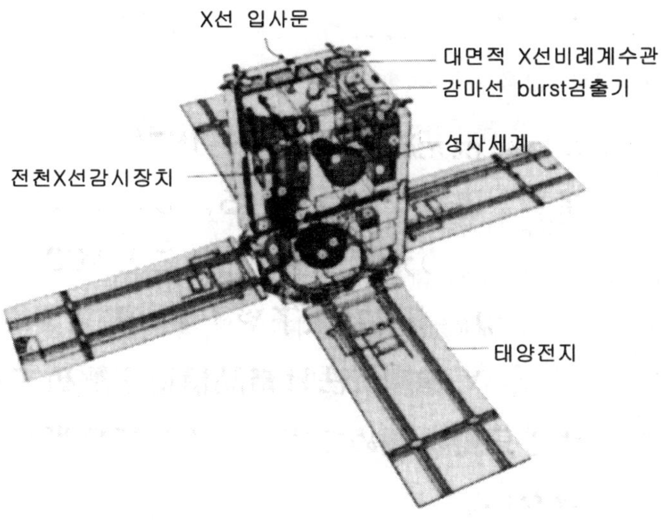

그림 1.1.1. X선 천문위성 「긴가·GINGA」

2) X선과 X선의 이용법

X선은 단파장의 전자파이며 전자를 고전압으로 가속시켜 양극에 충돌시켰을때 발생한다. X선 회절에서 매우 많이 이용되는 X선은 동양극관구의 특성 X선이며 파장이 1.5418Å이다.

X선을 물체에 조사했을 때 일어나는 주로 되는 현상을 그림 1.1.2.로 표시한다.

X선을 이용하는 측정법은 ① X선 투과법 ② X선 분광법 ③ X선 회절법으로 대별된다. 각각은 물체에 의한 ① X선의 흡수현상 ② 형광X선의 방출현상 ③ X선의 산란현상을 이용하고 있다.

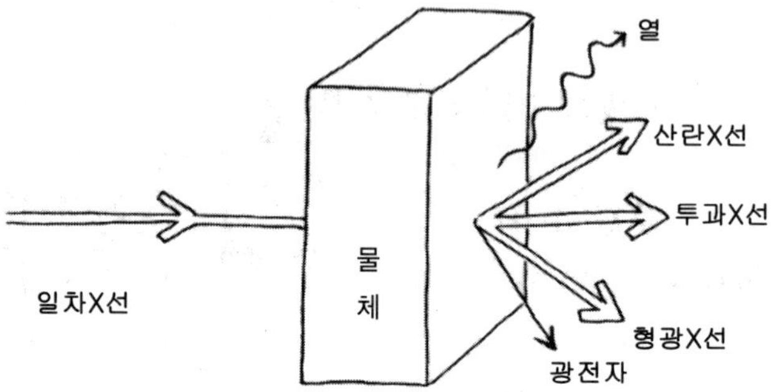

그림 1.1.2. X선을 물체에 조사했을 때 일어나는 현상

3) X선 투과법

X선의 투과역은 파장이 짧을수록 크다. 또 물체를 구성하는 원소의 원자번호가 작을수록 물체가 얇을수록 X선이 잘 투과한다. X선 투과법은 X선의 투과력의 차이를 이용하여 물체의 내부구조를 관찰하는 방법이다.

진찰용 X선 장치에 신세를 끼치지 않았던 사람은 없을 것이다. 외과의사나 치과의사에 있어서 뼈나 치아의 이상을 알아내는데 X선 장치는 불가결한 도구이다. 위암을 비롯한 소화기계통의 병, 심장병이나 동맥류 등의 순환기계통의 병, 내장기관의 진단 등으로 X선 장치는 놀라울 정도의 활약을 하고 있다. 전국의 병원에는 X선 TV나 X선 CT장치(컴퓨터 단층촬영장치)가 보급되고 있다.

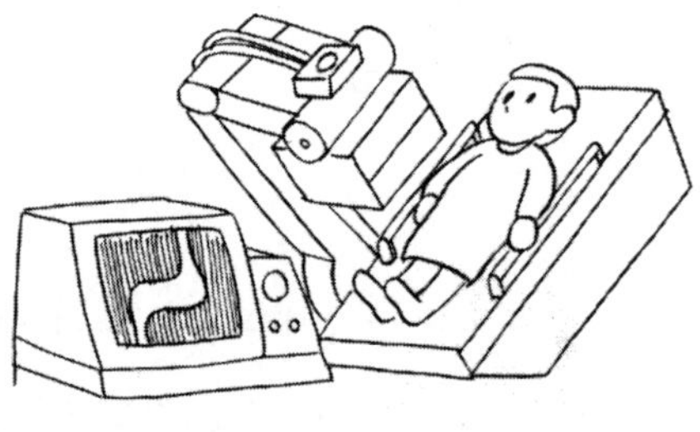

그림 1.1.3. X선 진단장치

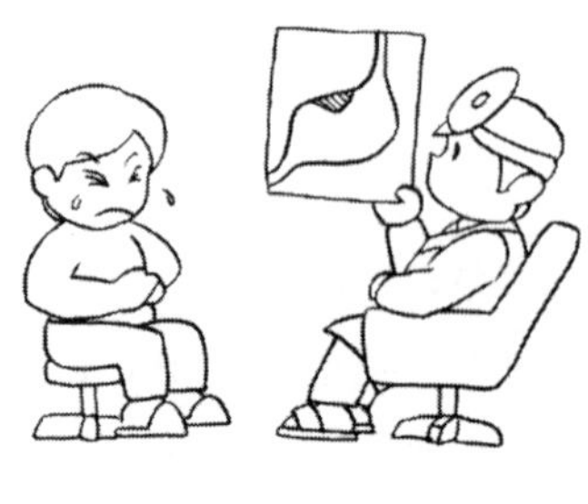

그림 1.1.4. 위궤양

공항에는 하이잭 방지용의 고성능 X선 투시장치가 설비되고 있다. 가스탱크나 선박은 철판을 용접하고 만들어진다. 고압용기는 X선 투과법이나 초음파탐상법으로 용접부분을 검사하여 안전을 확인하지 않으면 사용허가를 받지 못한다.

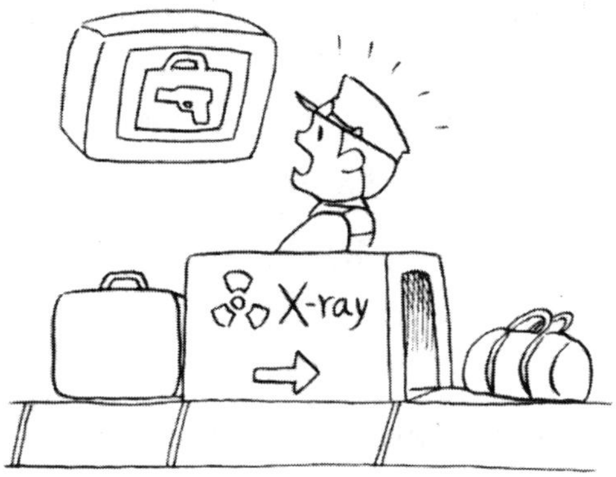

그림 1.1.5. 하이잭 방지용 X선 투과장치

시마즈 제작소의 기사가 촬영한 X선 필름이 1982년에 발견되어 수년에 거쳐 연구되었다.

고가의 미술공예품은 예로부터 무수한 위조품이 만들어져있으며 그 일부는 진짜보다 솜씨가 좋다. X선 투과법은 국보급의 명화나 조상에 전혀 흠집을 내지 않고 조사 · 감정 할 수 있는 비파괴 검사법으로 넓게 이용되고 있다.

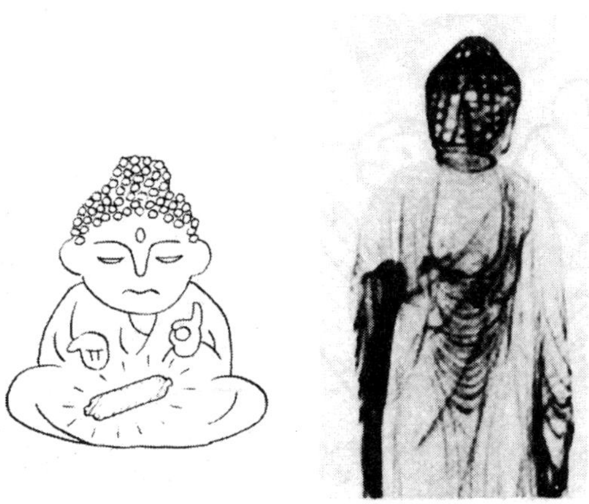

그림 1.1.6. 신체 속을 꿰뚫어보는 부처님

4) X선 분광법

X선을 물체에 조사하면 물체를 구성하고 있는 각 원소에 특유한 파장의 2차 X선이 발생한다. 따라서 이 X선을 분광 분석하는 것에 의하여 물질을 구성하고 있는 원소의 종류를 알아낼 수 있다. 특성 X선의 스펙트럼은 간단하며 매우 강한 K선은 Ka_1, Ka_2및 $K\beta$의 3개이며 동정은 쉽다.

형광X선 분석장치는 강력한 X선을 시료에 조사하여 시료에서 발생하는 특성 X선을 분광하여 정량하는 방법이다. 이 방법은 농도가 큰 영역에서도 정확한 분석값을 얻을 수 있는 특징을 가지며 시멘트나 합금철의 조성분석 등으로 널리 이용되고 있다.

X선 마이크로 아나라이저(XMA 또는 EPMA)는 미소한 전자빔을 시료에 조사하여 발생하는 특성X선을 분광 분석하는 방법이다. 전자빔으로 시료 표면을 주사하여 각 원소의 2차원 분석을 알 수 있다.

분석전자현미경은 전자현미경과 에너지 분산형 X선 검출기를 조합 한 것으로서 시료의 미구조와 동시에 각 미소부분의 조성을 알아낼 수 있다.

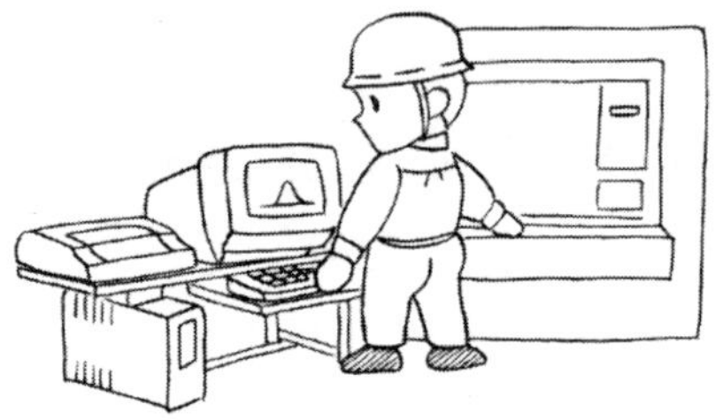

그림 1.1.7. 형광X선 분석장치

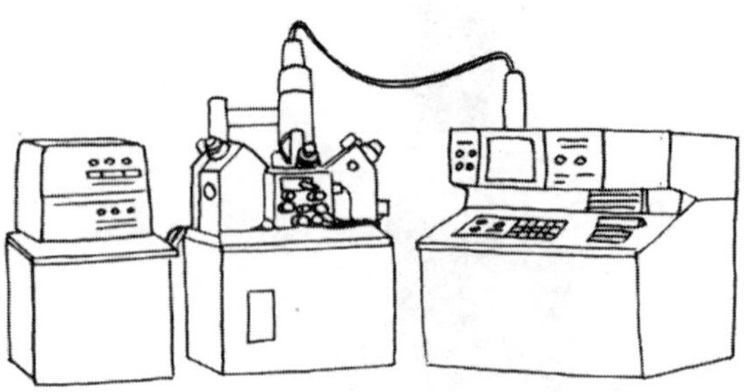

그림 1.1.8. X선 마이크로 아나라이저

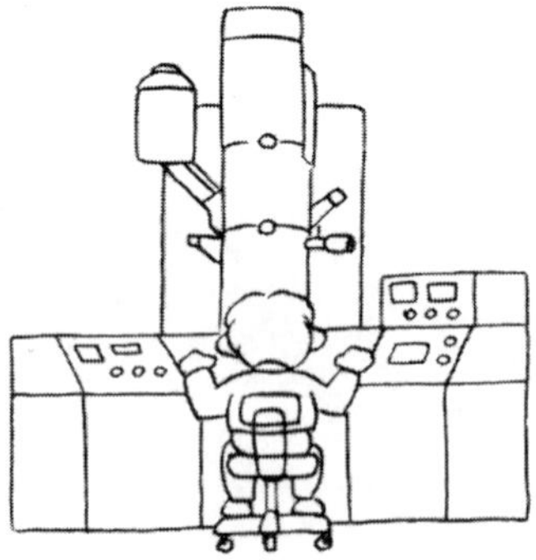

그림 1.1.9. 투과형 분석 전자현미경

5) X선 회절법

X선은 물체에 의하여 산란된다. 물체를 구성하는 원자가 규칙적으로 나란히 하며 각 원자에 의하여 산란되는 X선의 위상이 잘 갖추어져 서로 강화할 경우에 회절선이 관측된다. 회절현상은 원자의 배치에 밀접하게 관계되며 X선 회절 도형은 물질의 결정구조에 따라 결정된다. 다이아몬드와 흑연 그리고 무정형탄소는 같은 탄소원자에서 되지만 각각 전혀 다른 X선 회절도형을 준다. SiO_2SiO_2의 변태인 석영, 크리스트바라이트, 트리지마이트 및 용융 실리카 유리의 X선 회절도형은 전혀 다르다.

X선 회절법의 시료는 고체이면 무기화합물, 유기화합물, 금속의 어느 것이라도 지장이 없다. 좋은 단결정시료를 얻을 수 있다면 그것에 대해서 회절반점을 정확히 측정하여 결정구조를 해석할 수 있다.

분말X선 회절법은 분말시료 또는 다결정시료를 이용하여 측정하는 방법으로 시료에 대한 제한이 작으며 비파괴적으로 무엇인가의 정보를 얻을 수 있기 때문에 널리 이용되고 있다. 분말X선 회절도형은 시료의 결정 상태에 따라 현저한 영향을 받기 때문에 결정의 배향성, 결정자의 크기, 결정화도, 결정의 내부뒤틀림 등의 측정에도 이용된다.

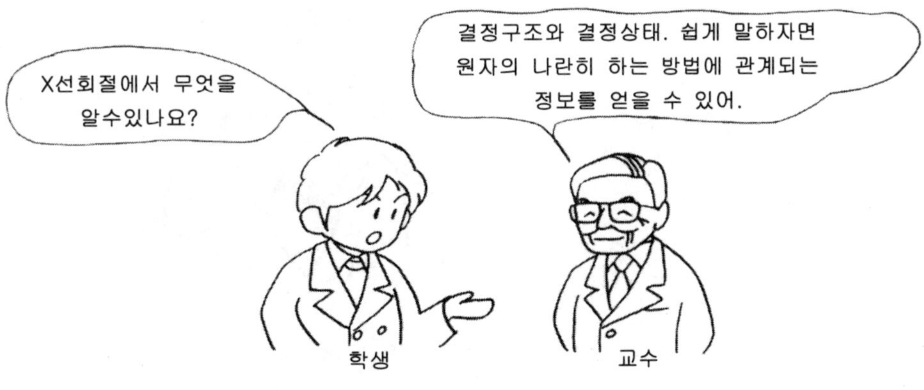
X선회절에서 무엇을
알수있나요?
결정구조와 결정상태. 쉽게 말하자면
원자의 나란히 하는 방법에 관계되는
정보를 얻을 수 있어.
학생
교수

그림 1.1.10. X선 회절에서 무엇을 알 수 있는가?

1.2 X선의 역사

1. X선의 발견

1895년 11월에 일이다. 남독일의 웰쯔블그 대학의 물리학교수였던 뢴트겐(W.C. Rontgen,

1845-1923)은 당시 유행한 크루크스형 방전광으로 연구를 하고 있었다. 그는 방전관을 검은 종이로 씌워 실험하고 있었을 때 그것에서 수미터 떨어져있는 백금시안화 바륨의 스크린이 반짝이고 있는 것을 발견하였다. 또 방전광과 스크린 사이에 물체를 넣으면 스크린에 그 그림자가 나타나는 것을 알게 되었다. X선을 발견한 것이다. 당시 50세의 그는 수 주간 침식을 잊고 연구에 몰두하여 그 성과를 12월에 웰쯔블그 물리학·의학협회에 보고하였다. 이 뉴스는 순식간에 세계에 알려져 지대한 칭찬을 받았다. 1901년의 제 1회 노벨물리학상이 그에게 내리게 되었다.

X선은 세계중의 누구 한사람으로서 상상도 예견도 할 수 없었다. 이 광선을 이용하여 인체의 내부를 투시하여 의학에 혁명을 일으켜 유전자의 DNA의 2중 나선구조를 해석한다. 어떤 대단한 예언자라도 꿈에도 생각지 못했던 것이다. 물체에 X선을 조사하면 물체의 밀도가 작을수록, 물체의 두께가 얇을수록, X선이 잘 투과한다. 이 현상을 이용하는 X선 투과법은 의료의 분야에서 즉시 응용이 시작하여 공업 분야로의 응용도 개시되었다.

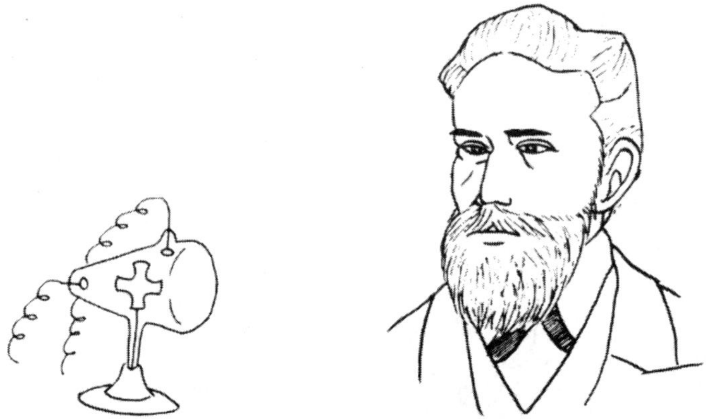

그림 1.2.1. X선의 발견 (뢴트겐 1895)

2. 회절현상의 발견

라우에(Max von Laue,1879-1960)가 결정에 의한 X선의 회절현상을 발견한 것은 뮤헴대학의 강사였을 때(1912)이며 34살이었다. 라우에는 광학에 대해서는 충분한 지식을 갖는 이론 물리학자였지만 결정이나 공간격자에 대해서는 거의 알지 못했다. 그때 A.J.W.Sommerfeld 밑에서 학위논문의 연구를 하고 있었던 P. P. Ewald부터 결정에 의한 빛의 분산에 대해서 상담을 받고 그의 예리한 직감이 되살리게 되었다. 결정 속에서는 원자가 공간적으로 규칙이 나란히 되고 있으며, 원자간 거리는 잘 알 수 없지만 빛의 파장의 1/500-1/1000정도 일 것이다는 정보를 얻었다. 라우에는 X선 회절에 대해서 수개월 고찰을 계속한 후 실험에 착수하였다. 실험은 W. Friedrich와 P. Knipping가 담당하여 이윽고 최초의 회절상을 얻었다. 라우에는 이 결과가 X선의 파동성을 입증한다고 결론하여 실험의 결과를 해석하는 이론을 정리하여 보고하였다. 라우에 그들의 연구의 중요성은 곧 인정되어 1914년의 노벨 물리학상이 그에게 내려졌다.

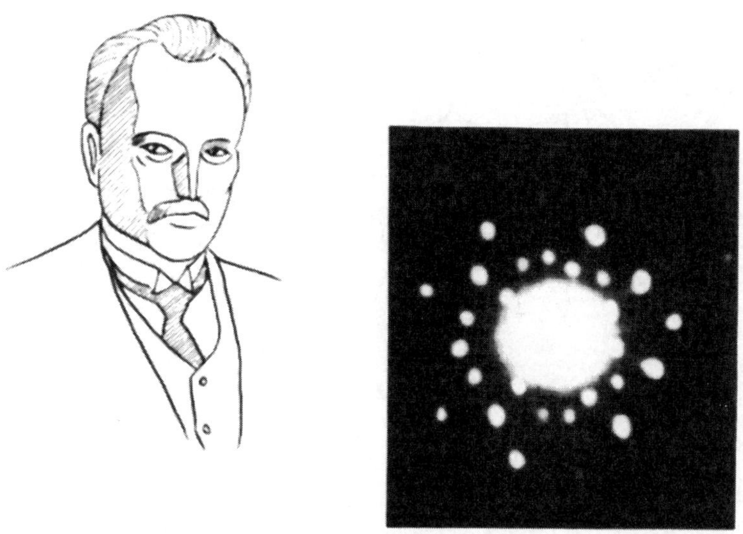

그림 1.2.2. X선회절현상의 발견(라우에, 1912)

3. X선에 의한 결정구조의 해석

라우에의 연구는 X선이 파동이라는 것을 입증하며 X선에 의한 결정구조의 해석이라는 중요한 학문영역을 생기게 하였다. 이 분야의 학문을 확립한 것은 영국의 브래그 부자이다. 그들이 라우에의 연구를 알았던 것은 1912년의 여름이었다.

당시 W.H.Bragg(1862-1942)는리즈대학의 물리학교수이며 W.L.Bragg(1890-1971)는 캠벤디슈연구소의 연구생이며 23살 이였다. 그들은 X선이 원자의 평행층렬로 반사된다고 생각하여 라우에의 어려운 이론에 비해서 훨씬 쉬운 관계식 $2d\ \sin\theta = n\lambda$를 제출하였다. 그리고 전리함을 이용한 X선 분광계를 조립하여 $NaCl$, KCl, ZnS 등의 구조를 해석하였다.

1915년 1월에 공저로 "X-rays and Crystal Structure"를 엮었을 때는 암염구조, 다이아몬드구조, 섬아연광주고, 입방최밀충전구조, 형석구조, 황철광구조, 방해석구조가 완전히 결정되어 스피넬 구조 등에 대해서도 연구 중 이였다. 이 업적에 대해서 1915년의 노벨 물리학상이 내려졌다.

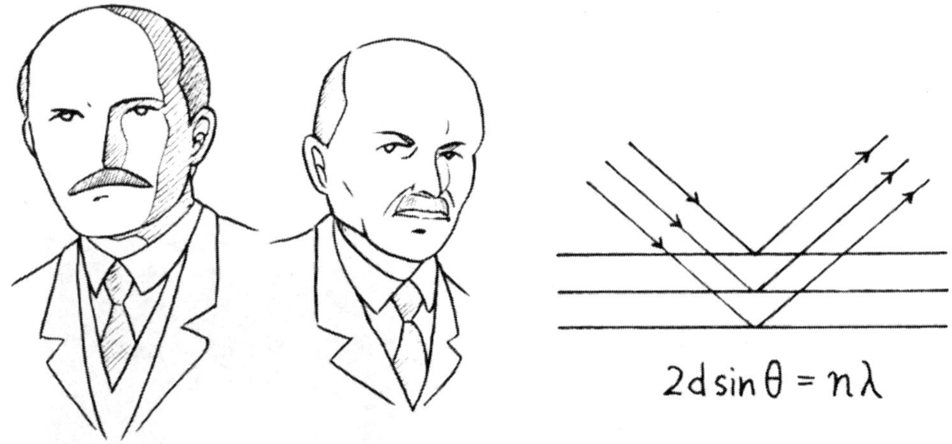

그림 1.2.3. 결정구조의 해석 (브래그 부자, 1912)

4. 특성X선의 파장의 규칙성

특성X선은 영국의 바아클라(C.G.Barkla, 1877-1944)에 의해서 발견되었다. 그는 1906년부터 연구에 착수하여 에너지가 큰 음극선으로 금속목표를 충격하면 그 금속에 특유한 파장의 X선이 방출 되는 것을 발견하였다. 1917년의 노벨 물리학상이 그에게 내려졌다.

모오즐리(H.G.J.Moseley, 1887-1915)는 맨체스터대학의 라자포드교수 밑에서 1912년의 후반에 X선의 연구에 착수하였다. 그는 전 원소에 대해서 특성 X선의 파장을 측정하는 계획을 세워 정력적으로 실험을 하여 특성X선의 진동수 ν의 평방근과 원소의 원자번호와의 사이에 직선관계가 있는 것을 발견하였다. 그 결과 원소를 원자량의 순서로 나란히 해왔던 종래의 주기표 문제점이 한번에 해결하여 N.Bohr의 원자구조이론의 형성에 기여하였다.

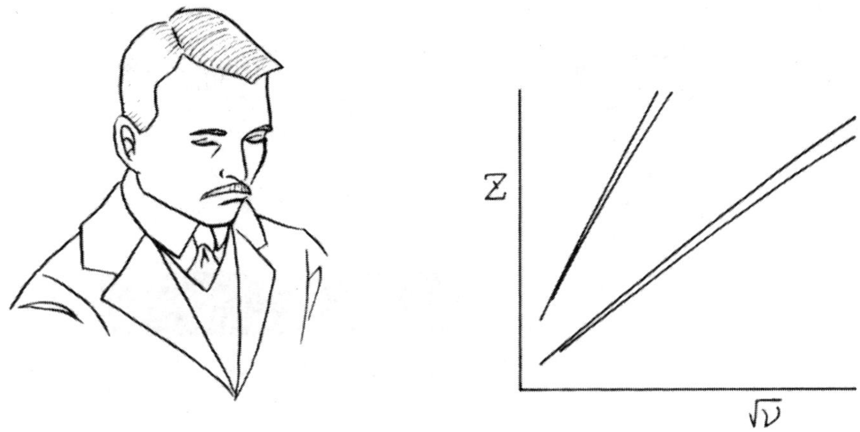

그림 1.2.4. 특성 X선의 파장과 원자번호와의 관계 (모오즐리, 1913)

제 1차 세계대전으로 지원한 그는 1915년 8월 터키의 다다넬스 해협상륙작전에 참가하여 전사하였다. 27살 이였다. 생존자만에게 내려지는 노벨상은 그에게는 인연이 없었다.

스웨덴의 지이그반(M.Siegbahn, 1886-1978)은 진공분광기를 고안하여 각 원소의 특성 X선의 파장을 정밀하게 측정하였다. 1924년의 노벨 물리학상이 그에게 내려졌다.

헝가리에서 태어난 헤배시(G.Hevesy, 1885-1966)는 1923년 X선 분광법을 이용하여 72번 원소를 발견하여 당시 체류하였던 코팬허겐의 고명인 Hafnia에 연유하여 하프니움(Hf)라고 명명하였다. 헤배시는 동위체 트레이서 실험의 창시자로서 1943년의 노벨 화학상을 받았다.

5. 열전자 X선 관구의 발명

GE사의 쿠울리지(W.D.Coolidge, 1873-1975)는 분말 야금법에 의하여 텅스텐 필라멘트의 제조에 성공하여 텅스텐전구를 완성하였다. 또 텅스텐 필라멘트를 이용한 열전자 X선 관구를 1913년에 발명하였다. 이후 현재에 이루기까지 이 방식의 X선 관구가 사용되고 있다.

6. 데바이-세러법

네델란드에서 태어난 데바이(P.J.W.Debye, 1884-1966)는 매우 광범위의 연구를 하였다. 그의 쌍극자 모멘트의 연구 및 X선 회절이나 전자선회절에 의한 분자구조의 연구에 대해서 1936년의 노벨 화학상이 내려졌다.

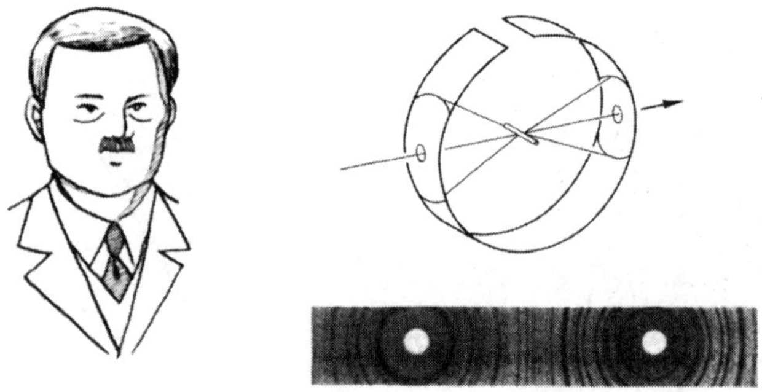

그림 1.2.5. 분말X선회절법의 고안(데바이 세러, 1916)

분말 X선 회절사진법은 데바이와 P.Scherrer가 고안하였지만(1916) 미국의 A.W.Hull도 독립으로 같은 것을 고안하고 있다 (1917).

7. 비간섭성 산란

시카고대학 물리학교수의 컴프턴(A.H.Comton,1892-1962)은 비간섭성 X선 산란에 있어서 파장의 변화를 광량자의 생각을 도입하여 해석하였다. 1927년의 노벨 물리학상이 그에게 내려졌다. 그 외에도 그는 X선의 전반사의 현상을 발견하고 있다.

8. X선 회절계

가이거(H. Geiger,1882-1945)는 W.Muller와 협력하여 가이거계수관을 발명했다.

H. Friedman는 가이거 계수관을 이용한 최초의 분말 X선 회절계를 1945년에 시작했다. North American Philips사는 "Norelco"의 상품명으로 최초의 X선 회절계를 1946년에 판매하였다.

9. 생체 고분자 물질의 구조해석

1946년의 노벨 생리학의학상은 뮐러(H. J. Muller,1890-1967)의 X선에 의한 인공돌연변이의 발견에 내려졌다.

근년에 들어 생명활동에 중요한 복잡한 생체고분자의 구조를 X선을 이용하여 해석할 수 있게 되었다. 미국의 크리크(F. H. C. Cick, 1916-)와 워트슨(J. D. Watson, 1928-)는 윌킨스(M. H. F. Wilkins, 1916-)에 의한 X선 회절사진을 기초로 하여 테어키시리보 핵산(DNA)의 분자가 이중 나선구조 취하고 있는 것을 명백하게 하였다. 1962년의 노벨 생리학 의학상이 그들에게 내려졌다.

1962년의 노벨화학상은 페르쯔(M. F. Perutz, 1914-)와 켄드르(J. C. Kendrew, 1917-)의 X선 회절에 의한 구상 단백질(헤모글로빈, 미오글로빈)의 해명에 내려졌다.

1964년의 노벨화학상은 호디킨(D.C.Hodgkin,1910-)의 X선 회절법에 의한 생체 물질의 분자구조의 연구에 내려졌다.

10. X선 CT장치

1979년의 노벨 생리학 의학상은 컴퓨터를 이용한 X선 단층촬영장치(X-ray computed tomographic scanner)를 개발한 하운스피르드 (G. N. Hounsfield, 1919-)와 코맥(A. M. Cormack,1924-)에게 내려졌다.

표 1.2.1. 관계하는 노벨상

노벨상	연 구 자	연 구 제 목
1901년 물리학상	W.C Rontgen	X선의 발견
1914년 물리학상	M.von Laue	X선회절현상의 발견
1915년 물리학상	W.H.Bragg, W.L.Bragg	결정구조의 해석
1917년 물리학상	C.G.Barkla	특성,XTJSDML 발견
1924년 물리학상	M.Siegbahn	X선분광법의 발전
1927년 물리학상	A.H.Compton	비간섭성산란의 해석
1936년 화학상	P.J.W.Debye	X선, 전자선회절에 의한 분자구조의 연구
1946년 생리의학상	H.J.Muller	X선에 의한 인공돌연변이의 발견
1962년 화학상	M.F.Perutz, J.C.Kendrew	구상단백질의 구조해석
1962년 생리의학상	F.H.C.Crick, J.D.Watson, .H.F.Wilkins	DNA의 구조해석
1964년 화학상	D.C.Hodgkin	생체물질의 분자구조해석
1979년 생리의학상	G.N.Hounsfield, A.M.Cormack	X선 CT장치의 발명
1985년 화학상	H.A.Hauptman, J.Karle	직접법에 의한 결정구조해석
1988년 화학상	J.Deisenhofer, R.Huber, H.Michel	J.Deisenhofer, R.Huber, H.Michel

11. 최근의 노벨상

1985년의 노벨화학상은 미국의 하우푹맨(H. A. Hauptman,1917-)와 카루(J. Karle, 1918-)에 내려졌다. 수상문제는 「물질의 결정구조를 직접 결정하는 방법의 확립」이다. 그들의 연구는 X선 결정구조 해석에서의 최대의 난관인 위상문제를 해결하는 수법을 제공하였다.

1988년의 노벨화학상은 뮤핸의 맥스프란크 생화학연구소의 다이센(J.Deisenhofer, 1943-), 후버(R. Huber,1937-) 및 미헬(H.Michel,1948-)에 내려졌다 그들의 연구는 광합성에 있어서 에너지 변환반응을 지고 있는 반응중심의 구조결정이다. 반응중심은 분자량이 140,000에 달하는 단백질 복합체이며 막 단백질을 결정화시켜 X선 결정해석법으로 입체구조를 결정하였다.

12. SOR광과 X선 레이저

신클로톤(궤도) 방사 (synchrotron (orbital) radiation, SOR, SR) 빛은 보통의 X선 발생장치에 비해서 1만배도 고휘도이며 상당히 넓은 에너지 영역의 연속 스펙트럼에서 된다. SOR광은 각종 X선 측정법의 광원으로서 유용하며 수년전에 실용화되었다.

SOR광은 256메가빅 이상의 집적도를 갖는 차세대초 LSI의 로광용 광원으로서 유망하며 전용의 연X선소형SOR장치의 개발이 진행되고 있다. 같은 용도로 이용하는 X선 레이저 발지장치도 연구되고 있다.

13. 일본의 X선 역사

1895년 12월에 발표된 X선의 보고는 일본에서도 큰 화제로 되었다. 이 다음해에는 야마까와켄지로나 시마쯔 제작소에서 추가로 다시 실험이 시행되어 X선 투과사진이 촬영되고 있다. 교토대학교수 무라오카씨에 의한 동년 7월9일 강연 「X방사선의 이야기」의 기록도 남아있다. 1909년 국산 제 1호의 X선 장치가 시마쯔 제작소에서 육군위성병원으로 납입되었다.

X선 회절의 논문이 일본에서 나오게 된 것은 1912년 10월쯤이며 떼라다는 이것에 흥미를 갖고 즉시 실험을 시작하였다. 그는 X선을 조사한 결정을 회전시켜 형광판에 비치는 뒤에 반점의 움직임을 직접 관찰하여 그 결과를 1913년 3월18일부로 Nature에 투고하였다. 니씨카와와 떼라다부터 추천받아 X선 회절의 연구에 몰두하여 1914년에 스피넬의 결정구조를 해석하였다. 이와같이 일본에서의 X선과 X선 결정학에 관한 연구는 초기부터 활발하

게 실행되었다.

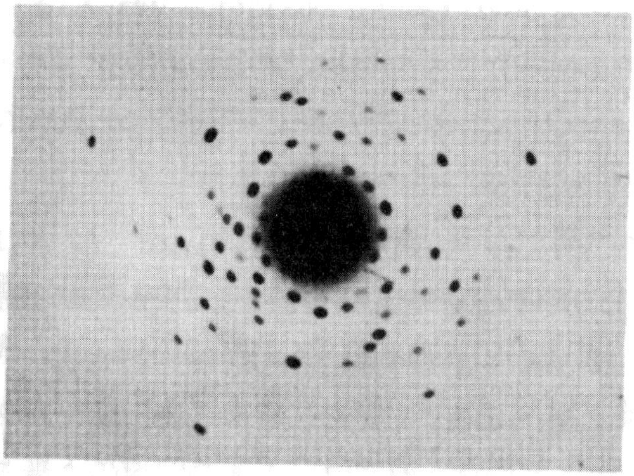

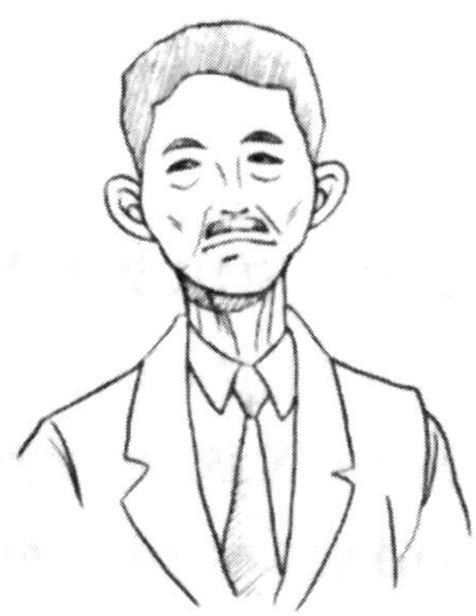

그림 1.2.6. 니시카와세이지가 촬영한 스피넬의 X선회절사진과 데라다또라히꼬

봉입형 X선관구와 가이가 계수관을 사용한 코레르코사의 X선 회절계가 도쿄대학에 납입된 것은 1952년 이였다. 도쿄공업대학의 이와이들은 국산제1호의 X선 회절계를 1951년에 시작품을 만들었다. 이학전기(주)는 X선 회절계를 1956년에서 시중에 판매하였다.

1.3 X선 실험

데바이-세러카 카메라를 이용하는 분말 X선 회절법은 옛부터 이공학의 넓은 분야에서 이용되어 왔다. 제 2차 세계대전 후는 봉입형 X선관구와 계수기록장치를 이용하는 X선 회절계(X-ray diffractometer)가 발달하여 현재로서는 여러분야의 재료연구자에 있어서 필요 불가결한 연구수단으로 되고 있다. 최근의 장치는 자동화가 발달하여 누구나 쉽게 장치를 조작하여 데이터를 얻을 수가 있다. 그러나 우수한 카메라를 사용해도 훌륭한 사진을 찍을 수 있다고만 할 수 없는 것처럼 X선 회절에서는 도구도 중요하지만 사용하는 사람의 기술도 문제다.

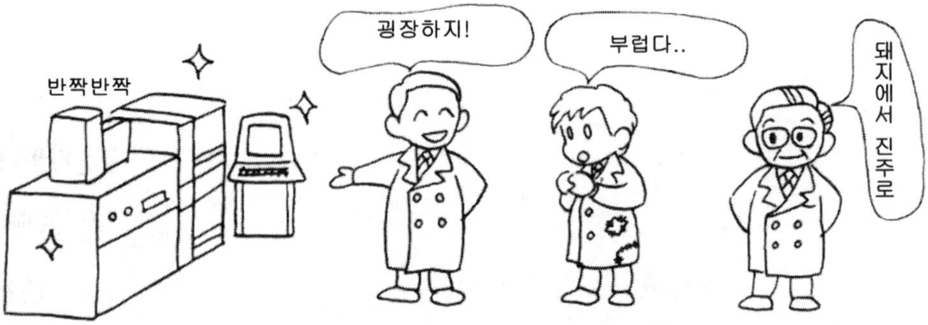

그림 1.3.1. X선 회절에서는 「장치보다도 기술이 문제」

1. X선회절계로 알 수 있는 것

X선회절계를 이용하여 다른 수단으로서는 알 수 없는 물질의 구조에 관한 중요한 지견을 얻을 수 있다. X선회절계에 의한 측정은 다음과 같은 특색을 갖고 있다.

① 모든 고체시료에 대해서 비파괴적으로 측정할 수 있으며 측정시간은 수십분 정도이다. 시료는 금속, 합금, 무기화합물, 암석광물, 유기화합물, 폴리머, 생체재료 등 무엇이라도 된다. 결정질재료라도 비정질재료라도 측정가능하며 분말시료 이외로 판상이나 섬유상의 시료에 대해서도 측정할 수 있다.

② 물질의 결정구조나 화합형태가 달라지면 회절도형이 변화한다. 따라서 표준물질의 데이터파일과 대조하여 물질의 동정(정성분석)을 할 수 있다. 같은 조성의 화합물의 다형, 예를들어 석영, 토리지마이트, 모리스토발라이트, 실리카유리를 쉽게 동정 할 수 있다.

③ 결정의 면간격 d(Å)를 정확하게 측정(±0.01-0.001%)가능하며 구조를 이미알고 있으면 격자정수를 정밀하게 구할 수 있다.

④ 결정성의 양부를 알아낼 수 있다. 회절선의 퍼짐을 측정하여 평균입경이 50-2000Å의 결정자경을 구할 수 있다. 비정성재료는 무정형의 회절도형을 준다. 폴리머의 결정화도를 측정할 수도 있다.

⑤ 결정의 배향성을 알아낼 수 있다. 섬유나 철사와 같은 1차원 배향시킨 재료, 점토광물, 증착막, 압연한 재료 등 2차원 배향시킨 재료의 조직을 연구하는데 이용된다.

⑥ 결정의 내부 뒤틀림을 측정할 수 있다.

⑦ 혼합물의 회절도형은 시료를 구성하고 있는 각 화합물의 회절도형을 서로 겹친 것으로 된다. 예를들어 $BaCO_3$와 TiO_2의 혼합물의 회절도형과 그것을 가열하여 얻어지

는 $BaTiO_3$의 회절도형하고는 전혀 다르며 각 성분을 쉽게 동정할 수가 있다.

⑧ 격자정수를 정밀하게 측정하여 고용에 의한 격자의 팽창이나 수축을 구할 수가 있다. 고온으로 측정이 가능하면 열팽창의 값을 구할 수가 있다.

⑨ 회절선의 강도를 측정하여 각 성분의 정량분석을 실행할 수가 있다. 다만 미량의 혼입물의 검출은 어렵고 비정질의 경우에는 더욱 어렵다. 또 시료가 배향하고 있는 경우에는 오차가 크다.

⑩ 실험의 조작이 쉬우며 초보자라도 간단하게 회절도형을 얻을 수 있다.

⑪ 개략의 구조를 알고 있는 경우에는 회절도형을 정밀하게 측정하여 결정구조를 해석하는 것이 가능하다.

2. 결정에 의한 X선의 회절

X선회절계로 측정 할 때는 필요한 최저한의 지식을 아래와 같이 기술한다.

1) 특정X선

X선회절의 광원으로서는 원소의 휘선 스펙트럼 즉, 특성X선을 사용한다. X선회절계에서 매우 잘 이용되는 특성X선은 $CuK\alpha$선(1.5418Å)이다. $CuK\alpha$선을 자세히 조사하면 $K\alpha_1$선(1.5405Å)와 $K\alpha_2$선(1.5443Å)의 2중선에서 되고 있는 것을 알 수 있다. $K\alpha$선에 따라 반드시 발생하는 $K\beta$선(1.392Å)의 강도는 $K\alpha$선의 강도의 20%정도이며 Ni박의 필터로서 제거할 수 있다.

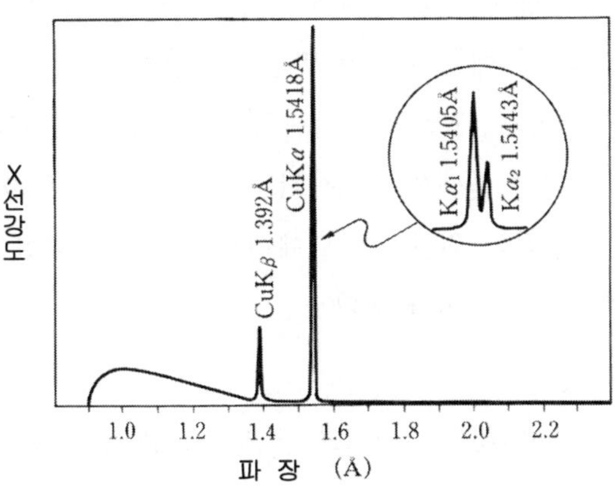

2) 결정의 단위격자

고체물질의 대부분은 결정이며 그들 중에서는 원자나 분자가 3차원적인 규칙적으로 배열하여 공간격자를 형성하고 있다. 원자나 이온의 반경은 0.2-2.2Å 정도이다. 각각의 결정을 대표하는 최소단위의 평행육면체를 단위 격자라하며 단위격자의 세가지축의 길이와 축각을 격자정수라 한다. 입방정계의 결정은 세가지축의 길이가 같으며 축각이 모두 직각이다. 정방정계의 결정은 두 가지 축의 길이가 같으며 축각은 모두 직각이다. 직방(사방)정계의 결정은 세가지축의 길이가 다르며 축각은 모두 직각이다.

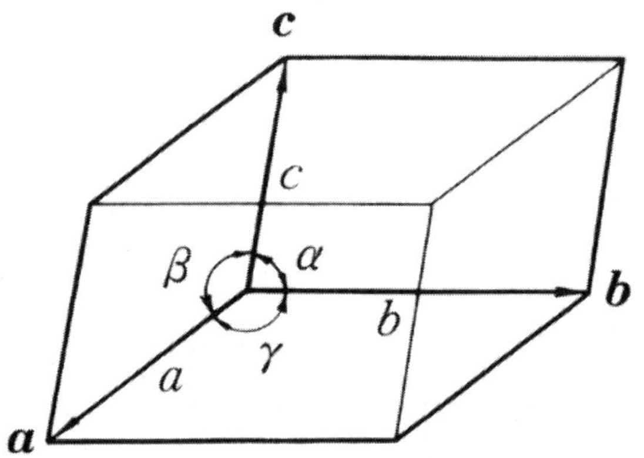

그림 1.3.3. 결정의 단위격자

3) 브래그의 조건

3차원의 결정을 여러 방향에서 보고 원자가 규칙적으로 나란히 하고 있는 그물면을 생각할 수 있다. 그들의 그물면 에는 원자가 밀접히 나란히 하고 있는 원자그물면에 의하여 X선이 회절 된다고 생각했다. 평행으로 나란히 하고 있는 원자그물면의 간격을 면간격 d(Å), 그물면에 대한 X선의 입사각과 반사각을 θ로 한다. 광로차의 $2d \sin\theta$가 파장의 정수배 $n\lambda$와 같을 때 인접하는 원자 그물면에서의 산란파의 위상이 갖추어져 회절현상이 인정된다. 이것을 브래그의 조건이라 한다.

$$2d \sin\theta = n\lambda \qquad (1.3.1)$$

여기서 n은 반사의 차수이지만 그 대신에 면간격이 d/n와 같은 가상적인 그물면 에서의 1차반사라고도 생각할 수 있다. 그 경우에는 (1.3.1)이 성립한다.

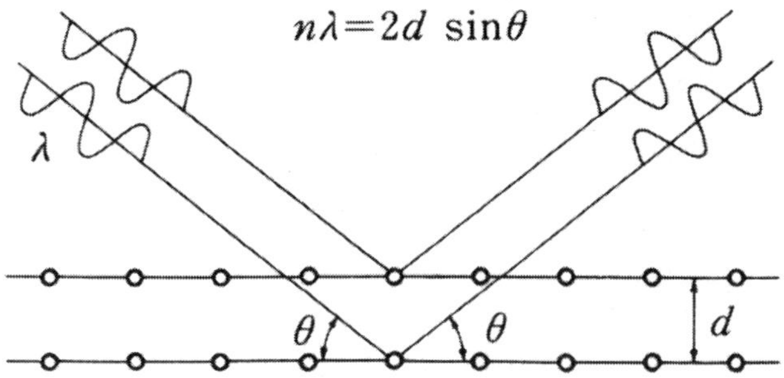

그림 1.3.4. 브래그의 회절조건

$$2d \ \sin\theta = \lambda \tag{1.3.2}$$

거울에 의한 빛의 반사현상과 결정면에 의한 X선의 회절현상하고는 잘 유사하지만 전자는 임의의 입사각으로 반사하는 것에 대해서 후자는 브래그 조건을 만족했을 때만 회절하는 점이 다르다.

분만X선 회절법은 미세한 결정이 여러 방향으로 random으로 나란히 하고 있는 시료를 대상으로 하는 측정법이다. 이와 같은 시료에 특성 X선을 조사하면 브래그의 조건을 꼭 만족시키는 위치에 두게 되는 미결정만이 회절에 기여하여 말하자면 데바이-세러환을 만든다. 따라서 분말회절선의 강도는 단결정시료에 의한 회절강도에 비해 두드러지게 약하다. 또 결정 중에는 여러 원자 그물면을 생각하는 것이 가능하기 때문에 각각의 면의 편 간격에 대응하여 다수의 데바이-세러환이 관측된다.

4) X선회절계의 준비

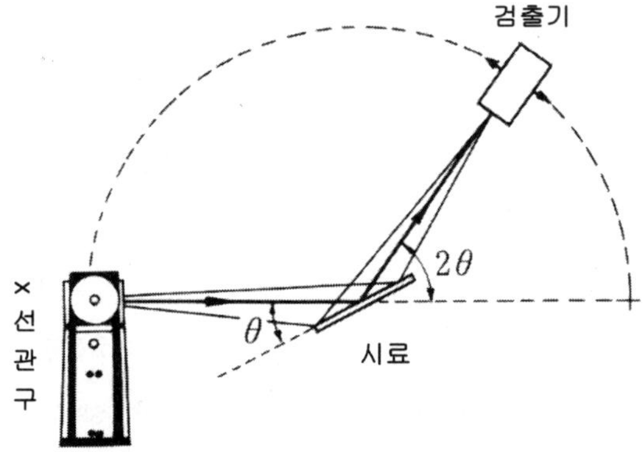

그림 1.3.5. 분말X선 회절계의 원리

분말X선 회절계는 데바이-세러환의 회절각과 회절강도를 계수관을 이용하여 측정 · 기록한다. 분말X선회절계의 원리를 그림 1.3.6에 표시한다.

분말X선 회절계는 X선관구와 고압전원 고니오미터(측각기)와 구동회로 및 검출기와 계수기록장치로서 구성되고 있다. 장치는 정확히 조정될 필요가 있다. 분말X선회절계의 광학계를 그림 1.3.6에 표시한다.

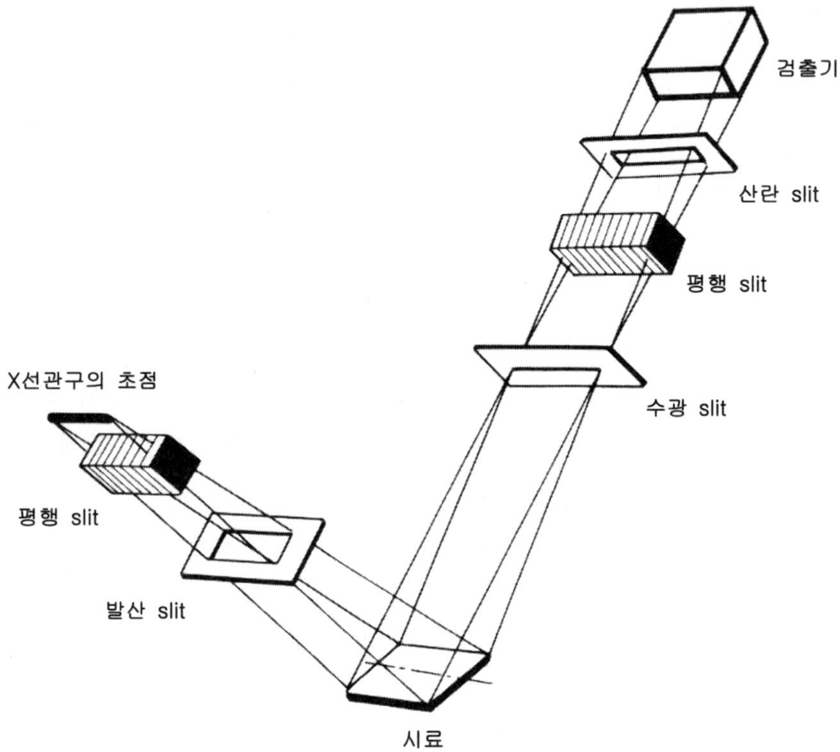

그림 1.3.6 분말 X선회절계의 광학계

① 시료홀더를 고니오미터의 시료대에 세트하여 X선방 호커버를 설치한다. 고니오미터에서는 검출기가 시료대의 2배속도로 회전 하게 되고 있으므로 결정에 대한 선의 입사각과 반사각은 평소와 같다. X선 관구에서의 1차X선은 발산slit와 산란slit를 통하여 고니오미터의 회전 축상에 있는 시료면을 조사한다. 회절X선은 수광slit와 산란slit를 통하여 계수관으로 달한다. 보통의 동정에서는 발산slit와 산란slit는 1°, 수광 slit는 0.2㎜정도를 사용한다. 또 $K\beta$선을 제거하는 Ni박 필터를 slit 앞에 넣는다.

② X선 관구에 냉각수를 흘려 장치의 전원을 넣는다. 몇 분후 X선관구에 가하는 전압을 차차로 올려 40kV로하고, 전류 조절잡이를 천천히 돌려 10-30mA로 설정한다.

③ 레이트미터의 계수율은 2000-20,000cps로 시정수를 1 sec정도로 설정하여 X선관구의 셔터를 연다. 계수관의 주사속도는 일반 동정에서는 1-2° /min정도. 주사각도범위는 3-90° /2θ정도로 한다. 속도는 1-2㎝/min정도이면 된다. 조건을 설정하면 장치를 스타트시킨다. 이상의 조건에서는 45-90분후에 결과를 얻을 수 있다.

④ 측정이 끝나면 고압의 전류와 전압을 천천히 낮추어 전원을 끊어 잠시 있다가 냉각수를 멈춘다.

⑤ X선은 인체에 무해하다. 최근의 장치는 안전기구가 완비되고 있어 보통 측정기간에서는 X선을 쐬는 걱정은 없다. 일부러 또는 부주의로 X선의 셔터를 여는 일이 사고로 이어진다.

5) 시료의 준비

분말X선회절계에서는 1×2㎠정도의 평판상의 시료면을 필요로 한다. X선회절에서 유효한 시료의 두께는 대략 0.2㎜이하다. 시료의 1차입경은 0.1-10㎛라는 것이 바람직하다. 분말에 지장없는 시료는 손가락 끝에서 분말을 집어 문질렀을 때 입자를 못느낄 정도까지 알루미나유발이나 마소유발로 분쇄한다. 금속제의 시료홀더를 이용 할 때는 홀더를 두꺼운 유리판위에 엎어 놓고 구멍부분에 분말을 치밀하게 충전 한 것에 대해서 측정한다. 시료가 소량의 경우는 유리제 시료홀더의 부분에 분말을 충전하여 측정한다. 시료가 미량일 경우에는 젓빛유리에 분말을 바른 정도라도 측정가능하다.

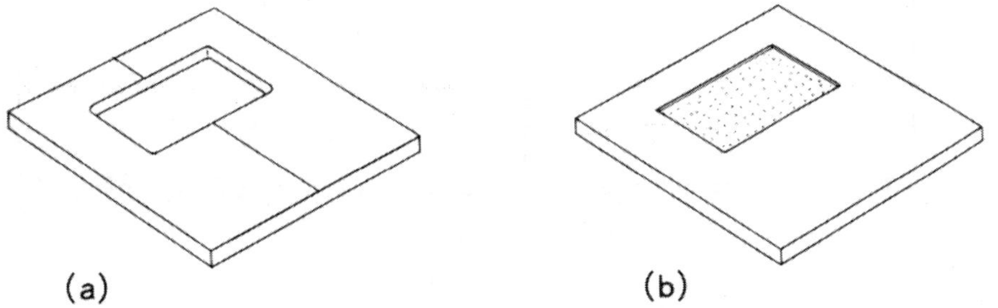

그림 1.3.7. 분말 X선회절계의 시료홀더
(a)는 금속제 (b)는 유리제

6) 분말X선 회절도형

분말X선 회절계는 데바이-세러환의 적도상을 주사하면서 회절도형(회절패턴)을 기록한다. 얻어지는 도형의 가로축이 2θ, 세로축은 회절강도 IA이다. 미지시료의 분말X선 회절에서는 어느 각도에 몇 개의 회절선이 나타나는가 예측할 수 없다. 회절선이 샤프한 경우도 있고 무딘 경우도 있다(그림1.3.8).

각각의 회절선의 정상각도 $2\theta_1, 2\theta_2, 2\theta_3, \cdots 2\theta_n$를 구해서 각 회절선의 면간격 d1,d2,d3,…dn를 계산한다. 또 각각의 회절선의 강도(백그라운드를 공제한 값)을 측정하여 최강선 I0 에 대한 상대강도 (I/I0)1,(I/I0)2,(I/I0)3,…(I/I0)n를 구한다. 각회절선의 면간격과 상대강도를 표준물질의 데이터와 대조하여 모두가 일치하고 있다면 양자는 같은 물질이다고 동정할 수 있다.

표준물질에 대해서 측정한 데이터파일로서 최대인 것은 JCPDS파일이며 현재까지 39권, 약 5000종류의 화합물의 분말X선 회절수 값이 카드형식으로 집록되고 있다. 보통의 동정으로는 모든 카드를 갖출 필요는 없다. 색인서를 용의하여 자신에게 관계있는 화합물의 데이터를 미리 준비해두면 된다.

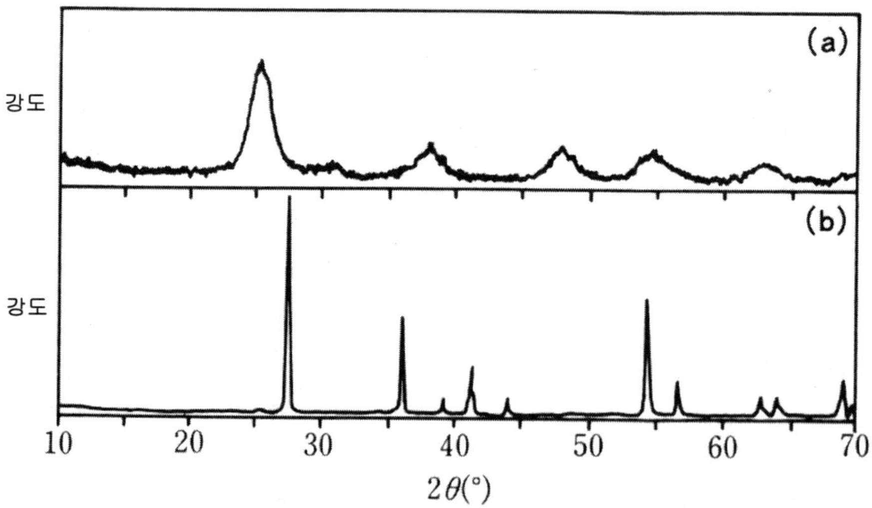

그림 1.3.8. 분말 X선회절도형의 예

(a) 결정성이 나쁜 아나타제형 TiO_2

(b) 루틸형 TiO_2 $CuK\alpha$로 측정

1.4 분말X선회절계에 의한 측정

아래의 측정에서는 Cu관구와 비례계수관을 갖춘 X선회절계를 사용하였다.

1. 산화아연

산화아연 ZnO는 백색의 분말이며 안료 등으로 이용된다. ZnO를 시료홀더에 충전하여 측정한 X선 회절도형을 그림1.4.1(a)에 표시한다. 각 회절선에서 구한 면 간격과 상대강도의 값은 JCPDS파일의 값(b)와 잘 일치하고 있다.

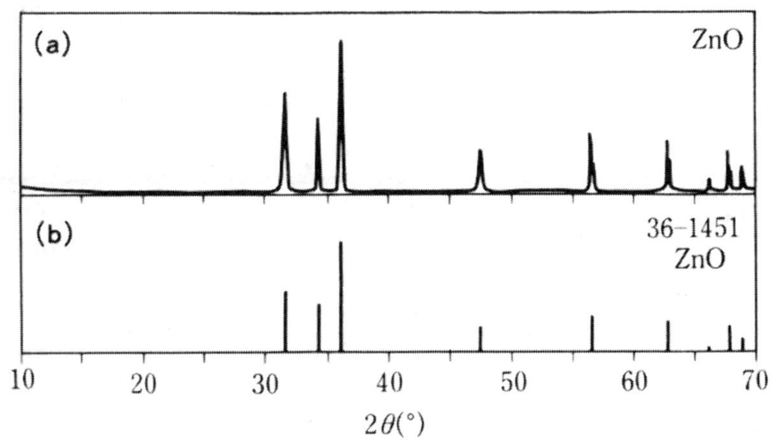

그림 1.4.1 ZnO의 분말 X선회절도형. (a) 측정값 (b) JCPDS 데이터

2. 유리분말

유리창을 마노유발로 분쇄시켜 시료홀더에 충전하여 측정한 회절도형이나 유리판을 직접 고니오미터의 시료대에 설치하여 측정한 결과는 분명한 회절피크가 아닌 핼로(halo)를 표시할 뿐이다.

3. 산화아연과 유리의 혼합물

같은 중량의 ZnO와 유리분말을 마노유발에 넣어 에탄올을 소량가해주고 잘 혼합한다. 건조한 분말을 시료홀더에 충전하여 측정한 X선 회절도형은 그림1.4.1(a)와 거의 같다. 따라서 혼합물중의 유리성분을 X선회절로 구하는 것이 어렵다는 것을 알 수 있다.

4. 산화티탄

산화티탄 TiO_2로 백색의 분말이며 음폐력이 큰 안료이다. TiO_2에는 루틸형과 아나타제형이 있다. 시료를 홀더에 충전하여 측정한 분말X선 회절도형을 그림1.4.2에 표한다. 각 회절선에서 구한 면간격과 상대강도의 값은 JCPDS파일의 루틸형 TiO_2의 값 (b)와 잘 일치하고 있다.

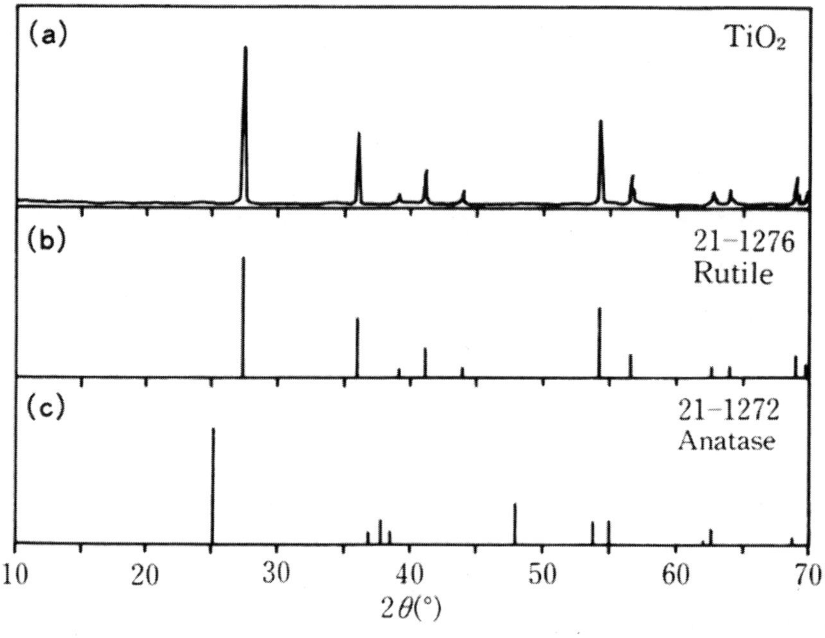

그림 1.4.2. TiO_2의 분말 X선회절도형 (a) 측정값 (b)(c) JCPDS데이터

5. 산화아연과 산화티탄의 혼합물

같은 중량의 ZnO와 루틸형 TiO_2 을 마노유발에 넣어 에타놀을 소량 가해주고 잘 혼합한다. 건조한 분말을 시료홀더에 충전하여 측정한 분말X선 회절도형은 그림1.4.3(a)에 표시하는 것처럼 두 가지 성분의 회절도형(b)와 (c)를 겹쳐 합친 것이다.

6. 산화아연과 산화티탄의 반응생성물

ZnO와 TiO_2의 혼합물을 가열하면 역스피넬 구조의 Zn_2TiO_4생성한다. 앞에서의 혼합 시료를 1000° C로서 1시간 가열하여 화로에서 꺼낸 시료는 사람 눈으로는 반응전과 큰 차이가 없게 보인다. 이 분말을 시료홀더에 충전하여 측정한 분말X선 회절도형을 그림 1.4.3.(a)에 표시한다. 그림에서 반응생성물은 Zn_2TiO_4이며 량논비를 넘는 원료중의 Zn_2TiO_4가 생성물중에 잔류하고 있는 것을 알 수 있다.

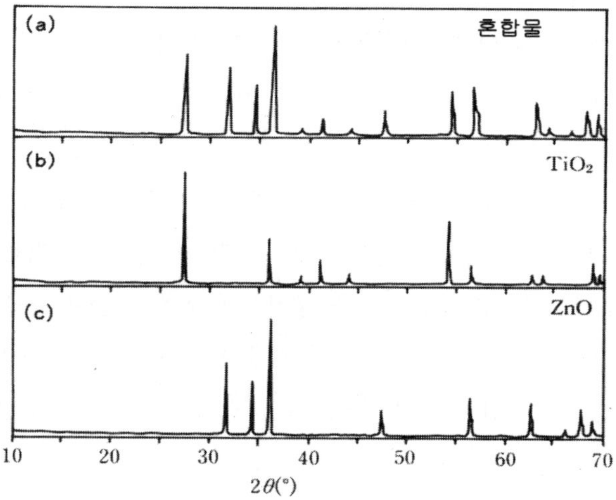

그림 1.4.3. TiO_2와 ZnO와의 혼합물의 분말 X선회절도형

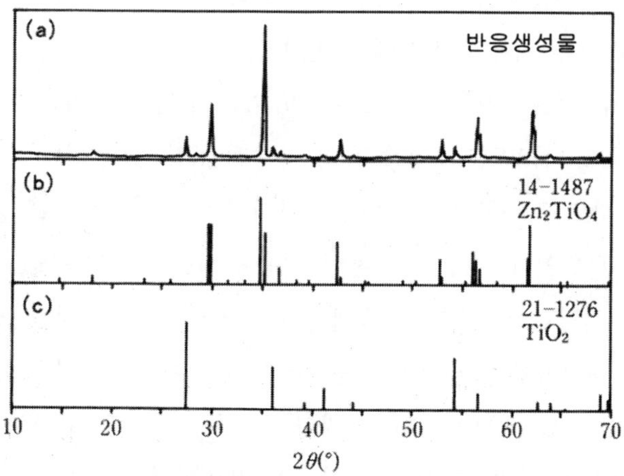

그림 1.4.4. TiO_2와 ZnO와의 반응생성물의 분말 X선회절도형

7. 장치의 구입과 설비의 유지에 대해서

X선의 이용방법은 ① 투과법 ② 분광법 ③ 회절법으로 크게 나누어진다. 그리고 기초연구의 분야와 응용분야에서도 X선이 대단히 도움이 되는 도구라는 것을 이해할 수 있을 것이다. X선이 발견되어서 곧 100년이 될려고 한다. 재료를 연구하기 위한 도깨비 방망이와 같은 편리하고 만능한 연구수단은 있을 수가 없다. X선회절(X-ray diffraction, XRD)는 장래에도 이것을 대신할 수 있는 것이 나타나지 않은 유력한 연구수단의 하나이다.

X선 회절에 의한 물질의 구조해석의 원리는 50년도 전에 완성하였다. 그리고 최근에 기술의 진보에 의해 컴퓨터를 탑재한 고성능의 X선회절장치가 개발되어 정확한 회절데이터를 쉽게 측정할 수 있게 되었다. 그렇지만 모든 미지시료의 분말X선 회절패턴을 전자동으로 올바르게 해독하는 것은 현 단계로서는 꿈이다. 인간의 경험과 추리력이 필요한 분야다.

그렇다면 어떠한 장치를 구입하면 좋을까? 1대의 장치로서 되는가? 필요한 부대설비는 무엇인가? 장치를 공통으로 사용할 경우 전임 오페레이터나 관리자는 필요 하는가? open shop인가 closed shop인가? 장치의 성능을 장기간에 이루어 높은 수준으로 유지하기 위해서는 어떻게 하면 좋은가? 등등의 문제에 대해서 생각해보자. 이것들에 대해서 일률된 해답을 준비하는 것은 어렵지만 저자가 X선분석실을 30년간 근무한 경험에서 얻은 문제점을 아래에 말한다.

1) 구입기종의 선정

X선회절장치의 메이커, 기종 및 성능은 자동차의 경우하고 매우 닮았다. 어느 회사의 어느 자동차라도 달린다는 기본적 성능에는 변화 없지만 가격이나 특성에는 큰 차이가 있다. 고급차가 있으면 대중차도 있다. 스포츠카가 있으면 수입차도 있다. 트럭이 있으면 버스도 있다. 소방차, 시멘트믹서차, 크레인차 등의 특수차량도 많이 있다.

X선 회절장치에서도 표준형의 분말X선 회절계이외에도 기가막힐 정도로 다종류의 장치와 부속품이 시판되고 있다. 자동차를 혼자 전용할 수 있는 경우에는 목적에 최적한 차종을 선정하면 되고, 적당한차가 없으면 특별주문하면 된다. 그렇지만 공동으로 이용할 경우에는 승용차 혹은 왜건차를 구입하는 것을 추천한다. 이것은 특수차량을 구입해도 일상생활에 용도에는 적하지 않기 때문이다. 그리고 돈 있는 사람은 고급차를 구입하는 것이 좋다. 기업이나, 연구실의 이미지업으로 이어지기 때문이다.

장치와 같이 준비하는 설비로서는 에어컨(24시간 가동하는 것이 바람직하다.)이 설치된 깨끗한 방, 순환식 냉각수설비(3.5 l /min의 냉각수를 일회용으로 쓰는 것은 경제적으로도 불리하다.) 예비의 X선 관구, JCPDS데이터파일 등이 있다.

2) 설비의 유지관리

공동으로 설비를 사용할 경우 장치의 성능을 높은 수준으로 유지하면서 효율적으로 가동시키는 것은 상당히 어렵다. 불 특정다수의 사람에게 설비를 자유롭게 사용하게 하는 open shop제도는 고급한 장치로서는 고장이 많아 적합하지 않다. open shop제는 간이형의 장치에 한정할 필요가 있다. 오페레이터가 있는 closed shop제는 장치의 성능을 정상으로 유지하기에는 적합하지만 많은 의뢰시료를 처리하기위한 우수한 인재를 확보하는 것이 어려워 가동률이 좋지 않다는 문제가 있다.

2.1 X선과 결정 기초지식

X선을 사용하는데 어느 정도 기초지식이 필요할까? 그것은 물론 많으면 많을수록 좋겠지만 X선장치를 사용하는데 절대로 필요한 지식은 그렇게 많지 않다. 이것은 자동차를 운전하는데 기체의 연소이론이나 기구학을 몰라도 할 수 있는 것과 마찬가지다. 이 책의 독자는 자신의 입장에 따라 필요한 지식을 얻어 주셨으면 한다.

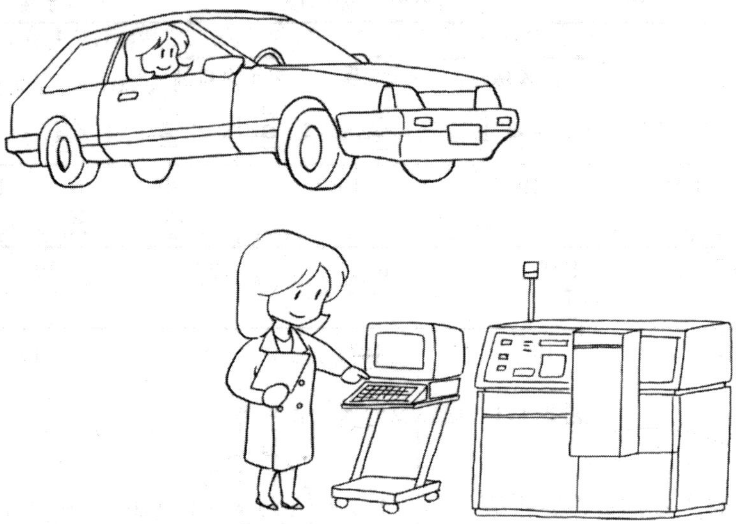

그림 2.0.1. 자동차의 운전도 X선장치의 운전도 비슷한 것이다.

1. X선에 대해서의 기초지식

1) X선의 광학적 성질

X선은 파장이 0.01-100Å정도의 전자파이다. (그림 2.1.1) 진동수 ν 파장 λ와 에너지 E와의 사이에는 식 2.1.1의 관계가 있다.

$$E = h\nu = \frac{hc}{\lambda} \tag{2.1.1}$$

c는 광속도, h는 프랑크의 정수이다. X선은 에너지로 해서 0.1~1000keV 진동수로해서 $10^{16} - 10^{20}$의 광자이다. 장파장의 X선(연X선)은 공기중에서는 감쇠가 현저하므로 진공중에서 측정할 필요가 있다. 단파장의 X선(경X선)은 물체에 대한 투과력이 크다.

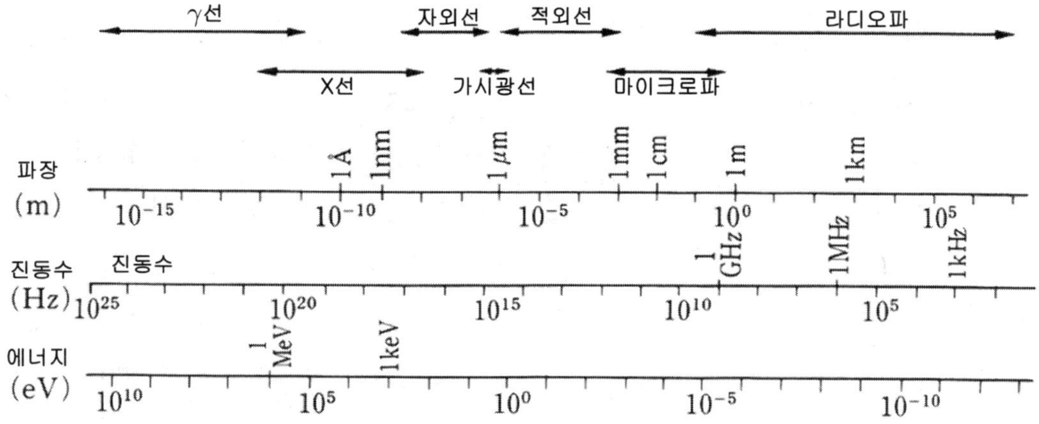

그림 2.1.1. 전자파의 파장과 에너지

X선에 대한 물질의 굴절률 n은 1보다도 약간 (10-5-10-6)작으며 그 엇갈림δ는 (2.1.2)로 나타낸다.

$$\delta = 1 - n = \frac{\neq {}^2\lambda^2}{2\pi mc^2} \tag{2.1.2}$$

여기서 m은 전자의 질량 e는 그 전하 N은 물질의 단위 체적중의 전자수 X는 광속도. λ는 X선의 파장이다. 굴절률의 값은 1과 같으므로 가시광선과 달리 X선의 렌즈나 프리즘을 만들 수는 없다.

X선이 고체표면에 닿을까 말까의 각도로 입사하면 전반사한다. 그임해각 θ_c는 10-30 '정도이며 X선의 파장이 길수록 크며 (2.1.3) 로 주어진다.

$$\theta_c = \sqrt{2\delta} = \sqrt{2(1-n)} \tag{2.1.3}$$

X선의 전반사를 이용하고 X선을 집광하여 강도를 높이는 연구가 시도되고 있다 .

X선은 빛과 마찬가지로 횡파이다. X선관구에서 발생하는 X선은 진행방향으로 수직한 면내의 전장벡터는 치우치지 않고 있지만, 모노크로미터로서 회절된 X선은 치우치고 있다.

2) X선의 발생

진공중에서 필라멘트를 가열하여 얻어지는 열전자를 높은 전압으로 가속시켜 금속의 양극(대음극, target)에 충돌시키면 X선이 발생한다. (그림 2.1.2) 그때는 전자의 운동에너지의 대부분이 열로 변환되어 X선으로 변하는 것은 불과 0.1%정도이며 (2.1.4)로 주어지는 관계가 있다.

$$\epsilon = 1.1 \times 10^{-9} ZV \qquad (2.1.4)$$

여기서 ε는 X선의 발생효률. Z는 양극 원소의 원자번호 V는 가속전합(V)이다.

X선관구에서 발생하는 X선은 전자의 제동방사에 의한 연속X선과 휘선 스펙트럼인 특성 X선에서 된다.

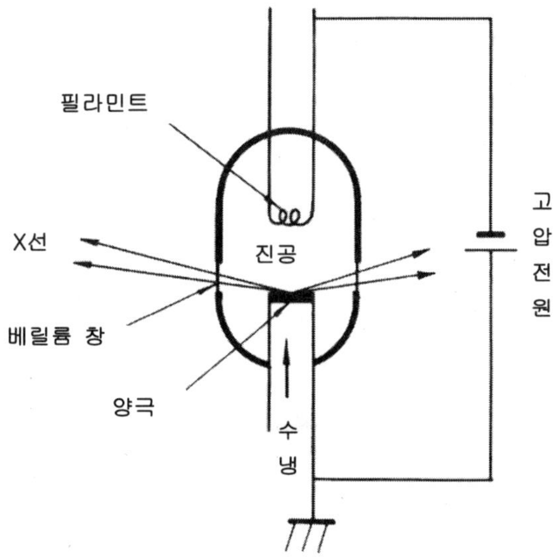

그림 2.1.2. X선의 발생장치

전자대신에 X선을 물체에 조사하면 물체를 구성하는 원소에 특유한 파장의 특성X선을 발생한다. 이온, 예를 들면 프로톤의 고속충격에 의해서도 특성X선이 발생한다.

근년 싱크로트론궤도 방사과 SOR광이 강력X선원으로서 실용화되었다. 이것은 전자 스토렉지 · 링그 또는 전자싱크로트론과 같은 원형가속기의 전자제동방사를 이용하는 것이며 상당히 강력하며 편광한 연속X선을 얻을 수 있다. (3.1.4 참조)

핵융합의 초코온 플라즈마에서도 X선이 발생하고 있다. 이것은 초코온에서의 전자운동에 따른 제동방사에 의한 것이며 플라즈마의 상태를 조사하는데 X선이 이용된다.

멀리 있는 천체에는 발생기구가 다른 여러 중류의 X선원이 존재하는 것이 알려지고 있다. 그것을 조사하여 우주의 성인과물질의 본질을 연구하는 X선천문학이 발전하고 있다.

3) 연속X선

연속X선은 전자가 양극에 충돌하여 저지될 때 방사 된다(그림 2.1.3). 전자가 충돌하는 방법은 다같지 않기 때문에 1회의 충동으르 잃게 되는 에너지도 여러 가지이다. 충돌은 전자가 에너지를 완전히 잃을 때까지 반복되기 때문에 방사되는 X선의 스펙트럼은 연속으로 된다.

텅스텐관구에서 발생하는 연속X선(백색X선)의 스펙트럼을 그림 2.1.4에 표시한다.

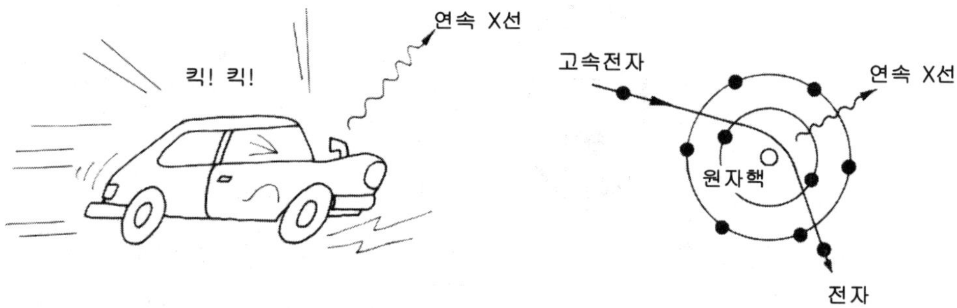

그림 2.1.3. 고속전자의 제동작용으로 생기는 연속 X선

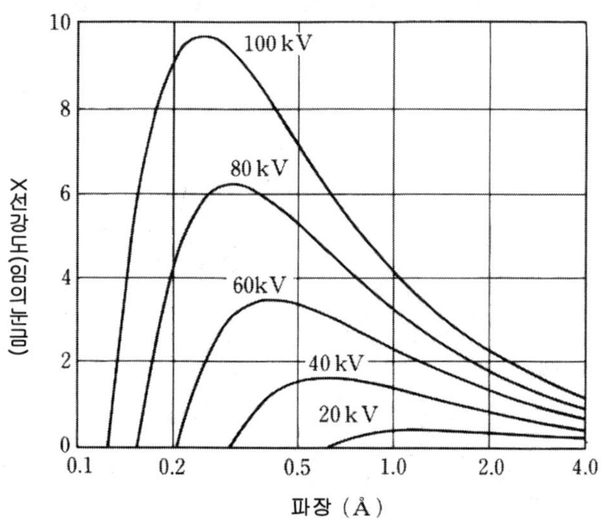

그림 2.1.4. 텅스텐(tungsten)의 X선 스펙트럼[1)]

연속X선의 단파장측에는 명료한 한계가 존재하지만 이것은 전자의 전운동에너지가 1회의 충돌로서 X선으로 바뀔 때 값이다. 연속X선의 최단파장값 λ_m은 전자의 가속전압 V

로서 결정되며 양극의 재료에는 무관하다 (2.2.1)에서 다음 관계를 얻을 수 있다.

$$eV = h\nu_m = h\frac{c}{\lambda_m} \tag{2.1.5}$$

$$\therefore \lambda_m = \frac{hc}{eV} \tag{2.1.6}$$

가속전압 V를 kV, 최단파장값 λ_m를 Å 단위로 나타내면 (2.1.7)이 얻어진다.

$$\lambda_m \fallingdotseq \frac{12.4}{V} \tag{2.1.7}$$

연속X선의 강도 I는 가속전압 V와 함께 현저하게 증가하며 양극재료의 원자번호 Z와 관구전류 i 에 비례 한다.

$$I \propto i V^2 Z \tag{2.1.8}$$

따라서 연속X선용의 양극재료로서는 원자번호가 크며 융점이 높은 텅스텐 등이 적합하다.

연속X선의 스펙트럼은 가속전압과 함께 단파장측으로 이동한다, 연속X선의 강도가 최대로 되는 파장은 최단파장값 λ_m의 1.3-1,5배정도이다. 연속X선은 특정한 파장의 X선을 필요로하지 않은 용도, 예를 들어 의료용이나 공업용의 투과법의 광원으로서 이용된다.

4) 특성X선

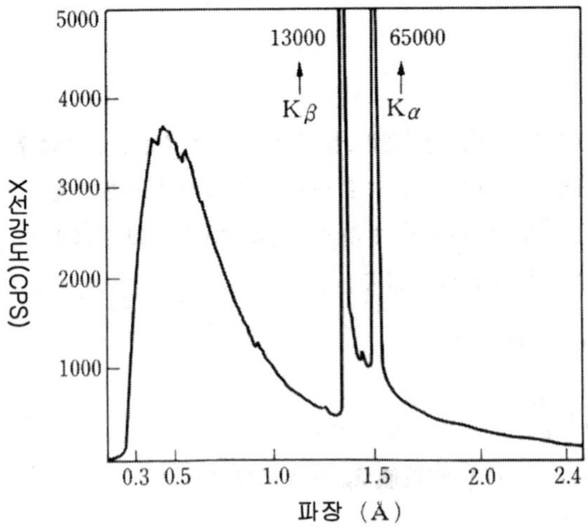

그림 2.1.5. 동의 X선 스펙트럼(인가압전 $40kV$)

X선관구의 가속전압을 높게 해나가면 양극재료에 따라 결정되는 여기전압이상으로 연속 X선에 겹쳐 몇 개의 선스펙트럼이 나타난다(그림 2.1.5). 이것이 특성X선(고유X선)이다.

특성X선의 파장은 원자구조와 밀접으로 관계하고 있다. 모오즐리는 특성X선의 파장과 λ과 양극 재료의 원자번호 Z와의 사이에 규칙적인 관계가 성립하여 (2.1.9) 중원소정도 파장이 짧은 것을 명백하게 하였다.

$$\frac{1}{\sqrt{\lambda}} = A(Z-B) \tag{2.1.9}$$

여기서 A는 스펙트럼의 계열에 의하여 결정되는 정수이며 B는 차폐정수이다.

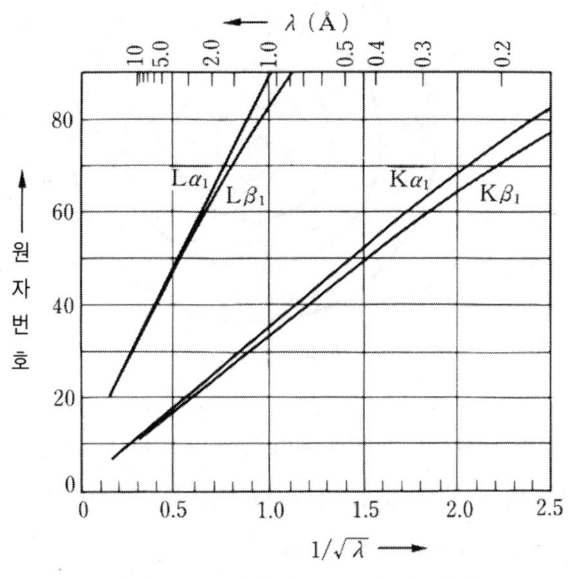

그림 2.1.6. 모오즐리(Moseley)의 관계

특성X선의 스펙트럼은 파장이 짧은 쪽에서 K, L, M등의 계열이 있다. 특성X선의 발생기구는 다음과 같다. (그림 2.1.7) 고속전자가 원자에 충돌하면 핵에 가까운 내측의 각의 전자가 내쫓게되어 공이 생겨, 이궤도로 외측각을 차지하고 있던 전자가 빠진다. 에너지가 높은 궤도부터 낮은 궤도로 전이한 전자는 그 에너지 차이를 전자파로서 방사하며 이것이 특성X선으로 된다. 외측각의 전자가 K각으로 전이할 때 방사되는 X선이 K계열스펙트럼을 만든다. 마찬가지로 L계열, M계열 이어서 이순서로 파장이 길어진다. K각의 공이 L각부터의 전자에 의해서 메우게 되어 생긴X선을 K_α선, M각부터의 전자에 의해서 메우게 되어 생기는 X선을 K_β선이라 한다. K_β은 K_α선보다도 파장이 조금 짧다. 또 L각은 $L_{\mathrm{I}}, L_{\mathrm{II}}, L_{\mathrm{III}}$ M각은 $M_{\mathrm{I}}, M_{\mathrm{II}}, M_{\mathrm{III}}, \cdots M_v$와 같이 에너지 준위가 미세구조를 갖고 있다. K_α선은 $K_{\alpha 1}$과$K_{\alpha 2}$의 2중선에서 되고 있지만 $K_{\alpha 1}$는L_{III}각부터의 전이 $K_{\alpha 2}$는 L_{II}각부터의 전이에 의하여 생긴다. 이러한 전이의 확률은 약 2:1이며 이것이 $K_{\alpha 1}$과$K_{\alpha 2}$의 강도비로 된다.

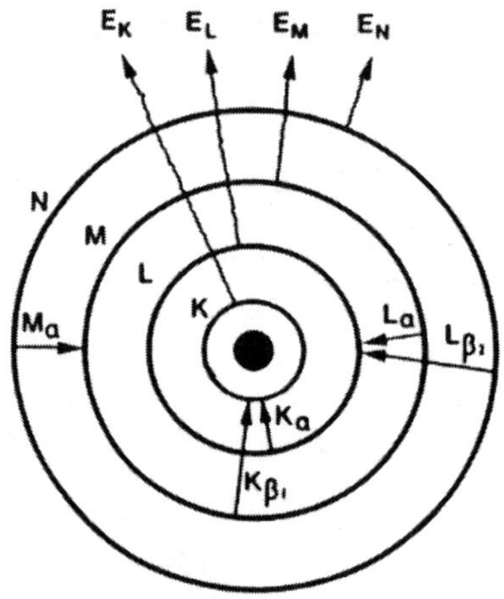

그림 2.1.7. 특성X선의 발생기구

특성X선의 진동수와 ν와 그 방사에 관계하는 두 가지 준위간의 에너지차이는 ΔE와의 사이에는 $h\nu = \Delta E$의 관계가 있다. 따라서K_α선의 파장 $\lambda_{K\alpha}$는 K각과는 L각의 전자속박에너지를 E_K, E_L로서 (2.1.10)로 주어진다.

$$E_K - E_L = h\nu_{Ka} = h\frac{c}{\lambda_{Ka}} \tag{2.1.10}$$

K계열의 스펙트럼이 방사되기에는 속박전자를 해방하는 것이 필요하며 그것에 요하는 최저의 가속전압을 K선의 여기 전압이라 한다. X선 회절에서 잘 사용 되는 특성X선의 파장과 여기전압을 표 2-1.에 표시한다. 특성X선의 강도 I는 (식2.1.11)로 주어진다.

$$I \propto i(V - V_K)^n \tag{2.1.11}$$

여기서 i는 관구전류, V는 가속전압, V_K는 여기전압이다. n는 가속전압에 관계되는 정

수이며 V가 V_k 2-3배까지 라면 n≒2이며 그 이상으로서는 강도의 증가

표 1.2.1. 특성x선의 파장과 여기전압 비율은 적어진다.

<table>
<tr><th></th><th colspan="5">X선의 파장(Å)</th><th colspan="3"></th><th colspan="2"></th></tr>
<tr><th></th><th>$K\alpha_1$</th><th>$K\alpha_2$</th><th>$K\alpha$</th><th>$K\beta_1$</th><th>K흡수단</th><th>$K\alpha_1$</th><th>$K\alpha_2$</th><th>$K\beta_1$</th><th>여기전압
(kV)</th><th>$K\beta$
제거필터</th></tr>
<tr><td>Cr</td><td>2.2896</td><td>2.2935</td><td>2.2909</td><td>2.0848</td><td>2.0701</td><td rowspan="6">100</td><td rowspan="6">50</td><td rowspan="6">20
\|
30</td><td>5.98</td><td>V</td></tr>
<tr><td>Fe</td><td>1.9360</td><td>1.9339</td><td>1.9373</td><td>1.7565</td><td>1.7433</td><td>7.10</td><td>Mn</td></tr>
<tr><td>Co</td><td>1.78890</td><td>1.79279</td><td>1.7902</td><td>1.6207</td><td>1.6072</td><td>7.71</td><td>Co</td></tr>
<tr><td>Cu</td><td>1.5405</td><td>1.5443</td><td>1.5418</td><td>1.3922</td><td>1.3804</td><td>8.86</td><td>Ni</td></tr>
<tr><td>Mo</td><td>0.7093</td><td>0.7135</td><td>0.7107</td><td>0.6323</td><td>0.6198</td><td>20.0</td><td>Zr</td></tr>
<tr><td>Ag</td><td>0.5594</td><td>0.5637</td><td>0.5608</td><td>0.4970</td><td>0.4858</td><td>25.5</td><td>Pd</td></tr>
</table>

$K_{\alpha1}, K_{\alpha2}, K_{\beta}$각선의 강도비는 어떤원소라도 대략 100:50:20-30이다. X선회절에서는 광원에 K_{α}선을 이용하는 것이 대부분이며 K_{β}선은 필터 등을 이용하여 제거할 수 있다. $K_{\alpha1}$선과$K_{\alpha2}$선은 단결정을 이용한 고분해능의 분광기가 아니면 분리할 수 없다. $K_{\alpha1}$선과 $K_{\alpha2}$선을 분리할 수 없을 때는 K_{α}선을 파장으로서 (식2.1.12)의 가중평균값을 이용한다.

$$\lambda_{K\alpha} = \frac{1}{3}(2\lambda_{K\alpha1} + \lambda_{K\alpha2}) \qquad (2.1.12)$$

특성X선의 스펙트럼은 엄밀하게 단색이 아닌 어느 정도의 폭을 갖고 있다. 예를 들어 Cu K_{α}선에서는 $K_{\alpha1}$와 $K_{\alpha2}$의차 $\triangle\lambda_{K_{\alpha1}} = 3.8\times10^{-4}\lambda_K\alpha1$와 $\triangle\lambda_{K_{\alpha2}} = 5.0\times10^{-4}\lambda_{K_{\alpha2}}$이며 $K_{\alpha1}$와$K_{\alpha2}$의 차 $\triangle\lambda_{K_{\alpha1,2}} = 2.6\times10^{-3}\lambda_{K_{\alpha}}$에비해서 1자릿수 정도가 작다. 이것은 다른 원소라도 거의 같은 정도이다.

특성X선의 파장은 원소의 종류에 관계한다. 따라서 원자선이나 X선의 조사에 의하여 생긴 형광X선(특성X선)을 분광하여 물질의 원소분석을 할 수 있다. 그러나 특성X선의 파장은 원자의 결합상태에 의하여 약간 변화하기 때문에 그 케미컬시프트를 측정하여 원자가를 알아 낼 수 있다. 특성X선의 파장은 X선관구의 전압이나 전류의 영향을 받지 않기 때문에 X선장치의 고압전압이나 관구전류가 변동해도 회절각의 측정값은 전혀 변화하지 않는다.

5) X선의 흡수

X선의 흡수는 참된 흡수와 산란에 의거한 흡수에서 된다. 물체에 X선을 조사했을 때 생기는 변화를 그림 2.1.8에 표시한다. 참된 흡수는 광전 효과에 의한 것이며 X선광자가 물질중의 원자의 K각이나 L각등의 전자 에너지를 주고 소멸한다. 산란에 의거하는 흡수는 X선이 물질중의 전자에 의하여 산란되어 입사방향의 X선강도가 약해지는 현상이다. X선의 흡수에 대한 참된 흡수와 산란에 기여는 파장이 길고 원자번호가 클때는 전자는 압도적으로 크다 거꾸로 단파장 역에서 경원소에 대해서는 후자가 눈에 띈다.

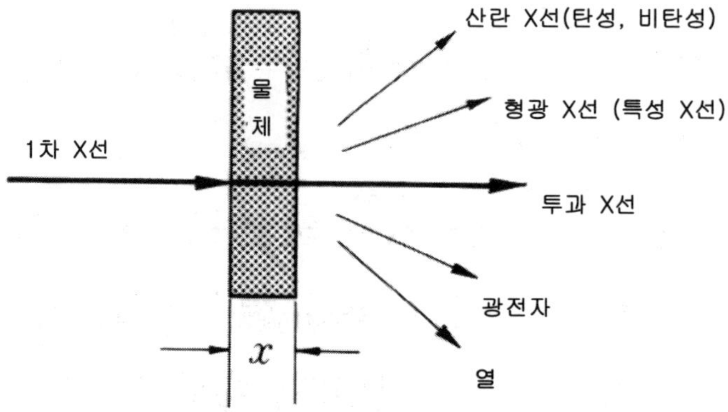

그림 2.1.8. X선 에너지의 변환

X선은 물체를 투과하면 감쇠한다. 어떤 파장의 X선이 두께 X(cm)의 물질을 투과하면 강도가 I_0에서 I로 감쇠 했을 때 (식2.1.13)의 관계가 성립한다.

$$I = I_0 \exp(-\mu x) \tag{2.1.13}$$

여기서 $\mu(cm^{-1})$는 물체의 선흡수계수이며 두께 1(cm)의 물질을 투과하면 강도가1/e 로 감소한다. μ의 값은 같은 물질이라도 밀도가 다르면 변화하기 때문에 물질정수로서는 이것을 밀도 ρ로 나눈 질량흡수계수 μ/ρ가 편리하다.

$$I = I_0 \exp(-\frac{\mu}{\rho} x) \tag{2.1.14}$$

각각 원소의 질량흡수계수의 값은 입시하는 X선의 파장에 의하여 달라지며 그림 2.1.9에 표시하는 바같이 흡수단이라하는 불연속점을 갖고 있다. 흡수단에서 μ/ρ의 값이 급격히 커지는 이유는 예를 들어 K흡수단에서 광전효과에 의하여 K각의 전자를 내쫓을 수 있게 되기 때문이다. 그것에 필요한 에너지는 K선의 여기 전압에 대응하고 있어 K흡수단의 파장 λ_K는 (식2.1.15)로 주어진다.

$$hc = \lambda_K E_K \tag{2.1.15}$$

그림 2.1.9에서 알 수 있는 것처럼 K흡수단은 한 가지 L흡수단은 세 가지 있다. 각각 흡수단의 사이의 연속적으로 변화하는 영역에서는 μ / ρ의 값은 근사적으로 식2.1.16로 주어진다.

$$\frac{\mu}{\rho} \propto \lambda^3 Z^4 \tag{2.1.16}$$

따라서, 흡수단을 무시하면 중원소 일수록 X선의 흡수가 크며 파장이 짧을수록 X선의 투과력이 크다는 것을 알 수 있다.

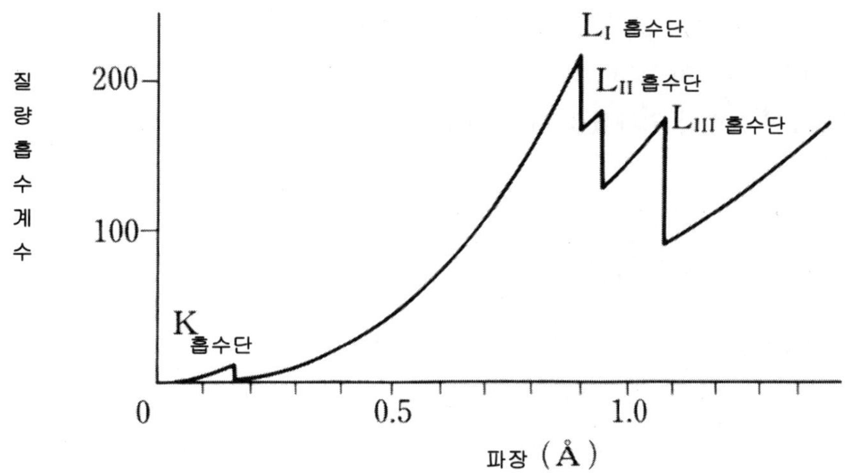

그림 2.1.9. 백금의 질량흡수계수

혼합물이나 화합물의 μ / ρ 값은 각성분의 μ / ρ의 값과 중량비에서 구할 수 있다. 혼합물에 대해서는 각각 원소의 중량백분률을 $\chi_1, \chi_2, \chi_3 \cdots$로하여 (식2.1.17)로 계산 할 수 있다.

$$\frac{\mu}{\rho} = \frac{(\mu_1/\rho_1)x_1 + (\mu_2/\rho_2)x_2 + (\mu_3/\rho_3)x_3 \cdots\cdots}{100} \tag{2.1.17}$$

화학식이 A_χ, B_y, C_z …의 화합물에서는 A, B, C,…의 원자량을 a, b, c,…로하여 식2.1.18

로 계산 할 수 있다.

$$\frac{\mu}{\rho} = \frac{(\mu_A/\rho_A)ax + (\mu_B/\rho_B)by + (\mu_c/\rho_c)cz + \cdots\cdots}{ax + by + cz + \cdots\cdots} \qquad (2.1.18)$$

6) X선의 산란

X선은 물질중의 전자에 의하여 산란된다. 물질에 의한 X선의 산란에는 탄성산란과 비탄성산란이 있다. 탄성산란에서는 산란파의 파장이 입사파의 파장과 같으며 산란의 전후로서 일정한 위상관계를 유지한다. 따라서 산란파는 서로 간섭하여 회절현상을 생기게 한다. 비탄성 산란에서는 산란할 때 에너지를 잃고 파장이 약간 길어지므로 회절 현상에는 관계하지 않는다.

X선이 물질에 입사하면 물질중의 전자가 여기 되어 쌍극자적인 진동을 생기게 한다. 그 가속도에 의하여 같은 진동수의 X선전자파가 구면파로서 전자부터 방사되는 현상이 탄성산란(톰슨산란, Thomson scattering)이다. 자유로운 전자나 완만하게 속박되고 있는 전자에게 강도 I_0의 X선이 입사했을 때 거리 R로 관측되는 산란파의 강도는 I_e는 식2.1.19로 주어진다.

$$I_e = I_0\left(\frac{e^2}{mc^2}\right)^2 \frac{1}{R^2} P \qquad (2.1.19)$$

여기에서 e와 m는 전자의 전하와 질량 c는 빛의 속도 $e^2/mc^2 = 2.82 \times 10^{-13}(cm)$은 전자의 고전반경이며 P는 편광인자이다. 입사하는 X선이 치우치지 않는 경우에는 산란각을 ϕ로 한다면 P는 식2.1.20로 주어진다.

$$P = \frac{1 + \cos^2\phi}{2} \qquad (2.1.20)$$

비탄성산란(컴프턴 산란 Compton scattering)은 X선광자와 전자와의 입자적인 충돌에 의하여 생긴다. 그때 X선의 에너지의 일부가 전자로 옮기므로 산란파의 파장은 1차X선의 파장보다도 약간 길어진다. 이 파장변화 $\Delta\lambda$는 식2.1.21로 주어진다.

$$\Delta\lambda = \frac{h}{mc}(1 - \cos\phi) = 0.024(1 - \cos\phi)(\text{Å}) \qquad (2.1.21)$$

여기서 ϕ는 입사 X선과 산란 X선사이의 산란각이다. 컴프턴 산란은 산란각이 큰 후방

산란일수록 현저하며 입사 X선의 파장이 짧을수록 전자의 반도를 일으키기 쉬워 산란이 크다 또 속박이 완만한 외각 전자가 주로 기여하여 원자번호가 작은 경원소일수록 산란이 현저하다. 컴프턴 산란은 비간섭성이며 회절형의 배경을 높게 한다.

7) X선의 장해방지

X선의 회절 강도의 측정에는 광량자수/초 즉 cps의 단위가 사용된다. 생체에 대한 X선의 영향은 조직의 전리작용이 문제이므로 에너지의 단위로 나타낸다. 방사선량의 단위나 피폭기준을 1989년부터 바꾸었다. 아래에 그것을 설명한다.

X선의 조사선량의 종래의 단위는 뢴트겐이다. 1 Röntgen은 표준상태의 대기 $1cm^3$중에 1e.s.u.의 전기량을 갖는 정 및 부이온를 만드는 에너지라고 정의 되고 있다. 조사선량의 새로운 단위는 1kg의 공기에 1coulomb의 전하가 생기는 것과 같은 에너지이며 $1R = 2.58 \times 10^{-4} C/kg$이다.

물질의 종류에 관계없이 물질이 실제로 흡수하는 X선의 에너지(흡수선량)의 종래의 단위는 래드(rad)이다. 물질 1g이 100erg의 X선의 에너지를 흡수할 때 1rad라 한다. 생체조직은 1R의 조사선량에 의하여 0.9rad정도의 흡수선량을 받는다. 새로운 단위는 그래미(Gy)이며 에너지의 단위로서 줄(Joule)를 질량의 단위로서 kg를 사용하여 정의하고 있다. 따라서 1rad=0.01Gy이다.

같은 흡수선량이라도 방사선의 종류에 따라 생체로의 영향은 크게 달라진다. 선량당량은 흡수선량에 그 보정값을 곱한 값이며 종래는 렘(rem)의 단위로 나타낸다. X선회절로 이용되는 X선의 파장영역에서는 1rem≒1rad이다 선량당량의 새로운 단위는 시벨트 (Sv) 흡수선량의 단위가 rad에서 Gy로 바뀌었기 때문에 1rem=0.01Sv이다.

X선은 인체에 유해하다. X선에 피폭하면 피폭량과 피폭부위 및 피폭면적에 응하여 종종 장애가 생긴다. 특히 1차X선을 직접피폭하면 중대한 장애를 생기게 하므로 엄중히 주의 하지 않으면 안 된다. X선의 피폭을 될 수 있는 한 작게 하기 위해서는 ①차폐한다 ② X선원에서의 거리를 크게 가지며 ③피폭시간을 짧게 하는 것이 중요하다.

X선 선회절장치는 창문이 작기 때문에 국소적인 피폭이 문제로 된다. 눈이나 점막은 특히 장애를 받기 쉽다. 시판 되고 있는 장치는 보통 사용상태로서는 X선이 누설하지 않지만 일부러 창문을 열거나 장치를 조정할 때 폭발할 위험이 있다.

Cu양극관구를 40kV, 20mA로 운전하여 관구에서 20cm 떨어진 위치에서의 X선의 강도(조사선량률) 은 $1.8 \times 10^4 R/hr$정도이다. 이런 1차 X선중에 손끝을 1분간두면 약 300rem의 선량당량으로 된다.

국소의 피부피폭으로는 100-300rem로서 탈모(1도 피부염), 500-1200rem로서 충혈, 종창, 홍반, 탈모(2도 피부염), 1200-1800rem로서 홍반, 수포, 미란(3도 피부염)이 생긴다. 방사선 장애는 회복이 늦으며, 국소피폭이라도 후유증이 남을 경우가 많다.

2차X선의 강도는 1차X선에 비해서 몇자리수 약하지만 방사선장애는 축적효과가 있어 충분히 주의하지 않으면 안 된다. 또 2차X선은 1차X선하고 전혀 관계없는 방향에도 상당한 힘으로 산란하는 경우가 있다. X선장치는 때때로 사베이미터로서 X선의 누설을 체크하여 필요가 있으면 연판 등으로 차폐하지 않으면 안된다.

사고 방지를 위해 민간기업에 대해서는 [전리방사장애방지규정, 노동상]이 다음과 같이 정해지고 있다.

① X선장치를 사용하는 사업소마다 X선주임자를 둔다.

② X선장치의 관리구역을 설치하여 이것을 명확히 표시하여 X선 작업종사자 이외는 출입을 금한다.

③ X선장치마다 기록부를 준비하여 장치를 사용할 때 마다 일시 작업송사자명, 운전조건, 사용시간 등을 기록한다.

④ X선작업 종사자는 정기적으로 특별건강진단을 받으며 기록은 5년간 보관해야한다.

2.2 결정에 대해서의 기초지식

고체물질의 대부분은 결정에서 되며 결정 중에서는 원자, 이온 또는 분자가 규칙적으로 3차원의 주기성을 유지하여 배열되어있다. 이 규칙성은 결정 의외형에도 반영하기 때문에 발달한 결정은 광핵이 있는 몇가지 평면으로 둘러싸여있다. 이와 같은 결정을 쇠망치로 파괴하여 얻어지는 파편은 어느 것이든 전부 결정의 특성을 잃지 않고 있다.

1) 공간격자와 단위격자

경정의 특징인 3차원의 주기성을 단순화 하여 표현한 것을 공각격자라고 한다(그림 2.2.1). 그 격자점의 임의의 하나를 원점으로 취하여 이것에 인접하는 세 가지의 격자점에 이르는 독립한 벡터를 a, b, c로 한다. 결정은 이기본 벡터를 릉으로 하는 평행6면페가 겹쳐 싸여서 되고 있다고 생각할 수 있다.

이 기본단위를 단위격자 또는 단위포라 한다 (그림 2.2.2). 단위격자는 세 가지 축의 길이 a, b, c와 축각 α, β, γ 에 의하여 결정되며 그것들을 격자 정수라고 한다. a, b, c 의 방향을 결정의 주축이라 하며 각각을 a축, b축, c축이라고 한다. a, b, c의 비를 축률 또는 축비라 하여 보통은 b를 1로 하여 a/b: 1 :c/d로 나타낸다.

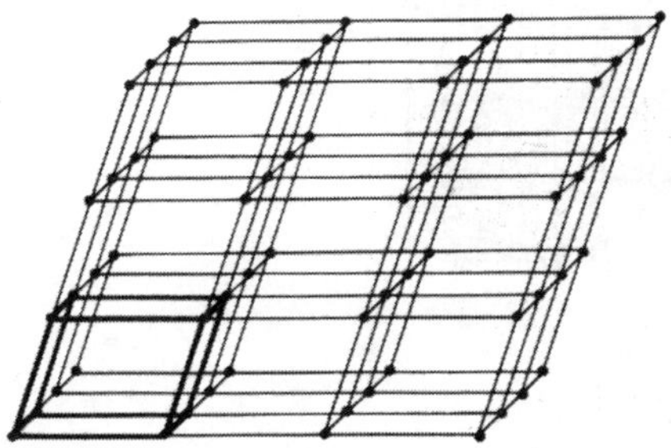

그림 2.2.1. 공간격자

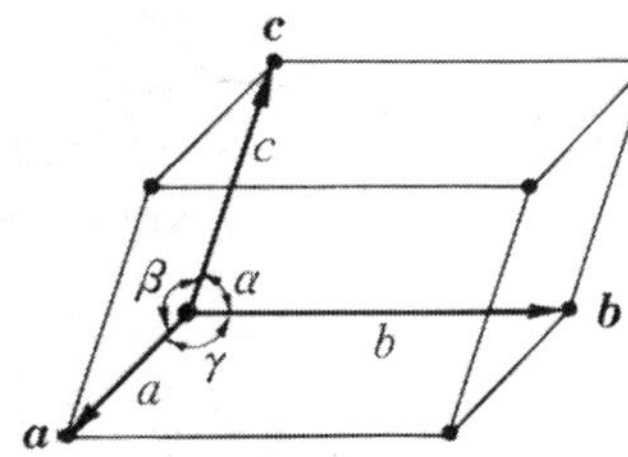

그림 2.2.2. 단위격자

단위격자의 선택방법은 그림 2.2.3에 표시하는 바와 같이 여러 가지로 생각할 수 있다. 그들의 모양은 전혀 다르지만 어느 단위격자라도 평행이동을 하면서 겹쳐 가는 것과 같은 공간격자로 된다. 여기서 a, b, c 가 가능한 한 짧게 또 α, β, γ가 90°(또는 120°)에 가까워지게 단위격자의 주축을 택하게 되고 있다

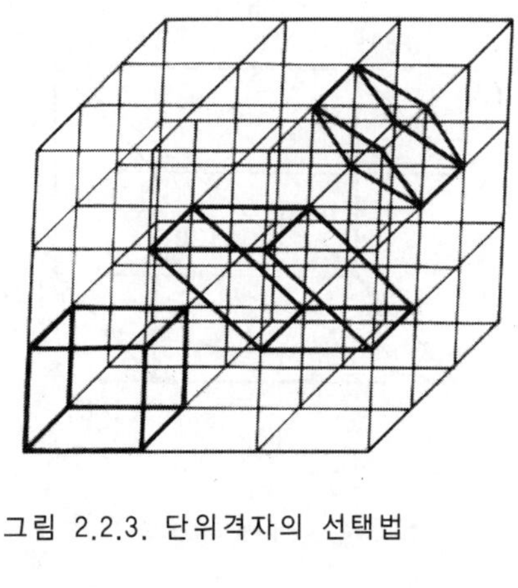

그림 2.2.3. 단위격자의 선택법

공간격자는 그림 2.2.4에 표시하는 것처럼 평행하며 등간격한 평면군에 의하여 분할 할 수 있다. 이와 같은 평면을 격자면이라 한다. 공간격자를 분할하는 방향은 여러 가지 있어 모든 격자점은 어느 것인가의 격자면에 놓이게 된다.

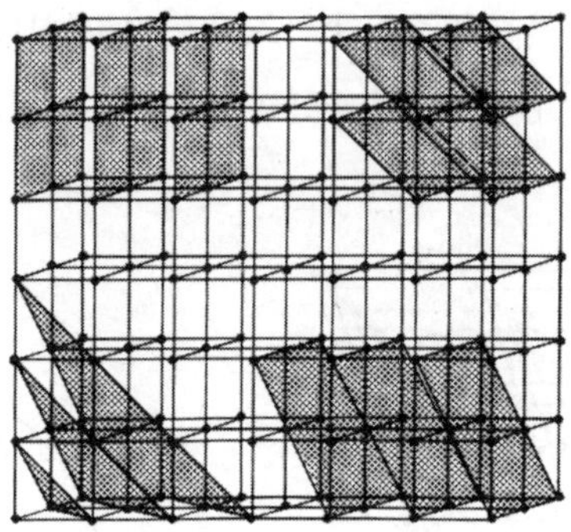

그림 2.2.4. 공간격자의 분할

격자중의 여러 직선방향은 그 직선에 평행하며 원점을 통과하는 직선으로 대표하며 이 선위의 임의의점 좌표를 uvw로서 방향지수 $[uvw]$로 나타낸다. u,v,w 는 반드시 정수가 되어야 할 필요는 없다. [½½1],[112],[224]등은 모두 같은 방향을 표시하지만 [112]로 대표된다. 부의 방향은 $[\overline{u}vw]$와 같이 나타낸다. 대칭관계에 있는 여러조의 방향이 있는 경우에는 이것을 〈 〉로 묶어 나타낸다. 예를 들어 입방체의 4개의 대각선 [111],$[\bar{1}11]$,$[1\bar{1}1]$$[11\bar{1}]$은 〈111〉로 대표된다. 방향지수의 예를 그림 2.2.5에 표시한다.

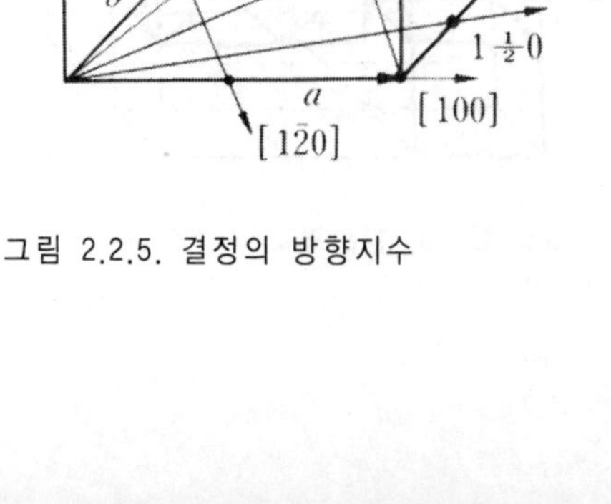

그림 2.2.5. 결정의 방향지수

격자면을 구별하기에는 면지수 즉, 밀러지수(Miller indices)가 이용된다. 그림 2.2.6에 표시하는 바와 같이 1조의 격자면이 단위격자 축 a, b, c를 각각 등 가격으로 자르고 있다고 한다. 그중에서 원점에 매우 가까운 면이 결정축을 각각 $a/h, b/k, c/l$ 의 위치로 자를 때 이한군의 격자면은 밀러지수(hkl)이라고 한다. 그림 2.2.6의 격자면의 밀러지수는 (342)이다. 평행한다면 원점에서 교점까지의 거리는 무한대이므로 대응하는 밀러지수는 0으로 된다. 또한 격자면이 부의 축과 교차 할 때는 지수는 부이며 예를 들어 (110)와 같이 나타낸다. 격자면의 밀러지수의 몇 가지 예를 그림 2.2.7에 표시한다.

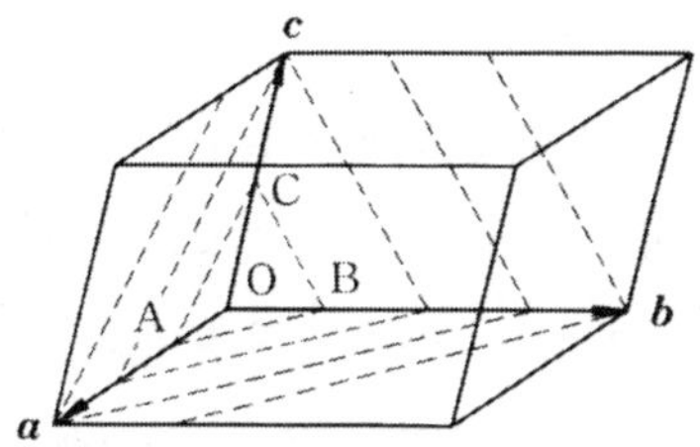

그림 2.2.6. 밀러지수의 결정법

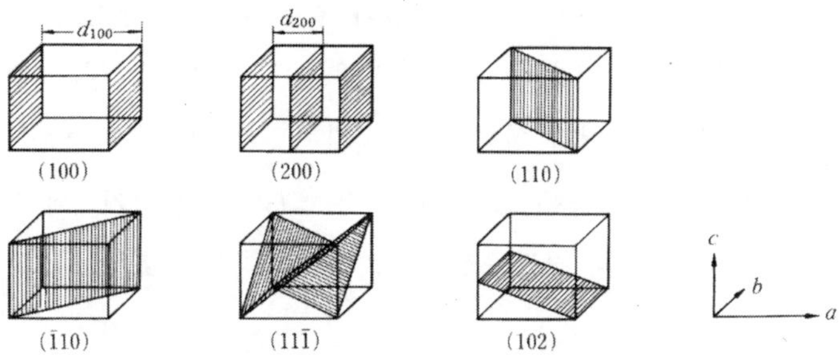

그림 2.2.7. 격자면을 나타내는 밀러지수의 예

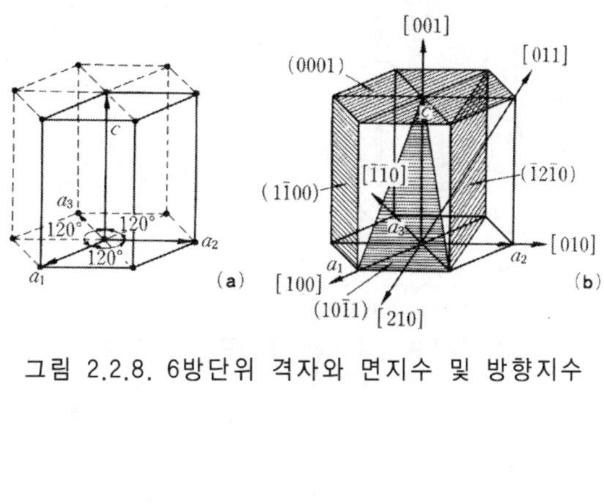

그림 2.2.8. 6방단위 격자와 면지수 및 방향지수

육방정계의 면지수의 나타내는 방법은 약간 다르다. 육방격자의 단위격자는 밀면에서 서로 120°의 각도를 갖는 같은 길이의 축 a_1, a_2와 그것에 수직한 축c 에 의해서 만들어 진다. 이정계의 격자면은 (hkil)으로 나타낸다. 여기서 h+k=-i 이다. 육방단위격자에 단위격자와 면지수 및 방향지수를 그림 2.2.8에 표시한다.

어떠한 결정계라도 대칭관계에 있는 여러조의 동가한 격자면이 있지만 그것을 나타내는데 { }를 이용한다. 예를 들어 입장정계에서는 (100),(010),(001),(100),(010),(001)는 동가이며 그것을 {100}라고 기재한다.

2) 결정면

결정의 아름다운모양은 예부터 사람들의 주목을 모았다. 결정의 외형이나 대칭성을 논하는 결정형 태학은 X선이 발견되기 이전에 완성되어 결정면이나 결정축의 개념이 확립되고 있었다. 결정에 관계하는 현상을 연구할 경우 원자적 레벨로 생각 하거나 X선회절을 취급 할 때는 격자면이라는 말을 이용하며 거시적 현상을 취급 할 때는 결정면이라고 하는 것이 보통이지만 자주 혼용되고 있다.

Steno는 대부분의 결정에 대해서 측정한 결과 같은 물질의 결정에서는 대응하는 면과 면이 만드는 각이 일정하다는 것을 발견하였다 (1669). 이것은 결정의 주기구조를 생각하면 자명하며 면각 일정의 법칙이라 한다. 공간격자는 3차원의 주기성을 가진 점의 배열이지만 실제의 결정에서는 격자중에 원자나 이온 그리고 분자가 실재하고 있다. 그림 2.2.9(a) 에 표시한 취화 세슘의 결정구조에서는 ABCDEFGH로 표시되는 입방체가 단위격자이다.

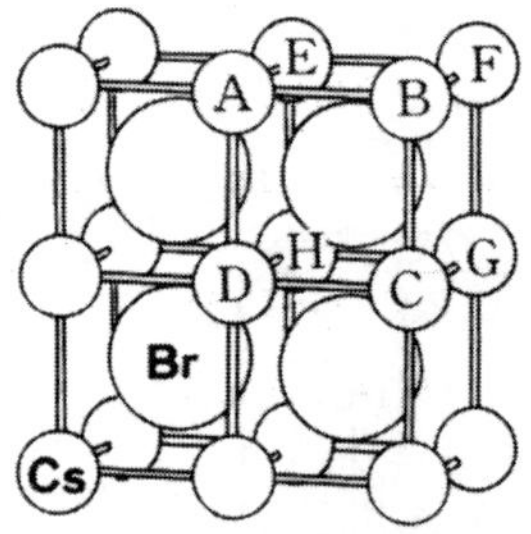

(a)

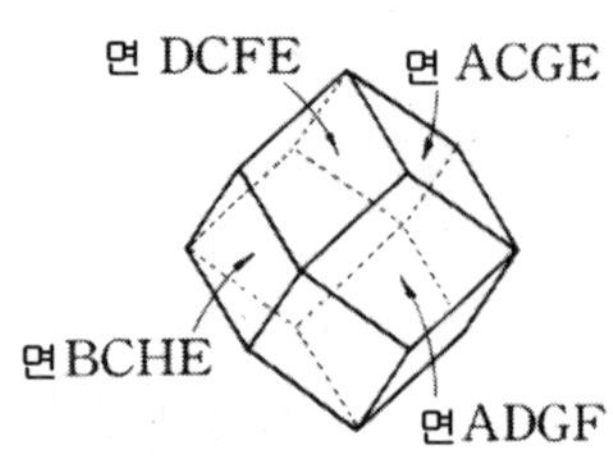

(b)

그림 2.2.9. CsBr의 결정구조와 결정의 외형

그림 2.2.9(b)는 수용약부터 석출시킨 CsBr결정의 외형이며 12면체의 능형의 각면은 결정구조와 잘 대응하고 있다.

결정의 외형으로서 현실에 나타나는 면은 항상 일정하지 않으며 육성조건에 따라 현저하게 영향을 받는다. 황산암모늄의 단결정에 자주 나타나는 결정면을 그림 2.2.10에 표시한다. 결정형태에 관한 유리지수의 법칙은 결정면의 밀러지수가 작은 정수값으로 된다고 말할 수 있다. 그림 2.2.10의 결정면도 그 모습 그대로 되고 있으며 밀러지수가 큰면은 일반으로 면위의 격자점의 밀도가 작으며 외형으로 나타나는 일이 적다.

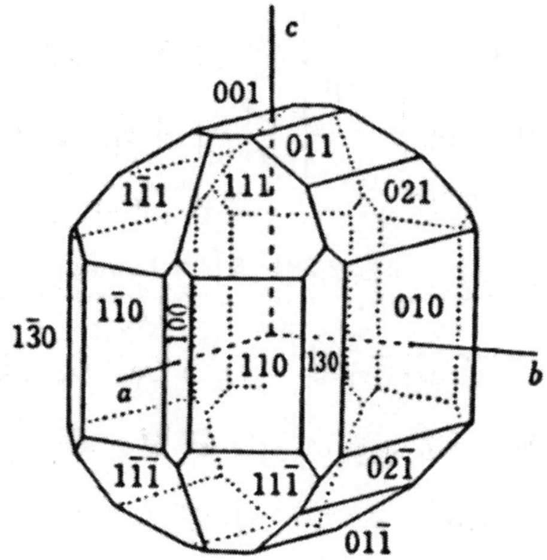

그림 2.2.10. 황산 암모늄의 결정면

결정면에도 격자면과 같은 지수가 이용되지만 결정면을 나타낼 때는 hkl를 서로 공약수를 갖지 않게 선택한다. 이 경우 (hkl)와 (nh, nk, nl)은 평형이므로 같은 결정면을 나타낸다. 이것에 대해서 격자면의 경우에는 (hkl)와 (nh, nk, nl)에서는 면간격이 다르며 후자는 전자의 $1/n$이다. 결정의 외형에 나타나는 두 가지 결정면이 교차하여 생기는 릉에 평형한 방향을 정대축이라 한다. 그림 2.2.11.과 같이 두개이상의 면이 하나의 정대축으로 교차할 때 그러한 면은 공통의 정대에 속한다고 한다. 정대축 $[uvw]$와 그정대에 속하고 있는 면 (hkl)의 법선하고는 직교하므로 식2.2.1의 관계가 있다.

$$hu + kv + lw = 0 \qquad (2.2.1)$$

같은 정대에 속하는 두개의 격자면을 $(h_2k_1l_1)$, $(h_2k_2l_2)$라 하면 정대축 $[uvw]$과의 사이에는 (식2.2.2)의 관계가 있다.

$$
\begin{aligned}
u &= h_1l_2 - k_2l_1 \\
v &= l_1h_2 - l_2h_1 \\
w &= h_1k_2 - h_2k_1
\end{aligned}
\qquad (2.2.2)
$$

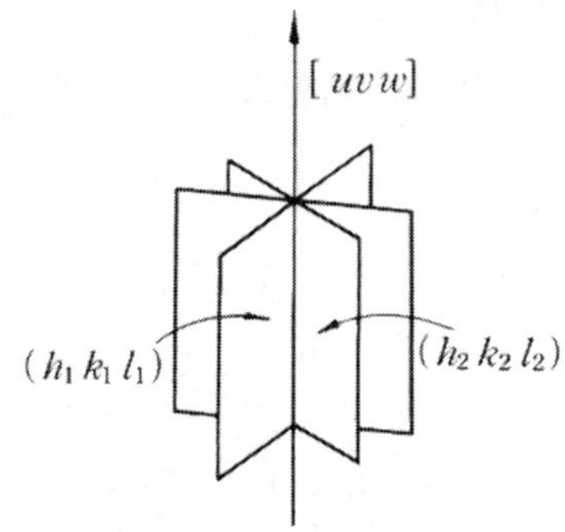

그림 2.2.11. 정대축 $[uvw]$

3) 결정의 대칭성

결정은 본질적으로 이방성이다. 물체에 회전 그 외의 조작을 행할 결과 최초의 상태와 구별할 수 없는 상태로 되었을 때 그 물체는 대칭을 가진다고 한다. 또 그 조작을 대칭조작이라고 일컫는다. 기본으로 되는 대칭 조작을 대칭요소라 하며 회전 (n) 경영($\bar{1}$) 반전 ($\bar{n}$) 및 회반 (n)의 조작이 있다.

회전 대칭조작은 어떤 축 주위에 360°/n 회전 했을 때 서로 겹쳐 합칠 수 있다는 것을 의미 힌다(그림 2.2.12). 이축을 n차의 회전축이라 하며 n 의 값은 1, 2, 3, 4, 6에 한한다

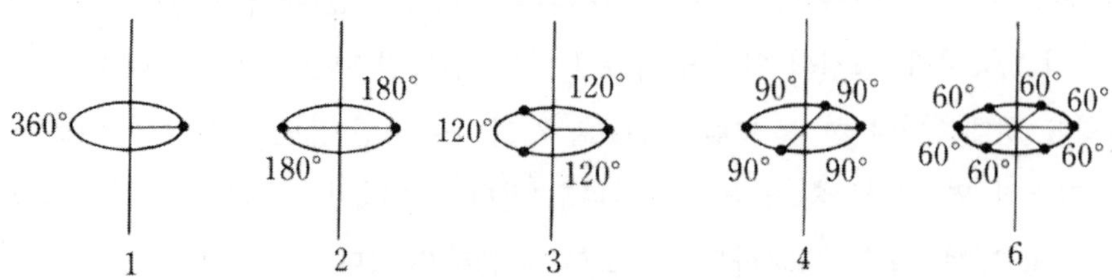

그림 2.2.13. 회전조작

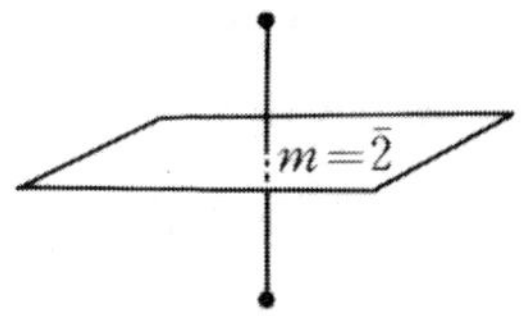

그림 2.2.13. 경영조작

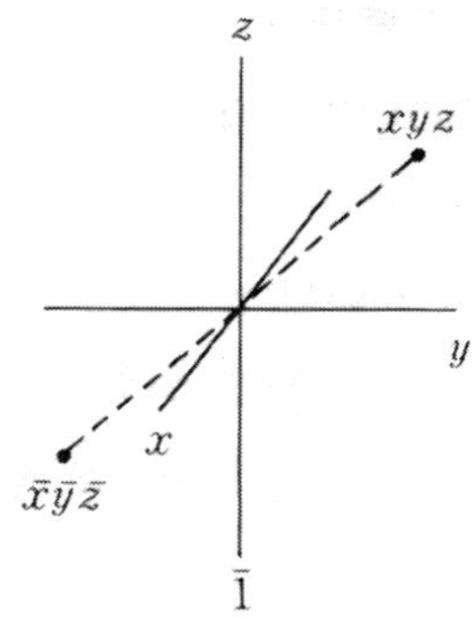

그림 2.2.14. 반전조작

경영대칭조작은 어떤 평면에 대해서 그 양쪽에 잇는 형상이 서로 경상한 관계가 되는 조작이다(그림 2.2.13). 이 평면을 경면 또는 대칭면이라 하며 m으로서 나타낸다. 반전 대칭조작은 대칭심을 중심으로 하여 반전에 조작이며 $\bar{1}$로서 나타낸다(그림 2.2.14).

회반대칭조작은 어떤 축 주위에 360°/n 회전한뒤 축위의 한점을 대칭 중심으로 하여 반전 조작을 하는 것으로 서 $\bar{n}$으로 나타낸다(그림 2.2.15). $\bar{1}$는 대칭심과 같으며 $\bar{2}$는 m과 같다. $\bar{3}$은 3과 $\bar{1}$의 조합이며 $\bar{6}$은 3과 $\bar{2}$의 조합으로 되고 있다. 결국 독립한 대칭요소는 다음의 8종류 이다.

1, 2, 3, 4, 5, $\bar{1}$, $\bar{2}\equiv$m, $\bar{4}$

처음에 5종류를 제1종의 대칭요소, 나머지 3종류를 제2종의 대칭요소라 한다. 여기서 이용한 기호는 헤르만- 모건(Hermann-Mauguin)의 기호이다.

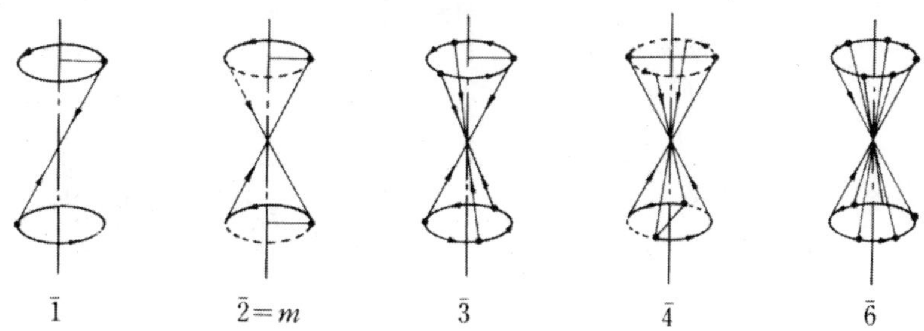

그림 2.2.15. 회반조작

4) 점군과 결정계

결정의 대칭성은 8종류의 대칭요소가 가능한 조합으로 결정된다. 결정의 대칭요소를 나타내기 위해서는 헤르만- 모건의 기호가 사용되지만 점군에서는 쉬엔 프리즈 (Schön-flies)의 기호도 편리하다.

32의 점군은 그들이 갖고 있는 회전축의 최고차수에 주목하여 7종류의 결정계(정계)로 분류된다. 각 결정계의 단위격자의 모양 최저한 갖고 있는 대칭요소 및 분류된 점근을 표 2-2에 표시한다.

표 2.2.1. 7가지 결정계

결 정 계	단위격자의 모양	최저한의 대칭요소	결정계로 분류된 점군
삼사정계 (triclinic)	$a \neq b \neq c$ $a \neq \beta \neq r \neq 90^\circ$	대칭축, 경면을 갖지 않는다	1, $\bar{1}$
단사정계 (monoclinic)	$a \neq b \neq c$ $a \neq r = 90^\circ$, $\beta \neq 90^\circ$ *	1개의 2회축 또는 경면	2, m, $2/m$
직방(사방)정계 (orthorhombic)	$a \neq b \neq c$ $a = \beta = r = 90^\circ$	서로 직교하는 3개의 2회축	222, $mm2$, mmm
정 방 정 계 (tetragonal)	$a = b \neq c$ $a = \beta = r = 90^\circ$	4회축 EH는 4회회반축	4, $\bar{4}$, $4/m$ 422, $4mm$, $\bar{4}2m$, $4/mmm$
입방(등축)정계 (cubic)	$a = b = c$ $a = \beta = r = 90^\circ$	4개의 3회축	23, $m3$, 432
삼방정계 (trigonal)	$a = b \neq c$ $a = \beta = 90^\circ$ $r = 120^\circ$ または $a = b = c$ $a = \beta = r \neq 90^\circ$ *	1개의 3회축	3, $\bar{3}$, 32, $3m$, $\bar{3}m$
6방정계(hexagonal)	$a = b \neq c$ $a = \beta = 90^\circ$ $r = 120^\circ$	1개의 6회축	6, $\bar{6}$, $6/m$, 622, $6mm$, $\bar{6}m2$, $6/mmm$

* 단사정계의 β는 순각(純角)으로 택하는 습관이 있다.

** 삼방정계의 단위격자는 2종류 있어 하나는 6방정계와 같으며 다른 하나는 입방체를 1개의 입체대각선의 방향으로 길게 하든가 눌러 줄인 모양이며 이것을 능면체정계(rhombohedral)이라고 한다.

5) 공간격자의 대칭

앞에서 말한 점군은 결정의 외형이나 분자 등 공간에 고립한 물체의 대칭에 관한 것이다 여기서는 무한하게 퍼진 공간격자의 대칭에 대해서 생각한다. 브라베이 (Bravais)는 고립한 공간격자를 그림 2.2.16에 표시한 14종류밖에 없다는 것을 발견하였다. 여기서 P는 완순격자 I는 체심격자 F는 면심격자 C는 c면의 중심에 점이 있는 밑면심격자 이다.

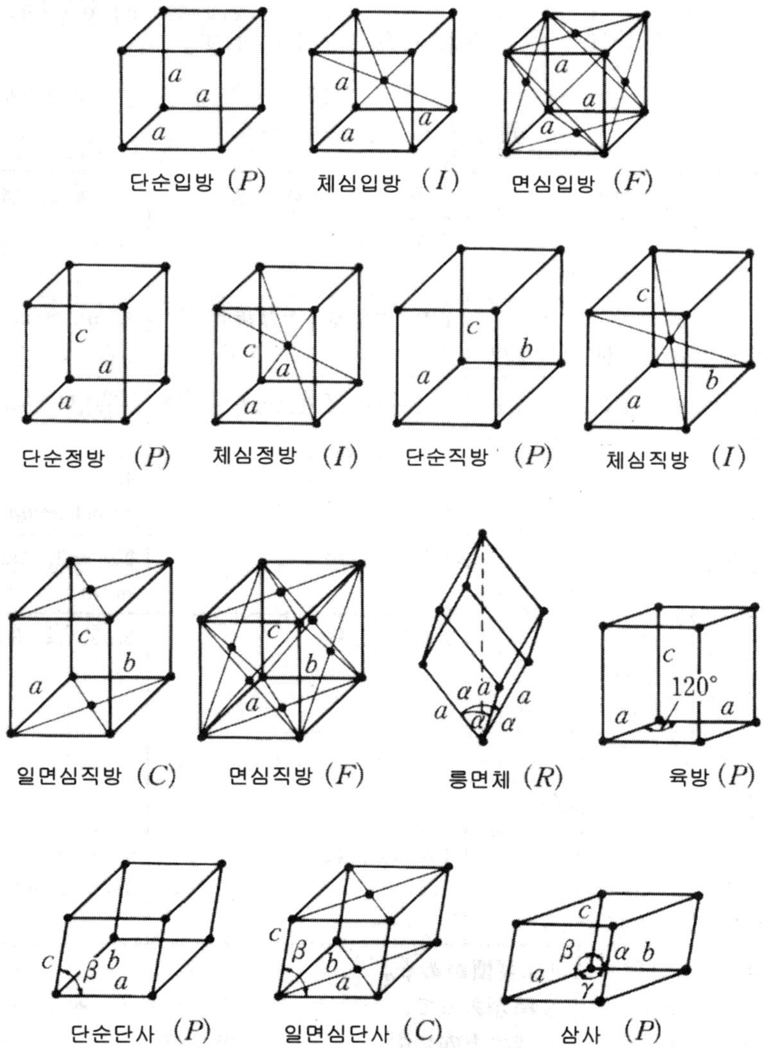

그림 2.2.16. 14종의 브라베이 격자

단사, 직방(사방), 정방 및 입방 정계 에서서는 단순 격자 이외로 체심, 면심 또는 밑면심에 격자점을 갖고 있는 복합격자가 합계7종류 존재한다.

삼사정계의 브라베이 격자는 대칭심만이며 경면이나 회전축을 갖지 않는다. 단사정계의 브라베이 격자에는 단순격자와 밑면심 격자가 있어 2회회전축과 그것에 수직한 경면을 갖고 있다. 직방(사방)정계에는 단순격자 이외에 밑면심격자 면심격자 및 체심 격자가 있으며 직교하는 3개의 2회회전축과 주축에 수직한 세 개의 경면을 갖고 있다. 정방정계에는 단순격자와 체심격자가 있으며 4회회전축과 이것을 직교하는 2개의 2회회전축을 갖고 있다. 의외로 2개의 2회회전축과 합계5개의 경면을 갖고 있다. 입방정계에는 단순격자이외로 면심격자와 체심격자가 있어 3개의 4회회전축, 4개의 3회회전축, 6개의 2회회전축 그리고 합계9개의 경면을 갖고 있다. 3방정계와 6방정계는 결정계 또는 결정축으로서는 대칭성의 위에서 구별되지만 공간격자로서는 같은 것을 사용할 경우가 많다.

브라이베이 격자의 정리를 표 2-3에 표시한다.

표 2.2.2. 브라베이 격자의 정리

결정계	회전축수				경면수	기호	대칭
	2	3	4	6			
삼사정계	0	0	0	0	0	P	$\bar{1}$
단사정계	1	0	0	0	1	$P, A(C)$	$2/m$
직방(사방)정계	3	0	0	0	3	$P, A(B, C), F, I$	mmm
정방정계	4	0	1	0	5	P, I	$4/mmm$
입방(등축)정계	6	4	3	0	4	P, F, I	$m3m$
3방정계	3	1	0	0	1	$R(P)$	$\bar{3}m$
6방정계	6	0	0	1	7	P	$\cdot 6/mmm$

6) 공간군

결정내의 원자 배열의 양식을 대칭에 따라 분류하면 230종류로 되는 것은 전세기부터 알고 있었다. 이것은 공간군이라고 한다. 공간군에서는 공간격자의 각격자점의 주위점의 배열의 대칭도 고려할 필요가 있다. 이것은 32종의 점군에 의하여 나타낸다. 공간격자는 3

차원적인 되풀이를 무한하게 계속하고 있으므로 애칭조작을 실행하여 옆에 단위격자로 이동하여도 지장은 없다. 그러기 위해서 또 하나의 중요한 대칭조작인 병진을 가할 필요가 있다. 이것과 회전축이나 경면을 합성하면 나선축이나 영진면이 나타난다.

회전축과 병진조작을 조합하면 나선축이 생긴다. 예를 들어 폴리에틸렌의 분자는 장축주위에 180°회전하여 분자쇄의 1/2주기만 축방향으로 병행이동 원래모양으로 동위 하며 또 1/2병진하면 다시 동위 한다. 이대칭 조작을 2회 나선축이라며 2_1로 나타낸다. 나선축에는 다음과 같은 종류가 있다 (그림 2.2.17).

2_1, 3_1, 3_2, 4_1, 4_2, 4_3, 6_1,6_2, 6_3, 6_4, 6_5

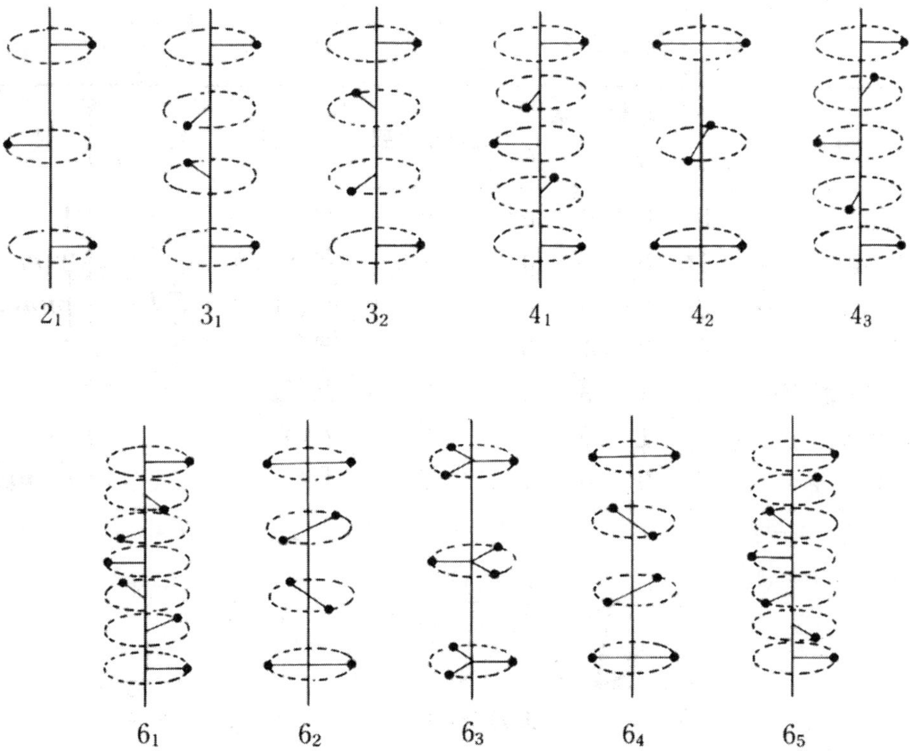

그림 2.2.17. 나선축

여기서 3_1과 3_2, 4_1과 4_3, 6_3과 6_5는 서로 경상한 관계로 우회와 좌회에 불과하다. 회전축, 회반축, 나선축의 기호와 부호를 표 2.2.3에 표시한다.

표 2.2.3. 회전축, 회반축 및 나선축의 기호와 부호

기호	명칭	부호	기호	명칭	부호
1		없음	4	4회회전축	
$\bar{1}$	축		4_1	4회나선축	
2	2회회전축		4_2	4회나선축	
		(지면으로 수직)	4_3	4회나선축	
			$\bar{4}$	4회회반축	
		(지면으로 평행)	6	6회회전축	
2_1	2회나선축		6_1	6회나선축	
		(지면으로 수직)	6_2	6회나선축	
			6_3	6회나선축	
		(지면으로 평행)	6_4	6회나선축	
		이하는 지면으로 수직	6_5	6회나선축	
3	3회회전축		$\bar{6}$	6회회반축	
3_1	3회나선축				
3_2	3회나선축				
$\bar{3}$	3회회반축				

경면과 병진조작의 조합으로 생기는 새로운 조작이 영진면(미끄름면)이다. 예를들면 그림 2.2.18는 a축방향에 a/2주기진행하고는 면의 반대측으로 옮겨져 동위하면서 진행하는 조작이며 축영진면α라한다. 마찬가지로 축영진면 b와 축영진면 c가있다. 대각영진면 n은 $\frac{(a+b)}{2}, \frac{(b+c)}{2}, \frac{(c+a)}{2}$ 또는 $\frac{(a+b+c)}{2}$ 이 대각선방향으로 진행하는 영진면이다. 정방정계와 입방정계에 나타난다. 다이아몬드 영진면 d는 $\frac{(a+b)}{4}, \frac{(b+c)}{4}, \frac{(c+a)}{4}$, $\frac{(a+b+c)}{4}$ 등 대각선방향으로 1/4평행이동 하면서 생기는 영진면이다. 정방정계와 입방정계에 나타난다. 영진면의 기호와 부호를 표 2.2.4에 표시한다.

공간군의 대칭조작이 가능한 230의 조합에 대해서는 International Talbe의 Vol.1과

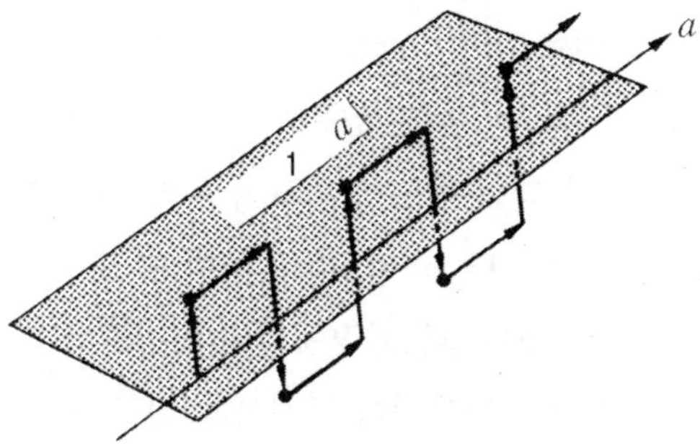

기호	대칭면	부호	
		투영면에 직교	투영면에 평행
a,b	축영진면	— — — — — — —	
c		⋯⋯⋯⋯⋯⋯	없음
n	대각영진면	—·—·—·-	
d	다이아몬드영진면	—·←—·—·- —·—·→·-	

Vol.A에서 자세하게 도해하고 있다.

공간군에 관한 헤르만 모건의 기호에서는 우선 P과 F를 최초로 쓰며 다음에 표 2-3이나 표 2-4에 표시한 2, 4_1, m, b등의 기호로 쓴다. 예를 들면 $P2_1/a$는 단순격자이며 2_1나선축이 영진면과 직교하는 것을 표시하고 있어 정계는 대칭기호에서 판단할 수 있다. 대칭기호는 필요에 따라 충분한 것만을 사용한 생략기호를 이용하는 것이 습관이다.

공간군은 230종류도 있지만 실제 결정이 그것에 균일하게 분포하고 있는 것은 아니다. P21/c에는 결정이 약 9%가 속하며 $P2_12_12_1$에는 약 4%가 속하고 있다는 것으로서 상당히 편재하고 있다. 소속하는 결정이 발견되지 않는 공간군도 상당히 많다. 무기화합물은 대칭성이 높은 정계에 속하는 것이 많으며 유기물질은 대칭성이 낮은 정계에 속하는 것이 많은 것도 당연하다고 할 수 있다.

7) 역격자

결정내의 공간격자의 그물면에 의한 X선의 브래그 반사는 사진 필름상으로 수많은 회절반점으로서 나타난다. 회절조건을 생각 할때는 그물면의 방향과 면간격이 필요하다. 그물면의 방향은 원점에서 그면이 그린 법선에 의하여 나타낸다. 면간격은 법선의 길이가 면간격의 역수로 되게 취하여 나타낸다. 이와 같이 방행과 길이를 결정한 법선의 첨단점의 집합에서 되는 격자를 역격자라 한다. 즉 원점에서 각역격자점에 이르는 역격자 벡터의 방향과 길이에 따라 격자면의 방향과 면간격이 표시하게 된다. 역격자의 개념을 이용하면 결정의 모든 면의 반사를 계통적으로 조사하는 것이 쉽게 된다. 그리고 결정의 방위 X선의 입사방향이나 회절방향을 작도로 구할 수가 잇다. 역격자를 작도하는 방법을 설명한다. 간단하게 하기위해 단사정계의 단위포를 b축방향에서 본 경우에 대해서 생각한다. 그림 2.2.19에서 실격자의 2가지 릉은 당연히 a와 c이며 [010]정대축에 속하는 4가지면 (100),(101),(102),(001)의 절단면이 표시되고 있다.

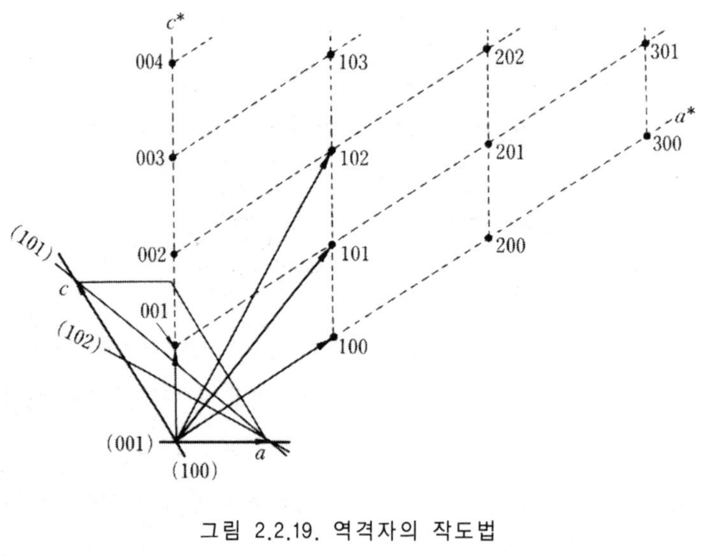

그림 2.2.19. 역격자의 작도법

역격자점을 구하기 위해서는 공동한 원점에서 각면으로 법선을 그리고 (hkl)면의 법선에 원점에서 $1/d_{hkl}$의 거리점에 표시를 붙인다.

그림에서 (100),(200),(300)……면은 모두 같은 방향이며 등간격으로 나란히 하므로 디바이더로 같은 법선상에 일정간격으로 표시를 붙여 역간격의 점열을 만든다. (001)면의 법선상에는 001, 002, 003, ……등의 역격자점이 있으며 또 모든 (h0l)면의 역격자점의 위치가 결정되면 그것은 2차원격자를 형성하고 있는 것을 알 수 있다.

또 공간격자의 기본주기를 a, b, c협각을 α, β, Υ단위격자의 체적을 V로하여 역격자공간의 기본주의를 a^*,b^*,c^*협각을 α^*, β^*, Υ^*단위격자의 체적을 V^*라하면 그들 상호의 관계는 표 2.2.5로 주어진다.

$$a^*=\frac{bc\sin\alpha}{V} \qquad a=\frac{b^*c^*\sin\alpha^*}{V^*}$$

$$b^*=\frac{ac\sin\beta}{V} \qquad b=\frac{a^*c^*\sin\beta^*}{V^*}$$

$$c^*=\frac{ab\sin\gamma}{V} \qquad c=\frac{a^*b^*\sin\gamma^*}{V^*}$$

$$V=\frac{1}{V^*}=abc\sqrt{1-\cos^2\alpha-\cos^2\beta-\cos^2\gamma+2\cos\alpha\cos\beta\cos\gamma}$$

$$V^*=\frac{1}{V}=a^*b^*c^*\sqrt{1-\cos^2\alpha^*-\cos^2\beta^*-\cos^2\gamma^*+2\cos\alpha^*\cos\beta^*\cos\gamma^*}$$

$$\cos\alpha^*=\frac{\cos\beta\cos\gamma-\cos\alpha}{\sin\beta\sin\gamma} \qquad \cos\alpha=\frac{\cos\beta^*\cos\gamma^*-\cos\alpha^*}{\sin\beta^*\sin\gamma^*}$$

$$\cos\beta^*=\frac{\cos\alpha\cos\gamma-\cos\beta}{\sin\alpha\sin\gamma} \qquad \cos\beta=\frac{\cos\alpha^*\cos\gamma^*-\cos\beta^*}{\sin\alpha^*\sin\gamma^*}$$

$$\cos\gamma^*=\frac{\cos\alpha\cos\beta-\cos\gamma}{\sin\alpha\sin\beta} \qquad \cos\gamma=\frac{\cos\alpha^*\cos\beta^*-\cos\gamma^*}{\sin\alpha^*\sin\beta^*}$$

공간격자의 벡터 $a.b.c$와 역격자의 벡터 a^*,b^*,c^*와의 사이에는 다음관계가 있다.

$$a \cdot a^*=b \cdot b^*=c \cdot c^*=1 \tag{2.2.3}$$

$$a \cdot b^*=a \cdot c^*=b \cdot a^*=\cdots\cdots\cdots=0 \tag{2.2.4}$$

원래 격자가 직교축을 갖고 있다면 역격자도 직교축을 가지며 식 2.2.5의 관계가 있다.

$$a^*=\frac{1}{a}, \qquad b^*=\frac{1}{b}, \qquad c^*=\frac{1}{c} \tag{2.2.5}$$

역격자 공간에서 원점에서의 벡터가 식 2.2.5로 주어지는 역격자점을 생기게 하면 (식 2.2.6)이 얻어진다.

$$H_{hkl} = ha^* + kb^* + lc^* \tag{2.2.6}$$

이 벡터는 실공간의 (hkl) 그물면에 수직이며 그면 간격 d_{hkl}과의 사이에 식 2.2.7의 관계가 있는 것이 증명할 수 있다.

$$|\ H_{hkl}\ | = \frac{1}{d_{hkl}} \tag{2.2.7}$$

즉 원점에서 역격자점 hkl에 이르는 벡터는 실공간의 (hkl)면의 법선 방향과 일치하여 그 크기는 면간격에 역비례 한다. 그리고 역격자는 원래 실격자이다. 결정격자의 면간격은 역격자의 관계식에서 계산할 수 있다. 간단한 정계에 대해서는 다음관계가 있다.

입방정계 $$\frac{1}{d_{hkl}^2} = \frac{1}{a^2}(h^2 + k^2 + l^2) \tag{2.2.8}$$

정방정계 $$\frac{1}{d_{hkl}^2} = \frac{1}{a^2}\left\{h^2 + k^2 + (\frac{a}{c})^2 l^2\right\} \tag{2.2.9}$$

육방정 $$\frac{1}{d_{hkl}^2} = \frac{1}{a^2}\left\{\frac{4}{3}(h^2 + hk + k^2) + (\frac{a}{c})^2 l^2\right\} \tag{2.2.10}$$

2.3 무기화합물의 결정구조

1. 결정화학

세상에는 무수한 화합물이 있지만, 그들 대부분은 결정질이다. 결정구조의 종류는 지극히 많지만 비교적 간단한 결정구조나 그것에 약간 뒤틀린 구조를 취하는 동형의 화합물이 많다. 예를 들어 표 2.3.1에 표시하는 바와 같이 NaCl구조를 취하는 화합물은 할로겐화물, 산화물, 질화물, 탄화물, 붕화물, 수소화물, 유화물, 셀렌화물, 텔루륨화물, 금속간화합물 등 매우 많다. 따라서 대표적인 20-30종류의 결정구조에 대해서 이해하는 것은 ceramics를 연구하는데 있어서 굉장히 유리하다.

무기화합물의 결정구조를 검토 할 때는 주기표, 원자반경, 이온반경, 전기음성도, 원자나

표 2.3.1 NaCl구조 (약간뒤틀린구조를 포함)를 취하는 화합물

할로겐화물	SmO	VN	EuSe	TmTe	CeP
AgBr	SrO	YN	EuTe	US	CeSb
AgCl	TaO	YbN	GdSe	USe	DySb
AgF	Tio	ZrN	HoS	UTe	ErSb
CsF	UO	**탄화물**	HoSe	YTe	GdSb
KBr	VO	HfC	HoTe	YbSe	HoP
KCl	YbO	NbC	MgS	YbTe	HoSb
KF	ZrO	NpC	MgSe	ZrS	LaP
KI	**수소화물**	PuC	MnS	**금속간화합물**	LaSb
LiBr	KH	TaC	MnSe	AsCe	NdP
LiCl	LiH	ThC	NdS	AsDy	NdSb
LiF	NaH	TiC	NdSe	AsEr	PPr
LiI	PdH	UC	NdTo	AsGd	PPu
NaBr	RbH	ZrC	PbS	AsHo	PSc
NaCl	**질화물**	**붕화물**	PbSe	AsLa	PSm
NaF	CeN	**셀렌화물**	PbTe	AsNd	PTb
NaI	CrN	**텔르륨화물**	PrS	AsPr	PTh
NH4I	DyN	BaS	PrSe	AsPu	PY
RbCr	ErN	BaSe	PrTe	AsSo	PZr
RbCl	EuN	BaTe	PuS	AsSm	PrSb
RbF	GdN	BiSe	PuTe	AsSn	SbSc
RbI	HoN	BiTe	SmS	AsTb	SbSm
산화물	LaN	CaS	SmSe	AsTm	SbSn
AmO	LuN	CaSe	SmTe	AsU	SbTb
BaO	NdN	CaTe	SuSe	AsY	SbTh
CaO	PrN	CeS	SnTe	AsYb	SbTm
CdO	PuN	CeSe	SrS	BiCe	SbU
CoO	ScN	CaTe	SrSe	BiHo	SbYb
EuO	SmN	CeSc	SrTe	BiLa	**그 외(기타)**
MgO	TbN	CeTe	TbS	BiNd	BaNH
MnO	ThN	DyTe	TbSe	BiPr	CaNH
NbO	TiN	ErTe	TbTe	BiPu	KCM
NiO	$Ti_{0.9}N$	EuS	ThS	BiSm	NaCN
NpO	TmN		ThTe	BiTb	RbCN
PaO	UN			BiU	$RbNH_2$
PuO					SrNH

이온의 배위 등의 지식이 필요하다. 결정 중에서 원자나 이온은 근사적인 구로 대표할 수 있다. 결정구조에 대해서의 이론은 모두 단위격자로 설명할 수 있다.

1) 고체의 결정구조

결정은 화학결합의 성질에 의거하여 표 2.3.2와같이 분류할 수 있다. 다만 실제결정에서는 이와 같은 구별은 엄밀하지 않다. 예를 들어 NaCl의 이온성은 50%정도이며 CdI_2이 결정은 이온결합과 공유결합의 중간이라고 생각된다. 또, K_{2SO_4}는 K^+이온과 SO_4^{2-}에서 되는 결정이지만, $S-O$는 공유결합(배위결합)에 의하여 맺어진다.

2) 이온성결정

무기화합물의 대부분은 이온성 결정이며, 양이온과 음이온사이에 작용하는 정전인력에 의하여 생기는 전장은 구대칭을 갖기 위해 결정격자는 대칭성이 높고, 융점이나 불점이 높다. 결정중의 이온은 움직이기 어려움으로 고체는 일반적으로 전기의 불량도체이지만, 용융상태에서는 도체로 된다. 이온결정은 극성용매에 잘 용해하는 것이 많다.

표 2.3.2 결정의 분류

명 칭	결 합 형	예
이온성 결정	이온결합	식염, 형석, 스피넬
공유결합성 결정	공유결합	다이아몬드, 탄화규소
금속성 결정	금속결합	동, 철, 나트륨
분자성 결정	vander waals bonding	벤젠, 나프탈렌

3) 폴링의 법칙 (Pauling's rules)

이온성결정의 구조를 지배하고 있는 몇 가지 원칙을 정리하여 이것을 폴링(L. C. Pauling)의 법칙이라 한다.

① 양이온의 주위에는 음이온이 배위하고 있으며, 그런 음이온으로 만들어지는 다면체를 배위다면체라 한다. 양이온을 둘러싸는 음이온의 수를 양이온의 배위수라고 한다. 양이온의 배위수는 양이온과 음이온의 반경비 R_A/R_X에 의하여 결정된다(그림 2.3.1). 양이온이 음이온에 비해서 작을 경우에는 양이온의 주위를 소수의 음이온으로 밖에 둘러쌀수 없다. 실제의 결정에서는 2,3,4,6,8,12배위를 취하는 일이 많다.

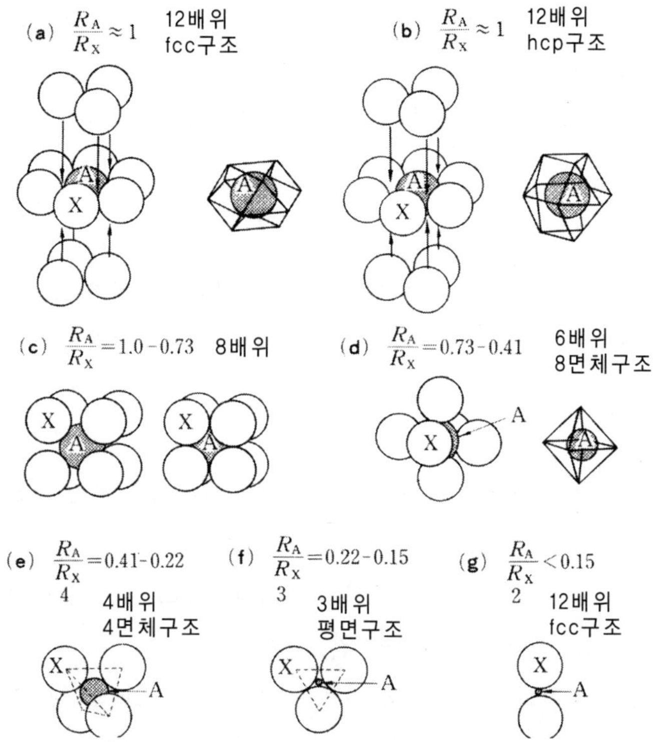

그림 2.3.1 이온의 반경비와 배위수와의 관계

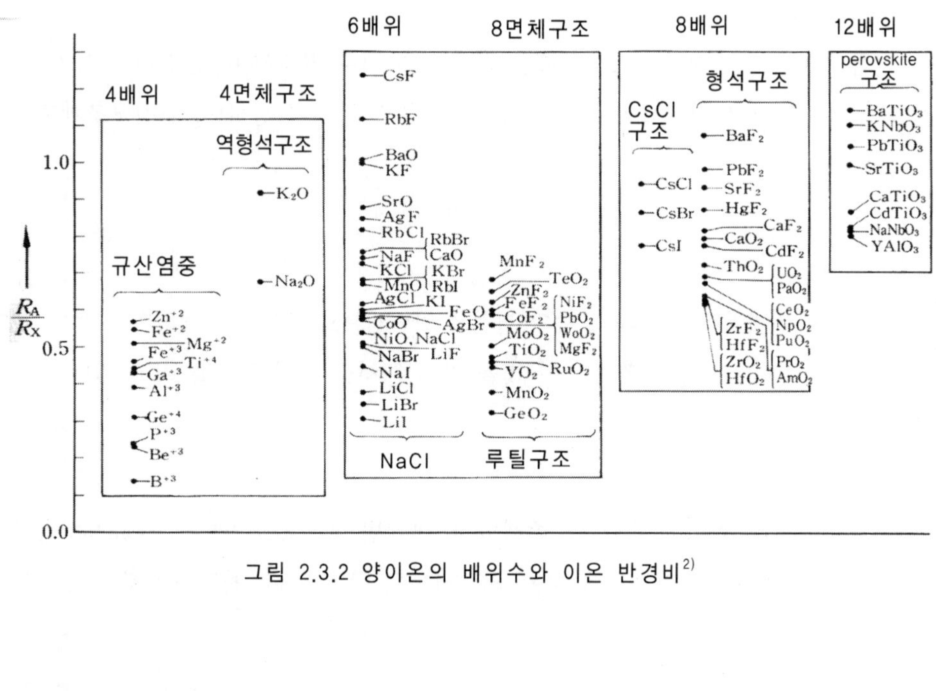

그림 2.3.2 양이온의 배위수와 이온 반경비[2)]

② 안정한 구조로서는 배위다면체의 음이온과 그 주위의 모든 양이온을 연결하는 결합강도의 화는 음이온의 전하의 총계와 같다. 음이온의 전하를 −, 그 주위 양이온의 전하를 $Z_i e$, 배위수를 v_i로 한다면 안정한 구조에서는 식 2.3.1의 관계가 성립한다.

$$n = \sum_i \frac{Z_i}{v_i} \tag{2.3.1}$$

다만, 이 구화는 음이온의 주위전체에 대해서 행한다. 이것은 양이온에서 나오는 전기력선이 가까운 음이온으로 모두 들어가 전기적으로 안정한 국소구조가 되고 있는 것을 표시하고 있다.

③ 결정중에서는 음이온이 만드는 배위다면체가 서로 정점을 공유하여 연결하고 있는 경우가 많다. 두 가지 배위다면체가 능을 공유하여 연결하는 것은 불안정하며, 면을 공유하는 것은 상당히 불안정하다.

④ 종종의 양이온을 포함하는 결정에서는 원자가가 크고 배위수가 작은 양이온의 다면체끼리가 면, 능, 정점을 공유하는 일은 거의 없다.

⑤ 결정내에서 화학적으로 동등한 음이온은 그 주위의 상태를 될 수 있는 한 동등하게 하는 경향이 있다.

4) 공유결합성 결정

공유결합의 에너지는 지극히 크기 때문에 결정은 매우 딱딱하며, 융점이나 불점은 지극히 높으며, 일반적으로 전기절연체이다. 공유결합은 방향성이 강하며, 결정구조에도 그 영향이 나타나고 있다.

5) 금속성결정

금속에는 자유전자가 존재한다. 금속의 결정은 일반적으로 부드럽고 연성과 전성이 있으며, 열이나 전기의 양도체이며, 광택이 있어 빛을 잘 반사하는 등의 특징을 갖고 있다.

6) 분자성 결정

분자성결정에서는 독립한 분자가 존재하여 반데발스(vander waal's bonding)결합이나 수소결합에 의하여 분자끼리가 결합하여 공간에 배열하고 있다. 분자간거리는 동일분자내의 원자간거리에 비해 반드시 크다. 유기화합물이나 폴리머는 모두 분자성 결정이다. 분자성결정은 분자간에 작용하는 힘이 약하기 때문에 부드럽고, 융점이나 불점이 낮고 증기압이 높은 것이 많다.

무기화합물의 대표적인 결정구조에 대해서 다음과 같이 말한다.

2. 원소의 결정구조

단순입방구조를 취하는 원소는 Po뿐이다.

금속원소의 대부분은 체심입방 (bcc)구조, 면심입방(fcc)구조 (입방최밀충전구조), 또한 육방최물충전 (hcp)구조를 취한다. bcc구조 (헤르만 모간의 기호에서는 $Im3m$)는 W, Ta, Mo, Na등의 금속에서 보이며, 각 원자는 등거리에 있는 8개의 최근접 원자에 의해서 둘러싸이고 있다. Fe는 온도에 따라 결정구조가 변화하지만 909℃ 이하에서는 bcc구조이다. fcc구조($Fm3m$)에서는 각 원자는 12개의 등거리의 최근접 원자에 의해서 둘러싸이고 있다. Ag, Au, Co, Cu, Ni, Pd, Pt, Rh등 실용적으로 중요한 금속의 대부분이 이 구조를 취한다. Co나 Ni는 hcp구조($P6_3/mmc$)를 취할 수도 있지만, 이것은 양쪽구조의 에너지차이가 작기 때문이다. hcp구조도 각각의 원자는 12개의 최근접원자로 둘러싸이고 있다. Be, Cd, Mg, Os, Re, Ru등이 이 구조를 취한다. Ⅳ족원소의 C, Si, Ge 및 Sn은 공유성이 강한 다이아몬드구조($Fm3m$)구조를 취한다. 잘 알려지고 있는 것처럼 C에는 그래파이프(graphite)구조가 있으며 Sn에는 배위수가 6의 백석구조 (정방정계)가 있다.

3. AX형 화합물의 결정구조

AX형의 화합물은 CsCl구조, NaCl구조, ZnS구조, 우르쯔광구조 및 NiAs구조의 어느쪽인가를 취하는 것이 많다. 반경비가 R_A/R_X가 0.73보다 큰 이온성의 화합물은 배위수가 8의 CsCl구조를 취한다. 공유성의 화합물로서 R_A/R_X가 0.41보다 큰 것은 배위수가 4의 ZnS구조를 취한다. 육방정계의 우르쯔광구조도 배위수가 4이며, ZnS구조와 비해서 공유성은 약간 적지만 그 차는 작고, 양쪽 구조를 취하는 것이 많다. 천이금속의 유화물등에서는 육방정게이며, 배위수가 6의 NiAs 구조를 취하는 것이 상당히 있다. 이 구조가 이온결정에서 나타나는 일은 없다.

1) CsCl구조 ; $Pm3m$

이 구조의 원자 좌표는 체심입방구조와 같지만, 단위격자의 구석과 중심에 있는 이온의 종류가 다르며, 입방단위격자의 구석을 차지하는 세슘이온 (0,0,0)과 중심에 있는 염소이온 $(\frac{1}{2}, \frac{1}{2}, \frac{1}{2})$로서 나타낼 수 있다.

각각 이온의 배위수는 8이며, 대부분 AX형 금속간화합물과 약간의 할로겐화물이 이 구조를 취한다. 일반적으로 원자반경비 (R_A/R_X)가 큰 화합물이 이 구조를 만들며, 할로겐과 알칼리중에서는 CsCl, CsBr 및 CsI만이 표준상태로서 이 구조를 취한다.

2) NaCl구조 ; $Fm3m$

이 구조에서는 나트륨이온이 단위격자의 구석과 면의 중심, 즉 면심입방의 격자점을 차지하며 염소이온이 입방체의 중심과 능의 중심을 차지하고 있다. 나트륨이온은 어느것이나 6개의 염소이온으로 둘러싸여 있으며 각각의 염소이온도 6개의 나트륨이온으로 둘러싸고 있다.

Na이온이 $0,0,0,;\frac{1}{2},\frac{1}{2};\frac{1}{2}c,0,\frac{1}{2};\frac{1}{2},\frac{1}{2},0$을 차지하며,

Cl이온이 $\frac{1}{2},\frac{1}{2},\frac{1}{2};\frac{1}{2},0,0,;0,\frac{1}{2},0;0,0,\frac{1}{2}$를 차지하고 있다.

반경비가 R_A/R_X=0.41-0.73이 매우 많은 할로겐 화물, CaO, MgO 등의 산화물, 유화물, 셀렌화물 등이 이 구조를 취한다.

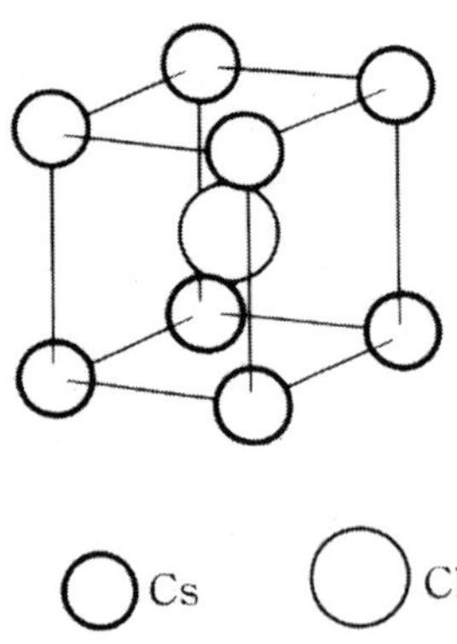

그림 2.3.3 CsCl구조의 단위격자

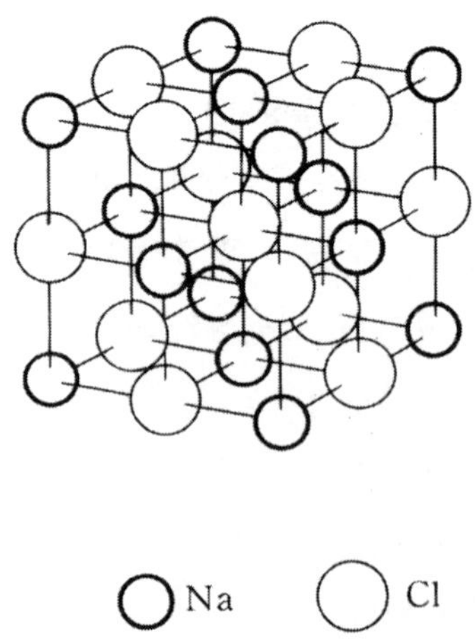

그림 2.3.4 NaCl 구조의 단위격자

3) 섬아연광구조, ZnS구조 ; $F\bar{4}3m$

섬아연광(zinc blend)구조는 규칙화된 다이아몬드구조이다. Zn원자가 단위격자의 구석과 면심의 위치를 차지하며 S원자가 다이아몬드 구조와 같은 4면체 배위의 site를 차지하고 있다.

4개의 Zn원자가 $0,0,0,;,\frac{1}{2};\frac{1}{2},0,\frac{1}{2};\frac{1}{2},\frac{1}{2},0$를 차지하며

4애의 S원자가 $\frac{1}{4},\frac{1}{4},\frac{1}{4};\frac{1}{4},\frac{3}{4},\frac{3}{4};\frac{3}{4},\frac{1}{4},\frac{3}{4},\frac{3}{4},\frac{3}{4},\frac{1}{4}$를 차지하고 있다.

4) 우르쯔광구조, ZnO구조 ; $C6mc$

ZnS는 섬아연광이외로 우르쯔광(wurtzite)로서 천연 생산한다. ZnO의 단결정은 홍아연광으로서 천연 생산한다.

ZnO구조는 Zn원자의 육방최물 충전격자와 이곳에서 $0,0,\frac{3}{8}$만큼 이동한 O원자의 육방최물충전격자를 겹쳐합한 구조라고 생각할 수 있다. 이 그물조 에서는 Zn원자가 0,0,0과 $\frac{1}{3},\frac{2}{3},\frac{1}{2}$를 차지하며 O원자가 $0,0,z$와 $\frac{1}{3},\frac{2}{3},z+\frac{1}{2};z=0.375$를 차지하고 있다. 그리고 섬아연광의 경우와 마찬가지로 각각 원자의 주위를 다른 원소에 의한 사면체가 둘러싸고 있다.

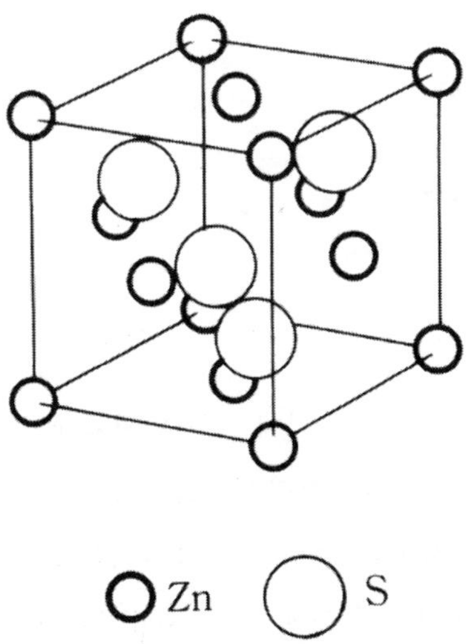

그림 2.3.5 섬아연광구조의 단위격자

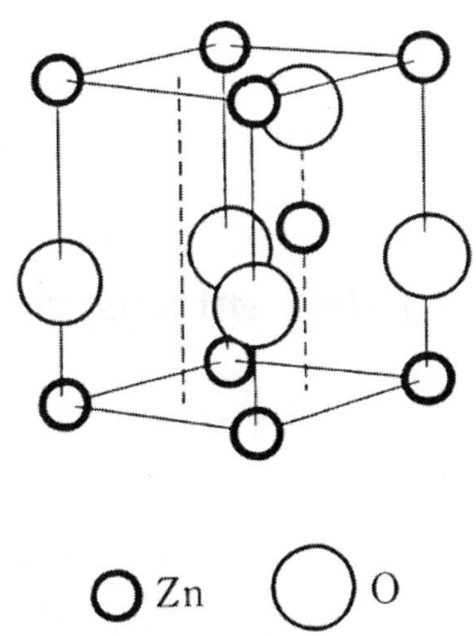

그림 2.3.6 우르쯔광구조의 단위격자

5) NiAs구조 ; $P6_3/mmc$

이 구조는 육방최밀충전구조의 단위격자의 금속원자를 As원자로 치환하여 단위격자의 구석과 수직방향의 능의 중심에 Ni원자를 추가한 구조이다. Ni원자가 0,0,0과 0,0,$\frac{1}{2}$를 차지하며 As원자가 $\frac{1}{3},\frac{2}{3},\frac{1}{4}$과 $\frac{2}{3},\frac{1}{3},\frac{3}{4}$를 차지하고 있다. 각각의 As원자는 6개의 Ni원자로 둘러싸여 있어 Ni원자의 주위도 6개의 As원자가 둘러싸여 있다.

원자의 반경비가 R_A/R_X=0.41-0.73 사이에 있는 비이온성의 AX형 화합물, 예를 들면 천이금속원소와 S, Se, Te, Sb, As, Bi와의 화합물은 이 구조를 취하는 것이 많다.

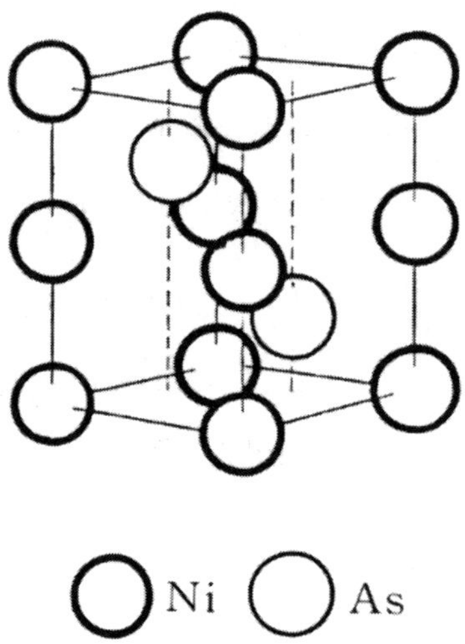

그림 2.3.7 NiAs구조의 단위격자

2.4 결정에 의한 X선의 회절

물질에 의한 X선의 간섭성산란은 물질을 구성하고 있는 각 원자의 핵외전자에 의해서 생긴다. 따라서 핵외전자가 많은 중원소에서 되는 물질일수록 산란이 크다. X선의 회절은 물질중의 각원자에서 산란 X선이 서로 간섭한 결과 관측되는 현상이다. 회절X선의 강도는 입사 X선의 강도에 비해서 매우 약하다. X선의 회절에서는 원자핵 그 자체에 의한 산란은 무시할 수 없다.

1. 원자에 의한 X선의 산란

1개의 원자에 의한 간섭성산란의 강도는 식 2.1.19로 주어진다. 여기서는 1개의 고립한 원자에 의하여 생기는 산란에 대해서 생각한다. 원자의 핵외전자는 전자운(electron cloud)로서 퍼져 존재하고 있다. 전자운의 크기와 X선의 파장과의 사이에는 현저한 차이는 없다. 이와 같은 원자에서 산란되는 X선의 강도를 구하기 위해서는 전자운의 각 부분에서 산란되는 파의 진폭과 위상을 고려하여 합성하면 된다. X선의 입사방향에서는 위상차가 없기 때문에 산란선의 강도는 핵외전자수 Z에 비례한다. 그리고 회절각이 크게 될 수록 합성 진폭은 감소한다.

1) 원자산란인자

1개의 원자에서 산란되는 X선의 진폭을 같은 조건하에서 1개의 전자부터의 산란진폭을 단위로 나타낸 산란효율을 원자산란인자 또는 원자구조인자라고 한다.

원자핵부터 r만큼 떨어진 점에 있는 전자밀도를 $\rho(r)$라고 한다(그림 2.4.1). 입사 X선과 산란 X선의 단위벡터를 S_0과 S라고 한다면 그 전부터의 산란파는 원점에서의 산란파보다도 $(S-S_0)\cdot r$만큼 광로가 짧다. 그 점의 미소체적 dv중에서 발견되는 전자의 확률은 $\rho(r)dv$이며 S방향으로 산란되는 파의 진폭은 위상의 빗나감을 고려하면 $\rho(r)\exp\{2\pi i/\lambda\cdot(S-S_0)\cdot r\}dv$ 에 비례한다. 따라서 원자산란인자 f는 이것을 원자전체에 대해서 적분하여 얻어진다.

$$f=\int_{\text{원자}} \rho(r)\exp\left\{\frac{2\pi i}{\lambda}(S-S_0)\cdot r\right\}dv \tag{2.4.1}$$

1개의 전자에 의한 산란강도를 I_e라 하면 원자에 의한 산란강도 I는 식 2.4.2로 나타낸다.

$$I=I_e|f|^2 \tag{2.4.2}$$

원자의 구조를 구대칭이라고 가정한다면 $\rho(r)$은 $|r|=r$ 만큼의 함수로 되므로 원자산란인자 f는 식 2.4.3으로 주어진다.

$$f=\int_0^\infty 4\pi r^2\rho(r)\frac{\sin(4\pi r\quad \sin\theta/\lambda)}{4\pi r\quad \sin\theta/\lambda}\ dr \tag{2.4.3}$$

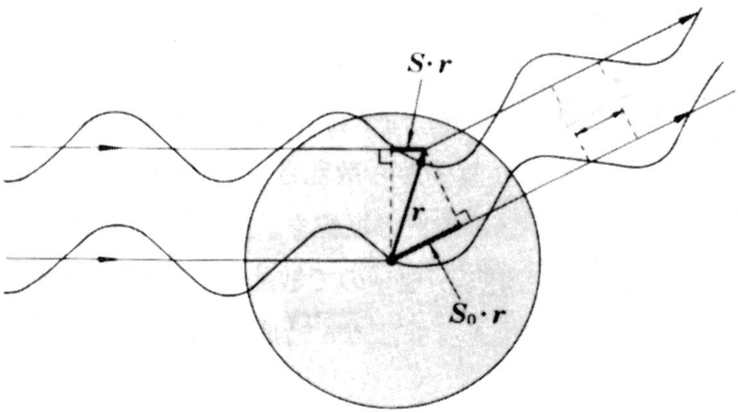

그림 2.4.1 회절선의 위상차

전자밀도분포 $\rho(r)$은 원자내전자의 파동함수 $\psi(r)$에서 $\rho(r)=|\psi(r)|^2$로 구한다. $\psi(r)$은 Hartree-Fock의 방법이나 Thomas-Fermi의 방법으로 계산할 수 있다. 각각 원소에 대해서 계산한 f의 상세한 값이 International Table Vol. Ⅲ와 Vol. Ⅳ에 기재되고 있다. f의 값은 그림 2.4.2에 표시한 것처럼 $\sin\theta/\lambda$의 함수로서 단조하게 감소한다. $\sin\theta/\lambda=0$에서는 f의 값은 원자번호 Z와 일치한다. 원자의 외각전자는 결합상태에 따라 영향을 받는다. 화합물중에서 원자가 이온화되고 있는 경우에는 $\sin\theta/\lambda$가 작은 영역에서 이온상태에 대응한 f 값을 사용한다.

결정내의 원자는 X선의 진동수 ($10^{18}\mathrm{sec}^{-1}$정도)에 비해서 느긋한 열진동($10^{13}\ \mathrm{sec}^{-1}$정도)를 하고 있다. 따라서 원자의 위치는 각순간에는 X선에 대해서 정지하고 있지만 열진동 때문에 전자운이 퍼지고 있다. 이 영향은 원자산란인자에도 당연히 나타난다. 지금 정지하고 있는 원자의 원자산란인자를 f_0라 한다면 열진동하고 있는 원자의 f는 이것에 보정항 e^{-M}를 가할 필요가 있어 식 2.4.4로 주어진다.

$$f=f_0\ \exp(-M)=(f_0\ \exp\ (-B\ \frac{\sin^2\theta}{\lambda^2}) \qquad (2.4.4)$$

B는 온도인자이며 원자의 등방성열진동의 대소를 나타내고 있다. 원자 그물면에 수직한 방향의 원자평균자승진폭을 $\overline{u}^2$로 한다면 식 2.4.5의 관계가 있다.

$$B=8\pi^2\overline{u}^2 \qquad (2.4.5)$$

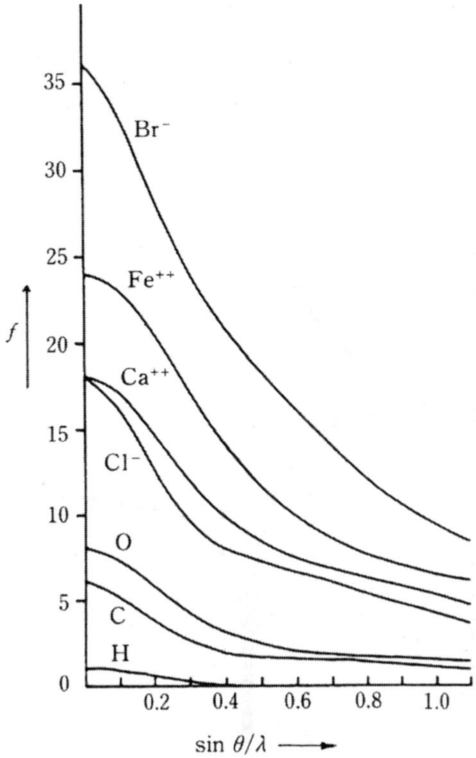

그림 2.4.2 원자산란인자

2) 이상분산

입사하는 X선의 파장이 원자의 흡수단으로 접근하고 있을 때는 원자산란인자는 복소수를 포함하는 식 2.4.6의 모양으로 수정할 필요가 있다. 이 현상을 이상분산 또는 이상산란이라고 한다.

$$f = f^0 + \Delta f' + i\Delta f'' \tag{2.4.6}$$

보정항 $\Delta f'$, $\Delta f''$의 값은 특성 X선의 파장과 원자의 조합에 의하여 결정되어 계산값이 주어지고 있다. 앞에 항에서는 원자내의 전자는 자유라는 것으로서 취급해 왔지만 실제로는 전자는 원자핵에 속박되고 있다. 이상분산은 속박된 전자가 그 고유진동수에 가까운 진동수를 갖는 X선에 의하여 일어나는 공명현상이다. 이상분산항의 파장의존성의 경향을 그림 2.4.3에 표시한다. 이상분산은 주로 K각의 전자에 의하여 일어나므로 $\Delta f'$, 나 $\Delta f''$는 산란각에는 너무 의존하지 않다. 또, 흡수단을 조금 멀리하면 이상분산은 무시할 수 있다.

이상분산을 이용하여 대칭중심을 갖지 않은 원자배열의 절대구조를 결정할 수 있다. 즉, $D-$화합물과 $L-$화합물을 구별하거나, 극성결정의 앞뒤를 구별 하는일이 가능하다.

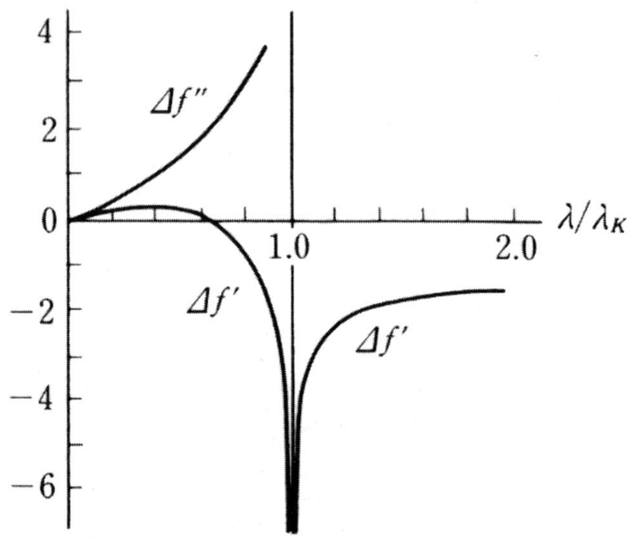

그림 2.4.3 이상분산항의 파장의존성

2. 결정에 의한 X선의 회절

결정중에서는 원자의 집단이 주기적으로 배열하여 공간격자를 형성하고 있으며 그 간격의 수 Å정도이다. 파장이 그것과 같은 정도 아니면 그 이하의 X선이 결정으로 입사한다면 각 원자에서의 산란 X선이 서로 간섭하여 회절현상을 표시한다.

1) 라우에의 조건

같은 원자가 등간격 a로 나란히 하고 있는 점열에 파장 λ의 X선이 점열에 대해서 α_0의 각도로 입사하여 α방향으로 회절선이 관측되었다고 한다. 점열상의 각원자부터의 산란선이 서로 강화시키기 위해서는 각원자부터의 산란 X선의 행로차가 파장 λ의 정수배가 아니면 안됨으로

$$a(\cos\ \alpha - \cos\ \alpha_0) = h\lambda \qquad (2.4.7)$$

여기서 h는 0을 포함하는 정 또는 부의 정수이며 회절의 차수라고 한다.

점열중의 원자수가 충분히 많으면 식 2.4.7의 조건을 만족하는 방향으로 강한 회절이 생겨 그 방향에서 약간 빗나간 것 만으로도 회절강도가 급격히 감소한다.

다음으로 3차원의 공간격자의 각격자점에 같은 원자가 존재할 경우에 대해서 생각한다. 입사 X선과 산란 X선의 방향이 공간격자의 a,b,c축으로 되는 각을 α_0, β_0, γ_0 및 α, β, γ 라 하면, 각격자점에서 산란X선이 서로 강화하기에는 식 2.4.8이 동시에 성립할 필요가 있다.

$$\begin{aligned} a(\cos\ \alpha - \cos\ \alpha_0) &= h\lambda \\ b(\cos\ \beta - \cos\ \beta_0) &= k\lambda \\ c(\cos\ \gamma - \cos\ \gamma_0) &= l\lambda \end{aligned} \qquad (2.4.8)$$

이것을 라우에의 조건이라고 일컫는다. h, k, l 은 회절의 차수이다.

2) 브래그의 조건

결정을 3차원적인 회절격자라고 해서 유도한 라우에의 이론식은 실용적이지 못했다. 브래그는 직관적으로 X선의 회절을 빛의 반사와 대응하는 현상이라고 생각하여 등간격으로 나란히 한 원자 그물면에 의하여 X선이 반사한다고 했다. 평행하게 나란히하고 있는 원자 그물면의 간격을 면간격 d(Å), 그물면에 대한 X선의 입사각과 반사각을 θ로 한다(그림 2.4.4). 각각의 그물면에서의 산란파는 인접하는 그물면에서의 산란파와 광로차

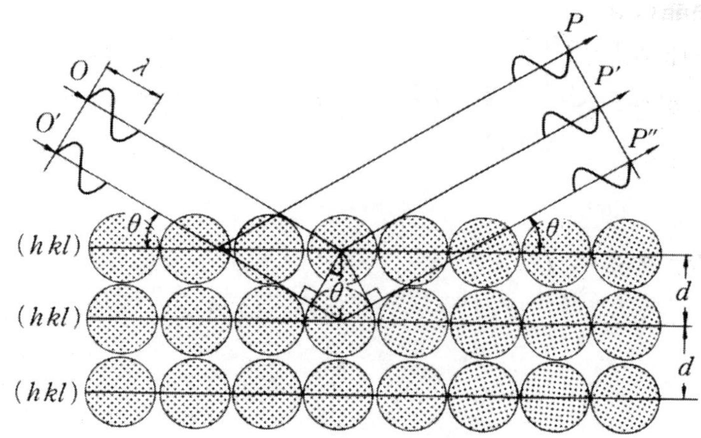

그림 2.4.4 브래그의 조건

$2d\ \sin\ \theta$가 파장의 정수배 $n\lambda$와 같을 때만 위상이 갖추게 되어 회절이 일어난다.

$$2d \ \sin \ \theta = n\lambda \tag{2.4.9}$$

이것을 브래그의 조건이라 하며 θ를 브래그 각 또는 회절각, n을 반사의 차수라 한다. 식 2.4.9에서 $\lambda \leq 2d$ 가 아니면 회절이 일어나지 않은 것을 알 수 있다.

n은 반사의 차수이지만 그 대신에 면간격이 d/n과 같은 가상적인 그물면(hkl)에서의 일차반사라고 생각할 수도 있다. 이 (hkl)면의 면간격을 d_{hkl}라고 하면 식 2.4.10의 관계가 성립한다.

$$2d_{hkl} \ \sin \ \theta = \lambda \tag{2.4.10}$$

라우에의 식과 브래그의 식이 완전히 같은 내용이라는 것은 엄밀하게 증명할수 있다. X선의 반사와 X선의 회절이라는 술어는 자주 혼용되고 있다.

3. 회절과 역격자

역격자의 개념은 결정의 기하학적관계를 명료하게 하는 것뿐 아니라 X선의 회절현상을 취급할 때도 상당히 유용하다. X선의 회절은 브래그의 법칙에 따르지만 이것을 역격자공간으로 생각해 보자.

결정의 역격자면 a^*c^*를 그려 역격자의 원점을 O로 한다. 파장의 X선이 x방향에서 a^*c^*면으로 평행하게 결정으로 입사한다고 하여 역격자의 원점을 통하는 직선 xO를 그린다. xO상으로 점 S를 취하고 S를 중심으로 하여 원주가 O를 통과하게 반경 $1/\lambda$의 원을 그린다(그림2.4.5). 원주상의 역각자점 P에서는 $\angle OPB$는 반원으로 내접하고 있어 직각이다. 따라서 식 2.4.11이 성립한다.

$$\sin \ \theta = \frac{OP}{2/\lambda} \tag{2.4.11}$$

또, 정의에 의하여 OP의 길이는 $1/d_{hkl}$ 과 같으므로 식 2.4.12를 얻을 수 있다.

$$\sin \ \theta = \frac{\lambda}{2d_{hkl}} \tag{2.4.12}$$

$$\therefore 2d_{hkl} \quad \sin\theta = \lambda \tag{2.4.12'}$$

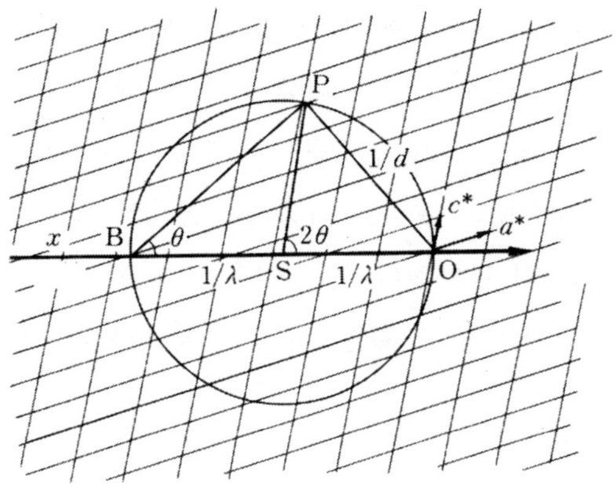

그림 2.4.5 역격자를 사용한 회절조건의 작도

이 식의 유도는 일반적인 것이며 역격자점이 원호상으로 오는 경우에는 항상 브래그의 조건을 만족시켜 반사가 일어나는 것을 표시하고 있다. 그리고 $\angle OSP = 2\theta$이므로 S점에 결정에 있어 SP방향으로 회절한다고 생각하면 된다.

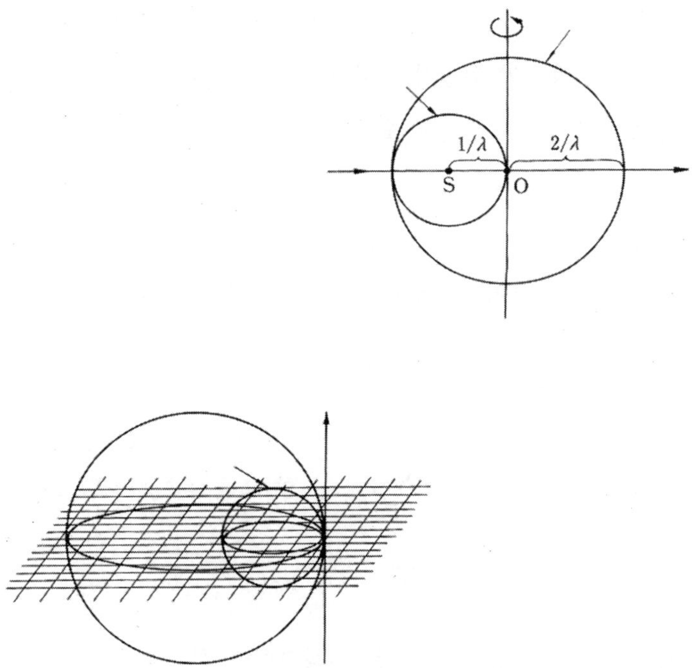

그림 2.4.7 2가지 파장에 대한 반사구의 비교

이와 같은 작도는 그림 2.4.5의 원호를 OB의 주위에서 회전하여 생기는 구상의 모든 점으로 성립하며 관련된 실공간의 면에 대해서 브래그의 조건이 만족된다. 이 구를 에왈드구 또는 반사구라고 한다. 다음으로 O를 원점으로 하여 반경 $2/\lambda$의 구를 그린다. 이것을 한계구(극한구)라고 한다(그림 2.4.6). 사용하는 X선의 파장 λ가 짧을수록 반사구가 커져 관측할 수 있는 반사수가 많아진다(그림 2.4.7). 그리고 반경 $2/\lambda$의 한계구내에 있는 역격자점은 반사의 능력을 가지며 그 결정으로 가능한 반사는 한계구내의 역격자점으로 한정된다.

4. 결정구조인자

결정에 의하여 각각 방향으로 회절되는 X선의 강도는 단위격자중의 각원자에 의하여 생기는 산란파의 진폭(원자산란인자)에 위상차항을 곱한 것으로 주어진다.

단위격자중에 N개의 원자가 존재할 때, n번째의 원자의 원자구조인자를 f_n, 각 주축의 주기를 단위로서 잰 n번째의 원자의 좌표값을 x_n, y_n, z_n으로 한다. n번째의 원자와 원점과의 위상차는 $2\pi(hx_n + ky_n + lz_n)$으로 나타낼 수 있어 회절에 대한 n번째의 원자의 기여는 f_n을 진폭으로서 상기의 위상차를 갖는 X선파로 표시한다. 단위격자내의 모든 원자에 대해서 화를 취하면 식 2.4.13를 얻을 수 있다.

$$F_{hkl} = \sum_{n=a}^{N} f_n e^{2\pi i(hx_n + ky_n + lz_n)} \qquad (2.4.13)$$

F_{hkl} 를 결정의 구조인자 (structure factor)라고 일컫는다. F_{hkl}는 실수부와 허수부로 나눌수 있다.

$$F_{hkl} + A_{hkl} + iB_{hkl}$$

$$A_{hkl} = | F_{hkl} | \cos \alpha_{hkl} = \sum_n f_n \cos 2\pi(hx_n + ky_n + lz_n) \qquad (2.4.14)$$

$$B_{hkl} = | F_{hkl} | \sin \alpha_{hkl} = \sum_n f_n \sin 2\pi(hx_n + ky_n + lz_n)$$

$|F_{hkl}|$를 회절 X선의 구조진폭, α_{hkl} 를 위상각이라 한다.

$$|F_{hkl}| = \sqrt{A_{hkl}^2 + B_{hkl}^2} \qquad (2.4.15)$$

$$\tan\ \alpha_{hkl} = B_{hkl}/A_{hkl}$$

회절 X선의강도 I_{hkl}는 구조진폭 $|F_{hkl}|$의 제곱에 비례한다.

결정에 대칭의 중심이 있어 그것을 원점으로 하는 x_n, y_n, z_n과 $\overline{x}_{n,} \overline{y}_{n,} \overline{z}_n$에는 같은 원자가 존재하기 때문에 식 2.4.15에서

$$\begin{aligned} F_{hkl} &= \sum_{n=1}^{N/2} f_n \left(e^{2\pi i(hx_n + ky_n + lz_n)} + e^{-2\pi i(hx_n + ky_n + lz_n)}\right) \\ &= 2\sum_{n=1}^{N/2} f_n \ \cos\ 2\pi(hx_n + ky_n + lz_n) \end{aligned} \tag{2.4.16}$$

로 되여 $|F_{hkl}| = |F_{\overline{hkl}}|$ 이라는 관계를 얻을 수 있다. 이상분산이 작으면 대칭 중심이 없는 경우라도 $|F_{hkl}|$과 $|F_{\overline{hkl}}|$의 값은 같게 된다. 이것을 프리텔의 법칙이라고 한다.

단위격자내에 있는 미소체적 $Vdxdydz$의 전자밀도가 $\rho(xyz)Vdxdydz$로 주어지는 함수 $\rho(xyz)$를 전자밀도분포함수라고 한다. 다만 V는 단위격자의 체적이다. 이때 구조인자는 더욱 일반화된다.

$$F_{hkl} = V\int_0^1\int_0^1\int_0^1 \rho(xyz)e^{2\pi i(hx+ky+lz)}dxdydz \tag{2.4.17}$$

5. 전자밀도분포함수

전자밀도분포함수 $\rho(xyz)$는 결정의 단우격자와 같은 주기를 갖는 3차원 주기함수이므로 푸우리에급수로 전개할 수 있으므로 식 2.4.18을 얻을 수 있다.

$$\rho(xyz) = \frac{1}{V}\sum_{-\infty}^{\infty}\sum_{-\infty}^{\infty}\sum_{-\infty}^{\infty} F_{hkl}e^{-2\pi i(hx+ky+lz)} \tag{2.4.18}$$

식 2.4.14의 관계가 있으면 식 2.4.18은 식 2.4.19라고 할 수 있다.

$$\rho(xyz) = \frac{1}{V}\sum_{-\infty}^{\infty}\sum_{-\infty}^{\infty}\sum_{-\infty}^{\infty} |\ F_{hkl}\ |\ \cos\{2\pi(hx+ky+lz) - \alpha_{hkl}\} \tag{2.4.19}$$

따라서 결정구조인자를 알아볼 수 있다면 전자밀도분포함수를 계산하여 결정구조를 구할수 있다. 결정구조해석에 대해서는 6.1에서 말한다.

6. 소멸칙

공간격자가 단순격자라 하면 모든 (hkl)면에 대응하는 회절선이 관측된다. 공간격자가 체심격자, 면심격자 및 저심격자라 하면 특유한 지수의 구조인자 F_{hkl}의 값이 0으로 되어 회절선은 관측되지 않는다. 이것을 공간격자의 소멸칙이라고 한다.

예를 들어, 체심격자에서는 단위격자의 0,0,0과 ½,½,½에 원자가 있기 때문에

$F = f\{1 + e^{\pi i(h+k+l)}\}$

$(h+k+l)$가 기수이면 $F = 0$으로 되어

$(h+k+l)$가 우수이면 로 $F = 2f$된다.

면심입방격자에서는 0.0.0;½,½,0;½,0,½;0,½,½에 4개의 원자를 갖고 있기 때문에 $F = f\{1 + e^{\pi i(h+k)} + e^{\pi i(k+l)} + e^{\pi i(l+h)}\}$로 된다.

h, k, l 가 혼합지수(기수와 우수가 혼합)이라하면 $F = 0$으로 된다.

h, k, l 가 비혼합지수(전부기수 혹은 전부우수)라 하면 $F = 4f$ 로 된다.

공간격자의 소멸칙을 표 2.4.1에 표시한다.

표 2.4.1 공간격자의 소멸칙

공간격자	사라지는 반사
P	없음
A	$k+l=$기수의 반사
B	$l+h=$기수의 반사
C	$h+k=$기수의 반사
I	$h+k+l=$기수의 반사
F	우기혼합의 반사

나산축이나 영진면을 가지는 결정이라도 특정한 지수의 회절선이 소멸한다.

반대로 소멸하고 있는 반사의 지수를 계통적으로 조사하여 소멸칙을 발견할 수 있다면 그것을 기초로 하여 공간군을 알아볼 수 있다. 실제로는 International Tables Vol. 1에 모든 공간군에 대한 소멸칙이 기재되어 있어 그것을 사용하여 공간군을 결정 할 수 있다.

7. 소쇠 효과

이때가지 말한 운동학적 회절이론(kinetical theory of diffraction)에서는 X선은 결정격자에 의하여 1회만 산란된다고 가정하고 있었다. 그렇지만 결정이 어느 정도 크게 되면 X선은 결정에 의하여 몇회라도 산란된다. 그리고 한번 회절된 X선이 같은 격자면의 뒤쪽에서 다시 회절되어 입사방향으로 되돌아가는 과정을 되풀이하여 약해진다. 이 현상을 소쇠효과(extinction effect)라고 한다. 결정의 크기가 10㎛이상으로 되면 이 효과를 무시할 수 없게 되어 동력학적 회절이론(dynamical theory of diffraction)를 이용할 필요가 있다.

실재로 결정에는 모자이크 구조로서 알려져 있는 일종의 결함이 존재한다고 생각되고 있다. 과장하여 그린 모자이크 구조를 그림 2.4.8에 표시한다. 모자이크 블록의 크기는 1000Å의 자릿수이며 모자이크 블록 상호의 기울림은 1° 이하이다. 모자이크 블록의 크기가 클수록 또한 상호의 기울림이 작을수록 회절강도의 감소가 명백하다. 전자를 제 1차 소쇠효과, 후자를 제 2차 소쇠효과라 한다.

소쇠효과의 이론적보정은 어려우므로 단결정 X선구조 해석에서는 소쇠효과를 무시할 수 있는 「이상적으로 불완전한 결정(ideally imperfect crystal)」를 이용하여 실험을 한다. (6.1참조).

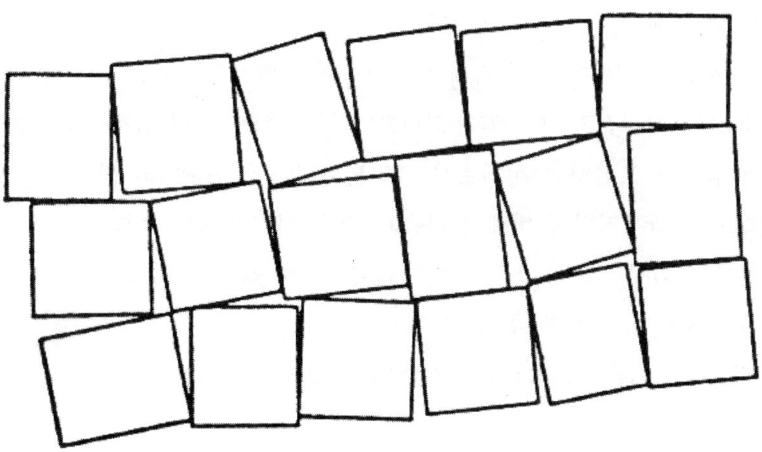

그림 2.4.8 결정의 모자이크 구조모형

3.0 X선 회절장치

1) X선장치의 보급도

의료용 X선장치의 매상은 X선분석장치의 그것에 비하여 한자릿수 크다. X선 CT장치가 세계의 병원에서 활약하고 있다.

2) X선발생장치의 효율

분말 X선 회절법은 에너지 효율이 매우 나쁜 실험이다. 즉,

① X선 관구에서 소비하는 전력중에 X선으로 변환되는 것은 불과 0.1%정도이다. 게다가 전공간으로 방사되는 X선의 극히 일부밖에 이용할 수 없다.

② 렌즈나 반사경을 사용하여 X선을 집광할 수 없기 때문에 핀홀이나 슬리트에 통과하는 X선밖에 이용 할 수 없다.

③ 분말 X선 회절법에서는 단결정의 경우와 달리 브래그의 조건을 만족시키는 위치에 둔 미결정만이 회절에 기여한다.

따라서, 분말 X선 회절에서는 장치의 공작과 조정이 좋으며 또한 장치의 사용조건을 적정으로 하여 회절X선을 유효하게 이용할 필요가 있다.

3) X선회절계의 특색

분말X선 회절법은 데바이 세러 카메라나 라우에 카메라와 X선발생장치를 사용하여 실행해 왔다. 제 2차세계대전후 계수관과 고니오미터를 갖춘 X선회절계(X-ray diffractometer)가 시판되어 급속히 보급하여 현재로서는 일본국내에서 수천대의 장치가 가동하고 있다.

X선회절계는 분말사진법에 비해서 다음과 같은 이점을 갖고 있다.

① 회절각도와 회절강도를 더욱 정확히 측정할 수 있다.

② 필요한 각도만을 주사할 수 있다.

③ 결과가 즉시 기록되어 회절도형을 충분히 얻을 수 있다.

④ 복잡한 암실조작이 필요 없다.

⑤ 초보자라도 쉽게 장치를 운전 할 수 있다.

4) X선회절계의 구성

본장에서는 주로 각도분산형 X선회절계에 대해서 말한다. 각도 분산형 X선회절계는 4가지 부분에서 구성되고 있다.

① X선발생장치 (X-ray generator) :

X선관구, 고압전원 및 제어회로에서 된다.

② 고니오미터 (측각기, goniometer) :

회절각 2θ를 측정하는 장치이며 치차계(gear) 및 구동부품에서 된다.

③ 계수기록회로 (electronic circuit panel) :

계수관, 계수회로, 기록계 등으로 된다. 또, 에너지 분산형 X선 회절계에서는 기계적으로 주사하는 고니오미터가 필요 없다.

④ 제어 · 연산회로 (control/data processing unit) :

측정장치의 제어와 측정데이터의 연산을 하는 컴퓨터에서 된다. 오래된 장치나 간이형장치에는 컴퓨터가 안 붙어 있다.

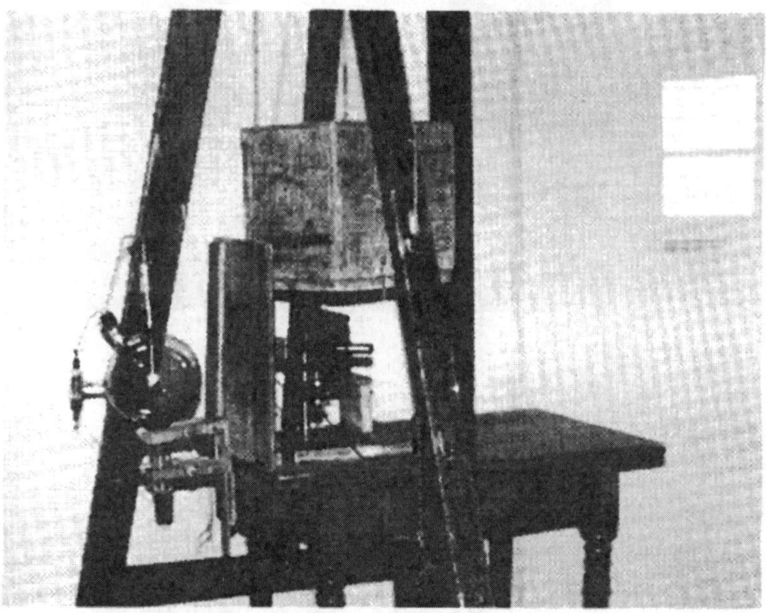

그림 3.0.1 라우에가 사용한 X선 회절장치 뮤햄의 독일박물관에서 저자가 촬영

그림 3.0.1 라우에가 사용한 X선 회절장치 뮤햄의 독일박물관에서 저자가 촬영

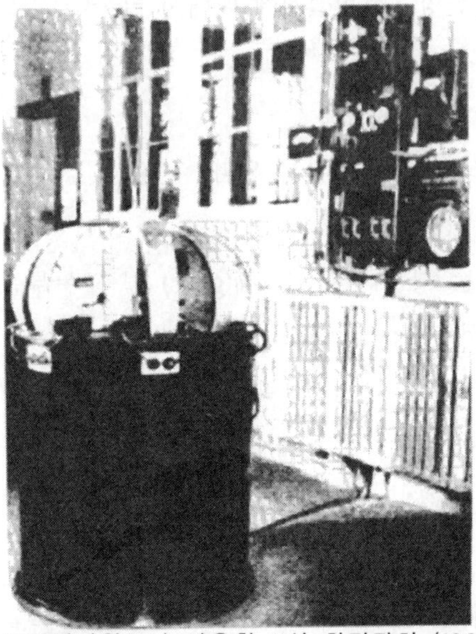

그림 3.0.2 하나왈트가 사용한 X선 회절장치 (1938년무렵)

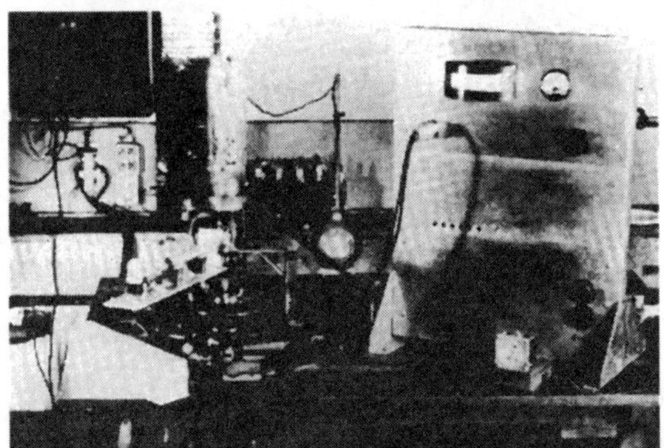

그림 3.0.3 일본에서 최초의 X선회절계(1951년무렵)

3.1 X선발생장치

X선발생장치는 X선관구, 고압전원, 고압제어회로, 냉각용수원, 각종 보호 회로등으로 구성되고 있다.

간이형 X선발생장치의 블록 다이아그램을 그림 3.1.1에 표시한다.

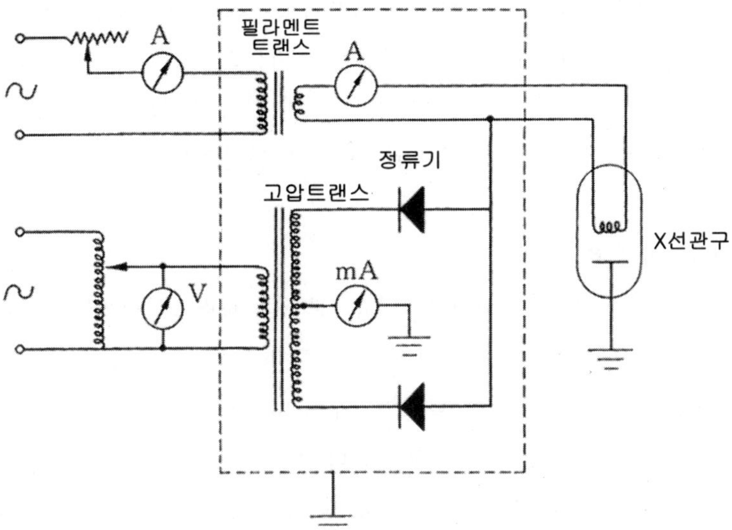

그림 3.1.1 간이형 X선발생장치의 블록 다이아그램
(전파정류, 일차측제어방식)

1. X선관구

초기의 X선발생장치에서는 냉음극가스이온 X선관구와 고압전원에 전자감응코일을 이용하고 있었지만 현재에서는 열전자 X선관구와 고압트랜스 정류회로를 사용하고 있다. 냉음극가스이온 X선 관구는 동작이 불안정하며 관구전압과 관구전류를 독립하여 제어할수 없는 등의 결점이 있다. 가스이온 X선관구와 초기의 열전자 X선 관구를 그림 3.1.2에 표시한다.

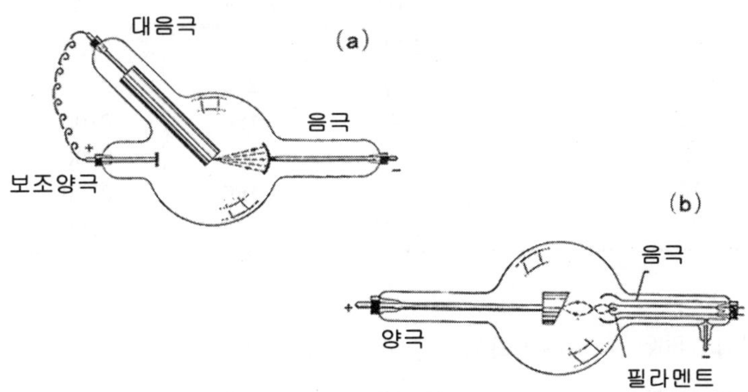

그림 3.1.2 냉음극가스이온 X선관구와 초기의 열전자 X선관구

회절용 X선 관구에는 진공펌프로 끌면서 사용하는 조립식관구와 진공펌프를 필요로 하지 않은 봉입식 관구가 있다. 전자는 회전양관구나 미소초점관구가 있다. 조립식관구는 장치를 사용하지 않을때라도 진공펌프를 가동할 필요가 있다. X선회절계가 현재와 같이 보급한 것은 우수한 봉입형 X 선관구가 개발된 것이 큰 원인으로 되고 있다.

1) 봉입형 X선관구의 종류

현재 일본에서 사용되고 있는 회절용의 X선 관구는 필립스사의 규격과 호환성이 있는 제품이다.

회절용 X선관구의 외경 · 치수는 똑같으며 2개의 나사로 관구실드에 설치하여 사용한다. 주로되는 X선관구의 규격을 표 3.1.1에 표시한다. X선 관구는 모두 양극 접지형이며 필라멘트에 고압을 인가하여 사용한다. 양극이 Cu, W, Mo, Co, Fe, Cr, Ag등의 관구가 갖추어져 있으며 Ti, Rh, Ni, Sc, Mn의 관구도 특별 주문할수 있다. 관구는 초점의 크기에 따라 normal focus형 (초점 : $1.0\times10mm^2$), fine focus형 ($0.4\times8mm^2$), 고출력 fine focus형 ($0.4\times12mm^2$), 및 브로드 focus형 ($2.0\times12mm^2$)으로 갈라지고 있다.

표 3.1.1 봉입형 X선관구의 규칙[1)]

종류	fine focus형		normal focus형		브로드 focus형	
초점 내압	$0.4\times8mm^2$ 60 (kV)		$1\times10mm^2$ 60 (kV)		$2\times12mm^2$ 60 (kV)	
양극	최대부하 (W)	휘도 (W/mm^2)	최대부하 (W)	휘도 (W/mm^2)	최대부하 (W)	휘도 (W/mm^2)
Cu	1500	469	2000	200	2700	112
Mo	2000	625	2400	240	2700	112
Co	1200	375	1800	180	2700	112
Fe	900	281	1500	150	2200	92
Cr	1300	406	1800	180	2700	112
W	2000	625	2400	240	2700	112

최고인가전압 60kV, 최대부하는 관구의 형식과 양극의 종류에 따라 다르며, 1000-3000W 이다. X선회절계에는 보통 브로드 focus형 또는 normal focus형을 사용한다. 브로드 focus형관구의 특성을 그림 3.1.3에 표시한다.

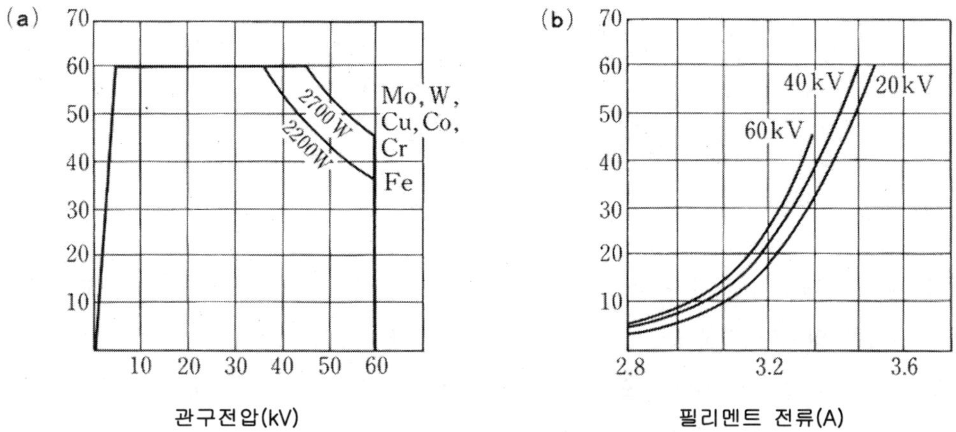

그림 3.1.3 브로드 focus형관구의 특성[1)]

2) 봉입형 X선관구의 구조

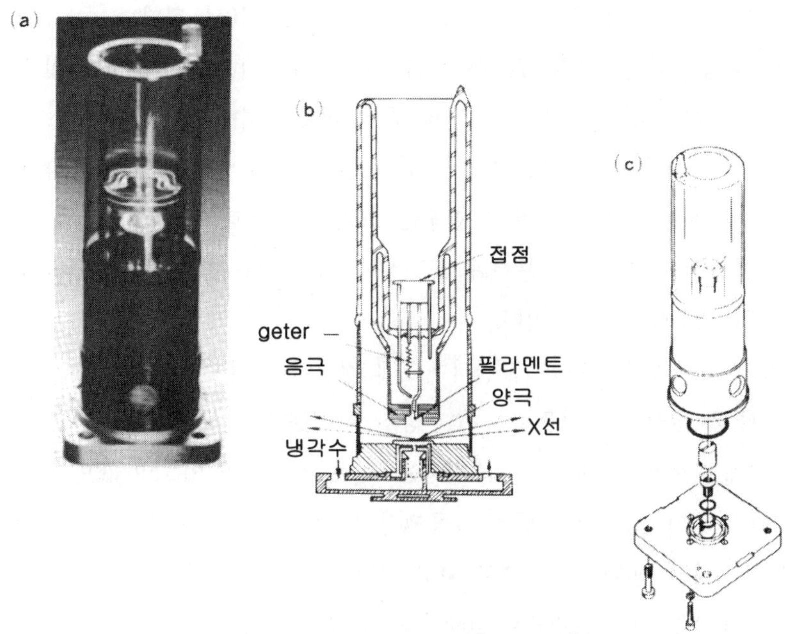

그림 3.1.4 봉입형 X선관구의 구조[1)]
(a) 외관 (b) 단면도 (c) 분해도

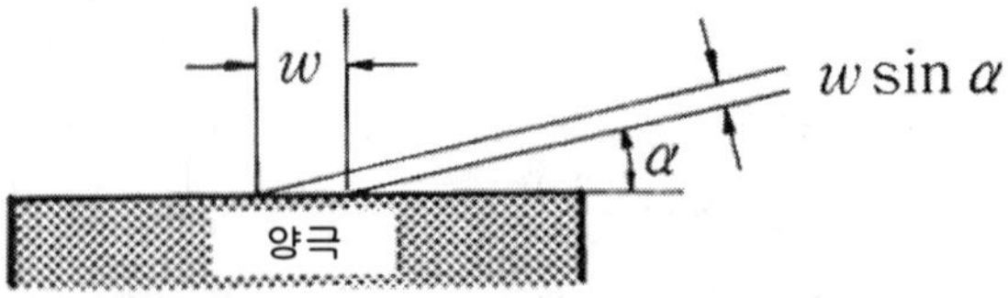

그림 3.1.5 X선을 꺼내는 각

회절용 X선관구의 외관과 단면도를 그림 3.1.4에 표시한다. 관구의 내부는 고도한 진공이 유지되어 있으며 창문에는 두께 300㎛의 금속 베릴륨이 사용되고 있다. 발생한 X선은 사방의 창문을 통하여 대기중으로 방사된다. $CuK\alpha$와 $MoK\alpha$에 대한 투과율은 95%와 98%이다. 분말 X선회절계에서는 초점의 긴방향으로 X선을 꺼내는 선초점(line focus)가 사용되며 데바이 세러 카메라나 단결정 X선회절에서는 점초점(point focus)이 사용된다.

X선관구의 양극의 표면은 평면이며 X선을 꺼내는 각(take-off angle, glancing angle)는 보통 6° 로 한다.

그림 3.1.5에서 실제의 초점의 크기를 w, 꺼내는 각을 α로 한다면 실효초점은 $w\ \sin\ \alpha$이며 $\alpha = 6°$ 에서는 실제 초점의 크기의 약 1/10로 된다.

회절용의 봉입형 X선관구를 제조하기에는 투과법용의 tungsten관구에 비해서 고도한 기술이 필요하다. 계의 진공이 좋지 않으면 (특히 미량의 수분이나 탄화수소가 잔류하고 있으면), 필라멘트의 W나 음극재료의 Fe, Ni, Co등이 시간의 경과와 함께 점차 양극상으로 증착한다. 그 때문에 장시간 사용한 관구는 그런 금속으로 오염(contamination)되고 있다. 그러므로 X선관구의 재료는 충분하게 검토한 소재를 사용하여 고진공중에서 고온으로 가열 · 탈기하여 제조할 필요가 있다.

필립스사의 관구에서는 geter가 필라멘트에 직렬하게 접속되어 필라멘트가 가열되고 있을 때는 항상 Zr geter 가 작동하여 고진공을 유지하고 있다.

양극의 기재로 옛날의 관구는 Cu, 현재는 Ag로 만들어져 있으며 표면에 각각의 양극원소를 도금하고 있다. 양극의 뒷면은 그물코상의 凹凸이 붙어있어 노즐에서 냉각수의 제트를 이것에 분사하여 냉각하는 구조로 되고 있다. 노즐앞에는 필터가 설치되고 있다. X선관구는 $1\times10mm^2$ 정도의 작은면적에 2000W의 전력을 부하하기 때문에 냉각이 안좋으면 금세 양극이 파손된다. 냉각수량이 적거나 수질이 나쁘면 양극의 뒤면에 cavitation이나 수열반응이 일어나 점차 침식된다 또한 양극의 표면은 구멍이 뚫릴때까지 거의 평탄하다.

3) 봉입형 X선관구의 취급과 수명

봉입형 X선관구의 수명은 규격이하에서 주의하여 사용한다면 수천시간 사용할 수 있다. 봉입관을 사용할 때 지켜야할 주의사항은 아래와 같다.

① 처음으로 사용하는 관구는 시운전(aging)할 필요가 있다. 사용설명서대로 운전하면 된다.

② 매일 사용할 경우에도 관구전압과 관구전류는 서서히 상승시킨다.

③ 허용부하, 허용전압, 허용전류이하로 사용한다.

④ 35℃ 이하의 냉각수를 3.5 l/min 이상 흐르면서 사용한다.

⑤ 관구의 창문에 접촉하지 말아야 한다.

⑥ 관구의 유리부분에 맨손으로 닿지 말아야 한다. 때가 묻었을 경우에는 에타놀로서 닦은 후 실리콘 그리스를 약간 바른 헝겊으로 가볍게 닦는다.

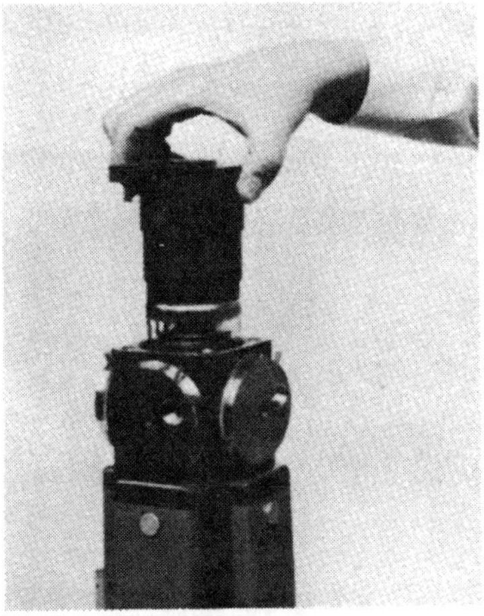

그림 3.1.6 관구실드와 관구의 교환[1)]

봉입형 관구는 취급하는 상태가 좋지 않으면 파손된다. 예를 들어 냉각수가 새거나 습도가 높아서 관구의 유리부분에 물이 붙은 경우 등은 고압을 부가하면 방전하여 파손된다. 냉각수량이 부족하거나 냉각수의 수질이 나쁘다면 양극의 뒤측이 점차 침식되어 드디어 구멍이 뚫린다. 관구에 기계적 충격을 주면 필라멘트가 파손하거나 창문이 깨지기도 한다.

4) 관구실드와 고압케이블

X선관구를 설치하는 관구실드의 사방의 창문에는 셔터가 설치되어 있다. 셔터는 전자셔

터와 수동셔터가 2중으로 되어 있으며 열면 표시램프가 점등한다. 관구실드는 X선이 누설하지 않게 금속으로 만들어지고 있지만 내벽은 물기가 묻지 않게 열전도가 나쁜 플라스틱으로 씌워져 있다. X선관구는 2개의 나사로 관구실드에 설치된다. 그 때 냉각수로도 동시에 접속된다.

고압케이블이 X선관구와 접속하는 부분의 구조는 특히 중요하다. 고압케이블의 끝부분은 스프링으로 신축하게 되어 있으며 X 선관구의 링상태의 전극에 밀착한다. 이 부분의 설계나 공작이 나쁘면 접촉부분의 발열에 의하여 X 선관구나 고압케이블이 파손된다.

5) 조립식 X선관구

조립식 X선관구 (demountable X-ray tube)는 진공펌프로 관구내를 평소부터 배기하면서 사용한다.

회전양극 X선관구 (rotation anode X-ray tube)는 드럼상태의 양극을 고회전시키면서 사용한다(그림 3.1.7). 최대부하가 5-60kW의 장치가 시판되어 있어 봉입형관구에 비해서 높은 출력을 얻을 수 있다(그림 3.1.8). 약한 회절도형을 단시간에 기록할 경우에 적합한다.

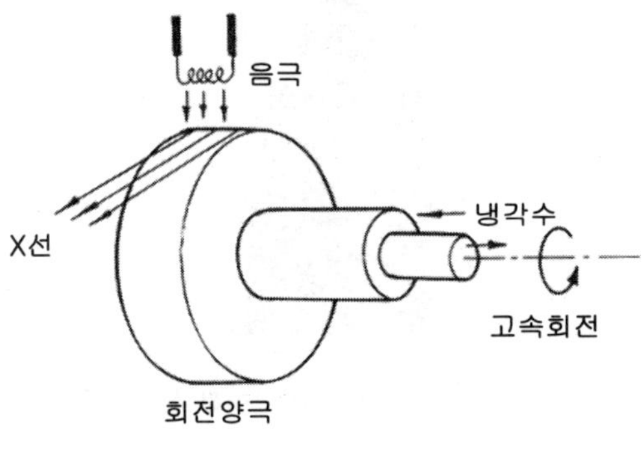

그림 3.1.7 회전양극 X선관구의 구조

X선의 초점이 작아지면 단위면적당의 전력부하(휘도)가 증대한다는 것을 알 수 있다. 미소초점의 조립식 X선관구는 랑그 카메라나 마이크로 카메라 등의 광원으로서 사용되고 있다(그림 3.1.9).

조립식 X선관구는 장치를 사용하지 않을때도 진공펌프로 배기하지 않으면 안된다. 또, 필라멘트를 교환할 때 광학계를 조정하거나 양극을 닦을 필요가 있다. 그러나 진공기술이 진보하여 완전한 고진공을 쉽게 얻을 수 있게 되어 또, 진공실드의 성능이 향상한 것에 의하여 장치를 수천시간 연속 사용이 가능하게 되었다.

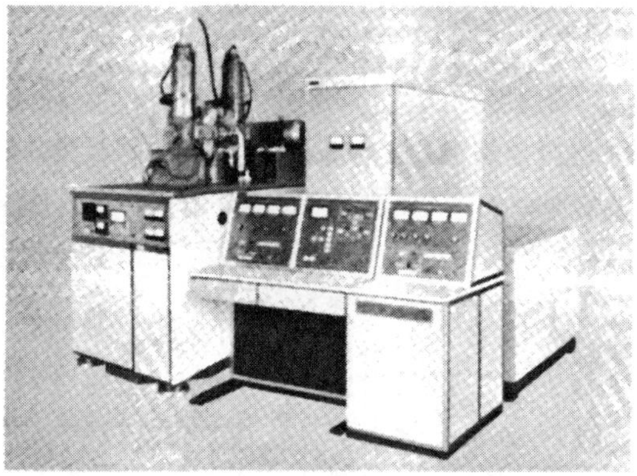

그림 3.1.8 회전양극 X선발생장치[2)]

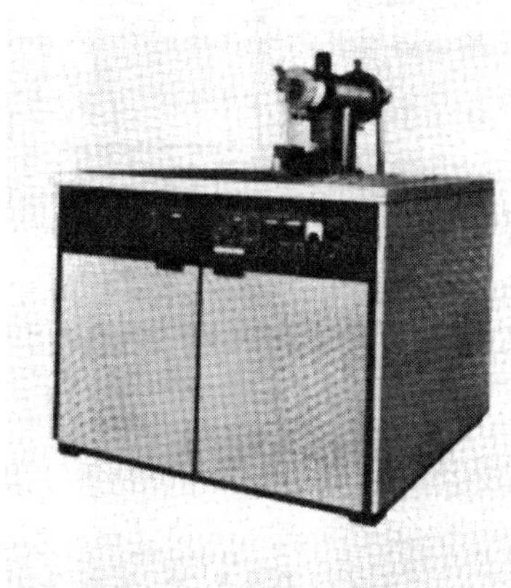

그림 3.1.9 미소초점 X선발생장치[3)]

2. 고압전원

고압발생장치는 고압트랜스, 정류회로, 평활회로, 관전압안정회로, 관전류안정회로등에서 된다.

X선회절장치의 직류고압전원으로서는 봉입형관구의 경우에는 20-60kV, 0-60mA정도의 전류가 이용된다. 상용전원을 고압트랜스로 승압하여, 케노토론(이극정류관)이나 실리콘정류기로 직류하여 X선관구에 분간한다. 고급한 장치에서는 콘덴서로 평활한 constant potential방식을 채용하고 있다. 대용량의 장치에서는 3상전파정류방식이 이용되고 있다.

관구전류의 제어는 X선관구의 필라멘트전류를 적게함으로서 제어된다.

X선회절계에서는 측정중 X선의 강도가 안정되고 있을 필요가 있다. 보급형의 장치에서는 고압트랜스의 1차측에서 제어한다(그림 3.1.1). 고급한 장치에서는 고압트랜스의 2차측 변동을 검출하여 이것을 1차측으로 feed back장치하여 제어된다(그림 3.1.10).

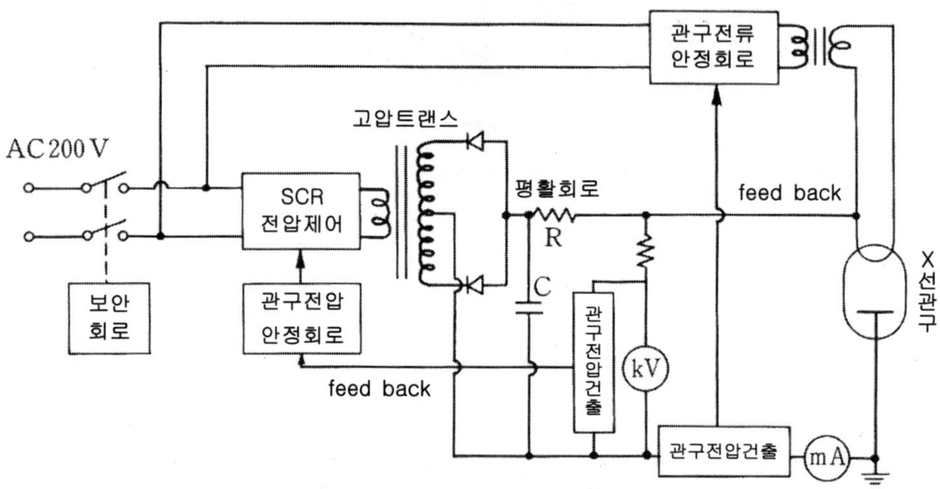

그림 3.1.10 X선발생장치의 블록 다이아그램
(2차측검출, 1차측제어, 평활정류방식)

관구전압과 관류전류의 안정성은 1차측에서 제어하는 방식으로서 ±0.5-0.05%, 2차측에서 제어하는 방식으로서 ±0.01%정도이다. 보통 X선회절계의 고압전원으로서는 ±0.1%의 안정성이 있으면 충분하다. 이것은 실온이 변화하여 공기의 밀도가 바뀌어 이것이 X선의 흡수에 미치는 영향이 문제이기 때문이다. 예를 들어 관구의 창문에서 계수관의 창문까지의 거리를 40cm라고 한다면 기온이 1℃ 변화하면 X선의 흡수가 $CuK\alpha$에서 0.16%, $CrK\alpha$에서 1.55%변화한다.

카메라법의 고압전원은 안정성이 나쁜 것이라도 지장이 없다.

3. 보안회로와 급수장치

X선발생장치에는 장치자체의 보호와 인체의 안전을 위한 각종의 보안회로가 설치되고

있다. 관구전류나 관구전압의 과부하방지장치, 경고등, 장치각부의 안전스위치, 단수릴레이(류양식이 좋다)등이 설비되고 있다.

봉입형 X선관구에는 35℃ 이하의 냉각수를 $3.5l/\mathrm{min}$ 이상의 유속으로 흐를 필요가 있다. 냉각수는 청정하며, 염소 등의 부식성이 있는 성분과 칼슘 등의 스케일이 생기기 쉬운 가용성성분의 함유량이 적을 필요가 있으며 특히 고형물을 포함하지 않는다는 것이 요구된다. 냉각수의 유량은 장치의 출구에서 1분간의 유량을 측정하면 알 수 있다.

X선관구의 양극을 냉각시키는 노즐부분에는 작은 그물코로 된 철망필터가 설치되고 있다. 이것이 막히면 관구의 냉각효율이 금세 저하하여 관구가 파손된다. 이 필터는 X선관구를 분해하여 청소할 수 있지만 장치의 입구에 카세트식의 필터를 설치하는 것이 바람직하다.

X선관구에 $3.5l/\mathrm{min}$의 냉각수를 흐르기 위해서는 수도의 수압으로서는 불충분하다. $3kg/cm^2$ 이상의 수압을 필요로 한다. 냉각수를 일회용으로 쓰는 것은 매우 비경제적이다. (전기세보다 더 훨씬 비싸다). 이 때문에 순환냉각식의 급수장치를 설치하는 것이 바람직하다.

3.2 고니오미터(gonio meter)

각도 분산형 X선회절계에 이용하는 고니오미터는 회절 X선을 측정하기 위한 계측기이다. 고니오미터는 각종의 슬리트 및 검출기에서 되는 광학계, 치차 등으로 되는 기계부품 및 구동부품으로 되고 있다.

기계적인 가동부품으로 구성되는 고니오미터를 필요로 하지 않은 에너지 분산형 X선회절계는 회절각의 측정정도나 분해능이 충분하지 않아 넓게 보급하기에 이르지 못하고 있다.

1. 고니오미터의 광학계

현재 제조되고 있는 X선회절계의 고니오미터의 광학계는 집중법(focussing method)의 조건을 근사적으로 만족할 수 있게 만들어져 있다. 그림 3.2.1에서 초점상에 있는 광원에서 발산한 X선은 초점원으로 접하는 평면시료에 의하여 회절되어 초점원상의 수광슬리트에 집중한다. X선회절계에서는 검출기가 시료의 2배속도로 회전하게 만들어지고 있다. 따라서 시료에 대한 X선에 입사각θ와 회절각θ는 항상 같으며 1차 X선과 회절X선과의 각은 2θ로서 집중법의 조건을 항상 만족시킨다.

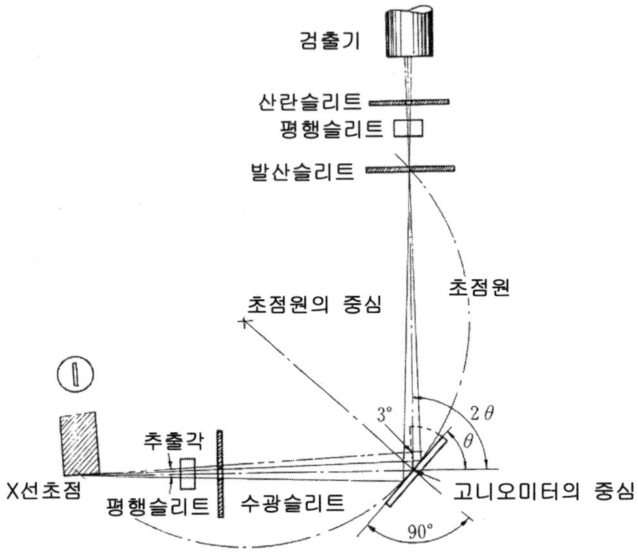

그림 3.2.1 고니오미터의 광학계

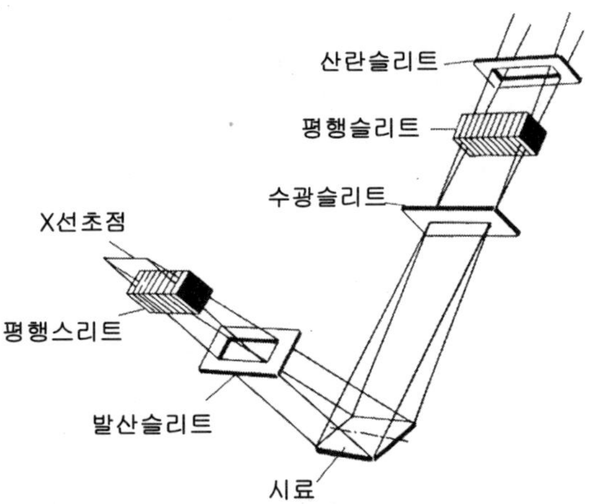

그림 3.2.2 고니오미터의 광학계

X선회절계에서는 X선관구의 선초점을 이용하여 시료면에서의 회절선을 검출기로 기록한다. 입사측과 회절측에는 수많은 얇은 금속판을 좁은 간격으로 평행으로 겹친 평행 슬리트(soller slits)가 설치되고 있다.

그림 3.2.2에서 X선관구의 초점에서 나온 X선은 평행 슬리트를 거쳐서 발산슬리트(divergencs slit)를 통과한 X선만이 시료에 입사한다. 발산슬리트는 개구각이 1/6, 1/4,

1/2, 1, 2, 4° 등이 준비되어 있어 1° 가 가장 많이 이용된다. 시료에서의 회절 X선은 산란슬리트(scatter slit)와 평행슬리트(receiving slit)를 거쳐서 검출기에 들어선다. 산란슬리트는 발산슬리트와 같은 개구각을 사용한다. 수광슬리트에서 시료의 중심까지의 거리와 X선관구의 초점에서 시료의 중심까지의 거리는 같다.

수광슬리트의 폭은 0.1 0.2, 0.4mm등이 있어 0.2mm정도가 많이 사용된다.

발산슬리트가 일정하다면 입사 X선이 조사하는 시료의 면적은 2θ와 함께도 변화한다. 따라서 2θ의 큰 영역에서는 시료면의 중앙부분만을 조사하게 되며 2θ의 작은 영역에서는 시료면에서 비어져 나온다. 2θ가 수도이하의 영역을 측정할 때는 폭이 좁은 발산슬리트로 교환하지 않으면 1차 X선이 검출기에 직접 입사하여 검출기의 수명을 짧게 하는 두려움이 있다.

발산슬리트의 폭이 2θ와 함께 자동적으로 변화하여 1차 X선이 항상 시료의 일정면적을 조사하는 자동가변발산슬리트를 설치한 고니오미터가 시판되고 있다(그림 3.2.3). 이 장치를 사용하면 이 장치로서 비누에 대해서 측정한 예를 그림 3.2.4에 표시한다.

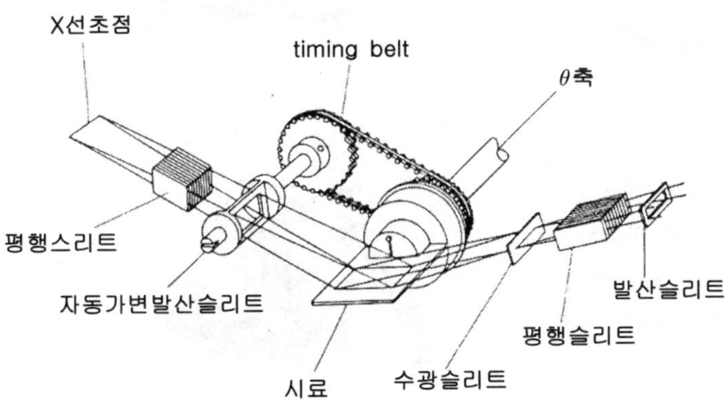

그림 3.2.3 자동가변발산 슬리트의 광학계[1)]

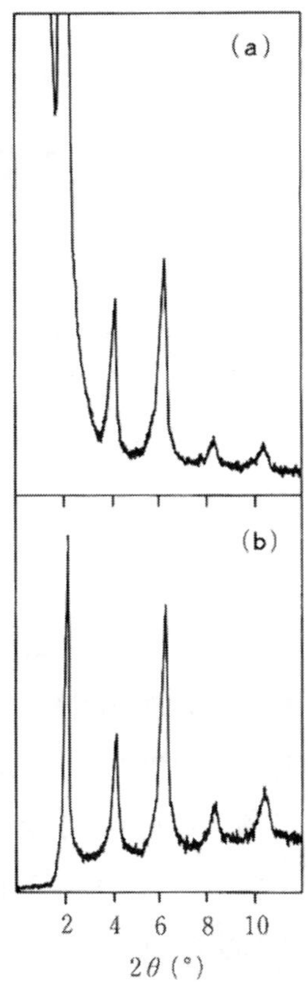

그림 3.2.4 비누의 X선회절도형
(a) 고정발산슬리트 (1/6°)사용
(b) 자동가변발산슬리트 사용

고니오미터에는 가로형과 세로형이 있다. 가로형은 검출기가 수평한 면내에서 회전하는 것으로서 세로형은 그것이 수직한 면내에서 회전한다. 가로형 고니오미터는 대형의 각종부속품을 설치할 때 편리하다. 세로형고니오미터는 시료면이 수평에 가깝게 유지되므로 분말시료가 박락하기 어렵다는 이점이 있다. 사용빈도가 높은 장치에서는 일반으로 세로형이 사용하기 쉽다.

시료를 수평으로 고정하여 X선관구와 검출기의 양쪽을 동시에 움직이는 형식의 시료수평형고니오미터 (통칭, 만세고니오)는 시료가 전혀 움직이지 않기 때문에 액체나 융체의 실험에 적합하다.

(a)

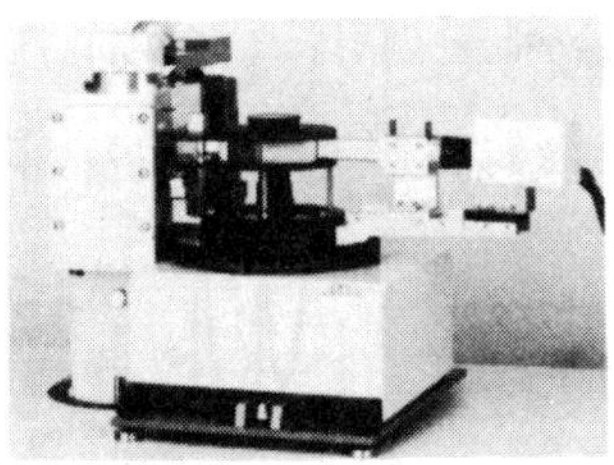

(b)

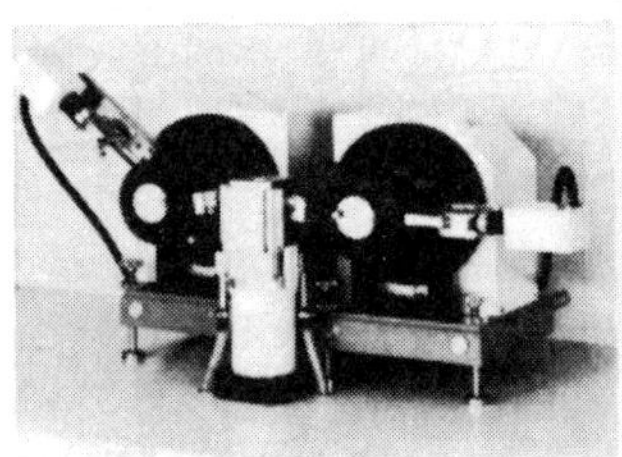

(c)

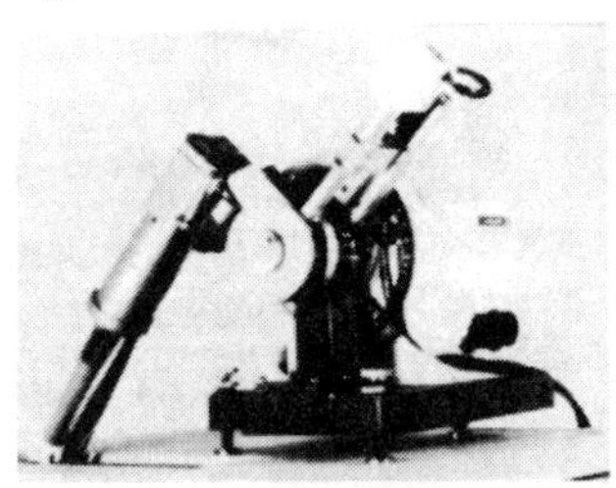

그림 3.2.5 고니오미터의 회전형식
(a) 가로형 고니오미터5)
(b) 세로형 고니오미터5)
(c) 시료수평형 고니오미터2)

고니오미터는 시료면이 θ만큼 회전하는 사이에 검출기가 2θ회전하는 기구가 필요하다. 보통은 warm치차를 거쳐 모터로 구동된다. 회전속도는 옛날 기계에서는 치차의 조합을 바꿔 변속하였지만 새로운 장치에서는 펄스모터로 구동하므로 전기적으로 변속한다. 검출기의 회전속도는 0.1-0.4° /정도가 자주 이용된다.

고니오미터의 기계적정밀도는 간이형이며 ±0.05° $/2\theta$, 최고정도의 장치로서 ±0.003° $/2\theta$정도이다. 고니오미터의 정도는 설계와 공작의 양부에 따라 매우 차이가 난다.

또, 조정이 나쁘면 고급한 기계라도 성능을 충분히 발휘할 수 없다. 예를 들어 고니오미터의 각도눈금이 약간 빗나가도 측정값은 전혀 신뢰할 수 없는 것으로 된다.

고니오미터의 광축은 $2\theta = 0°$ 이며 X선의 초점과 고니오미터의 회전중심 및 수광슬리트가 일직선으로 나란히 하게 폭이 좁은 슬리트를 사용하여 조정한다. 다음에 시료대에 2:1 조정치구를 설치하여 $\theta - 2\theta$의 조정을 한다.

고니오미터의 조정의 양부와 총합적인 정도는 4.1에서 말하는 방법으로 확인할 수 있다.

오랜 세월 사용한 고니오미터에서는 가동부분이 미소하지만 반드시 마모하고 있으며 2θ가 10-70° 의 각도범위는 치차의 back rush가 크게 되고 있을 것이다. 따라서 일상의 측정에서는 항상 일정한 방향에서 주사하여 측정한다.

고니오미터의 가동부분의 마모는 먼지나 티끌에 의하여 가속된다. X선회절계의 성능을 장기에 이르러 유지하기에는 실내를 청정하게 유지하는 것이 절대적으로 필요하다.

2. 재료에 의한 X선의 흡수와 필터

1) 실용재료에 대한 X선의 투과율

실용재료에 대한 X선의 투과율을 표 3.2.1에 표시한다.

표 3.2.1 실용재료에 대한 X선의 투과율

물질	두께 (mm)	투과율(%)		
		$MoK\alpha$ 선	$CuK\alpha$ 선	$CrK\alpha$선
연	0.01 0.1	226 1.2×10^{-4}	7.2 4×10^{-10}	0.14 3×10^{-27}
동	0.1	1.6	1.8	1.1×10^{-4}
알루미늄	0.01 0.1 1	99 87 24	88 27 1.9×10^{-4}	68 1.8 0.3×10^{-15}
베릴륨	0.2 0.5	99 91	94 86	86 79
흑지(黑紙)	0.1	99	93	80
파이렉스유리	0.1 1	93 40	50 10^{-2}	10 10^{-8}
린데만유리	0.1 1	99 85	86 23	62 1
공기(1기압)	100 500	100 94	90 58	71 18

장파장의 X선은 물질에 따라 현저하게 흡수된다. 예를 들어 $CuK\alpha$선은 50㎝의 공기층을

통과하면 58%로 감소한다. $CrK\alpha$선은 같은 조건에서 18%로 감쇠한다. 따라서 장파장의 X선을 이용하는 광로가 긴 장치에서는 광로를 진공으로 하는지, 헬륨으로 채울 필요가 있다.

2) 필터

어떤 원소의 $K\alpha$선은 그 원소의 흡수단보다 파장이 약간 길며 그 원소자신에는 흡수되기 어렵다. 원자번호가 1-2 작은 원소는 흡수단이 원래원소의 $K\alpha$와 $K\beta$선의 중간에 있어 $K\alpha$선은 거의 흡수하지 않지만 $K\beta$선을 강하게 흡수한다. 이 현상을 이용하여 필터가 만들어지고 있다. 예를 들어 $CuK\beta$선을 제거하기에는 Ni박이 적합하다. 보통 사용되고 있는 파장의 X선에 대한 필터의 종류와 필요한 두께를 표 3.2.2와 표 3.2.3에 표시한다.

표 3.2.2 필터의 종류

양극	필터		$K\alpha_1$선의 투과율
	물질	두께* (mm)	
Ag	Rh	0.079	0.29
Mo	Zr	0.108	0.31
Cu	Ni	0.021	0.40
Co	Fe	0.018	0.44
Fe	Mn	0.016	0.46
Cr	V	0.016	0.50

* $K\beta$를 $K\alpha$의 1/600로 하는 두께

표 3.2.3 Ni필터의 두께와 효과

Ni필터의 두께(mm)	$CuK\alpha$의 투과율	$CuK\beta_1$의 투과율	$K\beta_1/K\alpha_1$
0	100	21.4	0.21
0.008	75.5	4.1	0.054
0.013	66.0	1.9	0.029
0.018	55.0	0.6	0.011
0.025	41.4	0.1	0.002

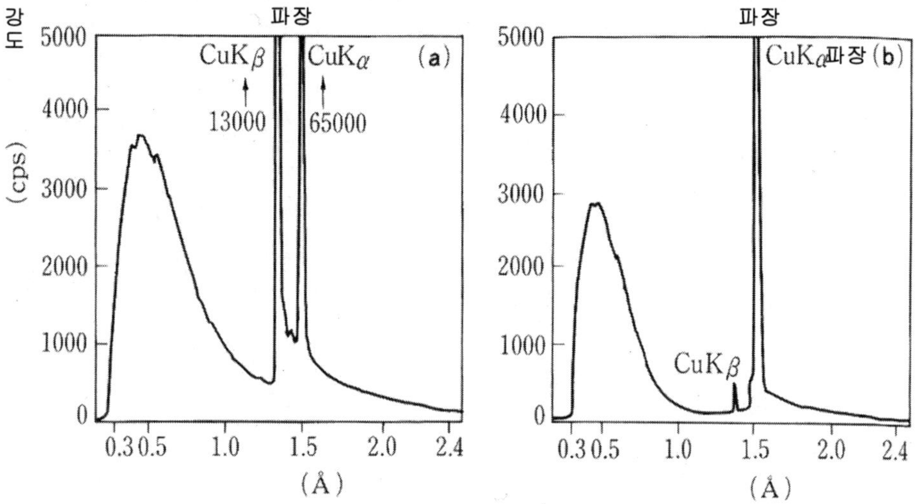

그림 3.2.6 Cu의 X선와 필터와 효과(40kV, 20mA)
(a) 필터 사용하지 않음
(b) 필터 사용

필터는 금속의 박이 아니어도 된다. 산화물의 분말을 폴리에스테르필름에 칠한 것이라도 지장이 없다. 시판되고 있는 X선회절계에서는 얇은 필터를 사용하고 있는 것이 있다. 이 경우에는 강한 회절선에서는 $K\beta$선이 나타나므로 주의해야 한다.

3) balance필터

Ni박은 $CuK\alpha$선은 흡수하지만 $CuK\beta$선을 강하게 흡수한다. Co박은 $CuK\alpha$도 $CuK\beta$선도 잘 흡수한다. Ni박과 Co박의 두께를 적당하게 선택하면 그림 3.2.7과 같이 $CuK\alpha$선이 좁은 영역이외의 흡수를 거의 같게 할수 있다. 그러기 위해서는 0.0100mm의 Ni박을 사용하여 측정한 회절도형에서 0.0108mm의 Co박을 사용하여 측정한 회절도형을 빼면 된다. Ni박과 Co박을 붙인 회전식필터를 계수관앞에 두고 balance필터를 사용한 회절도형을 시시각각 기록하는 것이 가능하다.

$CuK\alpha$선 이외의 파장에 대해서도 마찬가지의 balance필터를 사용할 수 있다(표 3.2.4).

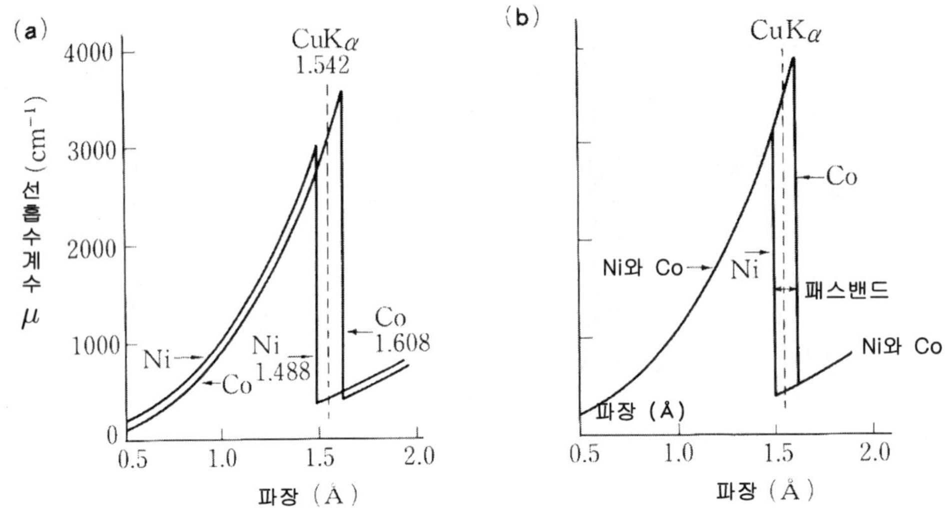

그림 3.2.7 $CuK\alpha$선용의 balance필터

(a) Ni 와 Co의 선흡수계수

(b) Ni 와 Co의 선흡수계수를 일치시켰을 때

표 3.2.4 balance 필터의 조합과 두께

양 극	필터대		A 필터		B 필터	
	A	B	두께(mm)	무게(g/cm2)	두께(mm)	무게(g/cm2)
Ag	Pb	Mo	0.0275	0.033	0.039	0.040
Mo	Zr	Y	0.0392	0.026	0.063	0.028
Cu	Ni	Co	0.0100	0.0089	0.0108	0.0095
Co	Fe	Mn	0.0098	0.0077	0.0111	0.0083
Fe	Mn	Cr	0.0095	0.0071	0.0107	0.0077
Cr	V	Ti	0.0097	0.0059	0.0146	0.0066

3. 모노크로미터

단결정면의 회절을 이용하는 모노크로미터(monochrometer)는 매우 우수한 단색화 장치이다. 모노크로미터에는 평판상 모노크로미터 만곡결정 모노크로미터 등 여러종류가 있다(그림 3.2.8). 최근은 흑연(graphite)의 (002)면을 이용한 만곡결정 모노크로미터의 성능이 향상되여 상당히 효율적으로 X선회절계용의 모노크로미터가 시판되게 되었다 (그림 3.2.9).

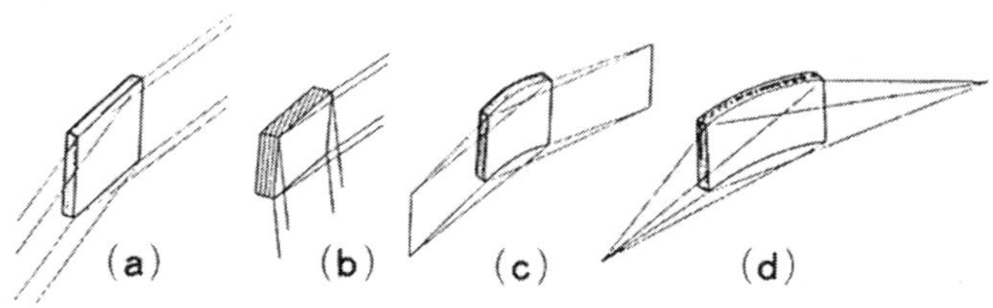

그림 3.2.8 모노크로미터의 종류
(a) 평판상 모노크로미터 (b) 비대칭 컷 모노크로미터
(c) 만곡결정모노크로미터 (d) double벤트 모노크로미

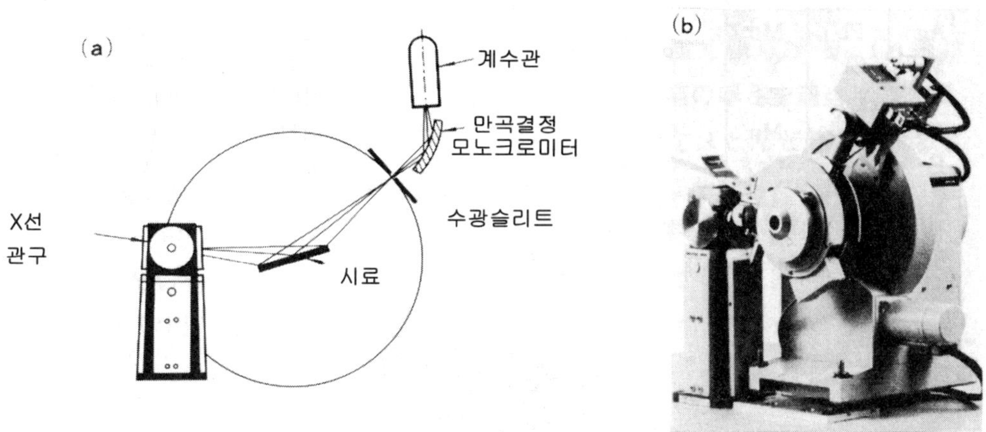

그림 3.2.9 모노크로미터 설치된 고니오미터[1]

특히 높은 분해능력이 요구되는 실험에서는 복수의 결정을 조합한 모노크로미터가 이용된다. 이 경우 결정의 배치는 여러 가지 방식이 있다. 모노크로미터는 조정이 상당히 중요하며 사용하는 파장이 변하면 조정을 다시 할 필요가 있다.

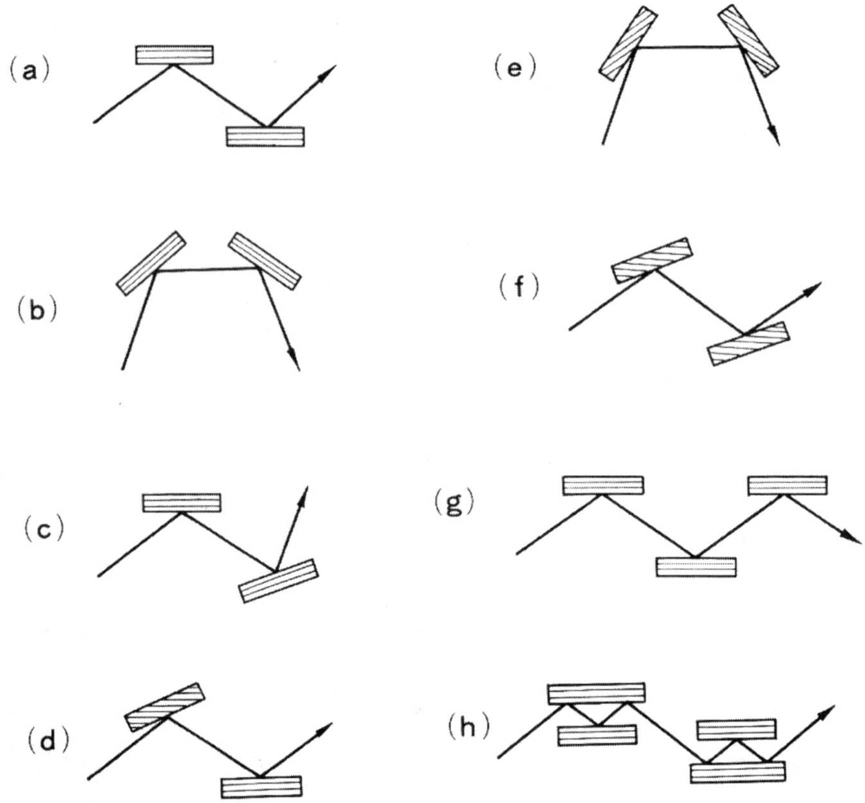

그림 3.2.10 복수의 결정을 이용하는 모노크로미터
(a) (+,-) 배치 (b) (+,+)배치 (c) (+,-)비평행 배치
(d) 제 1결정에 비대칭반사를 이용한 (+,-)배치
(e) 비대칭반사를 이용(+,+)배치 (f) 비대칭반사를 이용한 (+,-)배치
(g) (+,-,+)배치, (h) 채널컷 결정을 이용한 (+,-)평행배치

4. 고니오미터의 부속품

고니오미터의 시료대에 설치하여 사용하는 각종 부속품이 시판되고 있다(그림 3.2.11). 이런 부속품은 리플렉스카메라의 교환렌즈와 같은 것이라고 생각하면 된다. 렌즈가 여러 가지 있으면 편리하지만 광학렌즈로 망원사진을 찍을 수는 없다. 마찬가지로 각 부속품을 설치하고 있을 때는 다른 일은 못한다. 또한 부속품의 교환은 손쉬운 일이 아니다. 장치를 반드시 조정할 필요가 있다. 따라서 사용빈도가 높은 부속품에는 전용 고니오미터를 구입하는 것이 바람직하다.

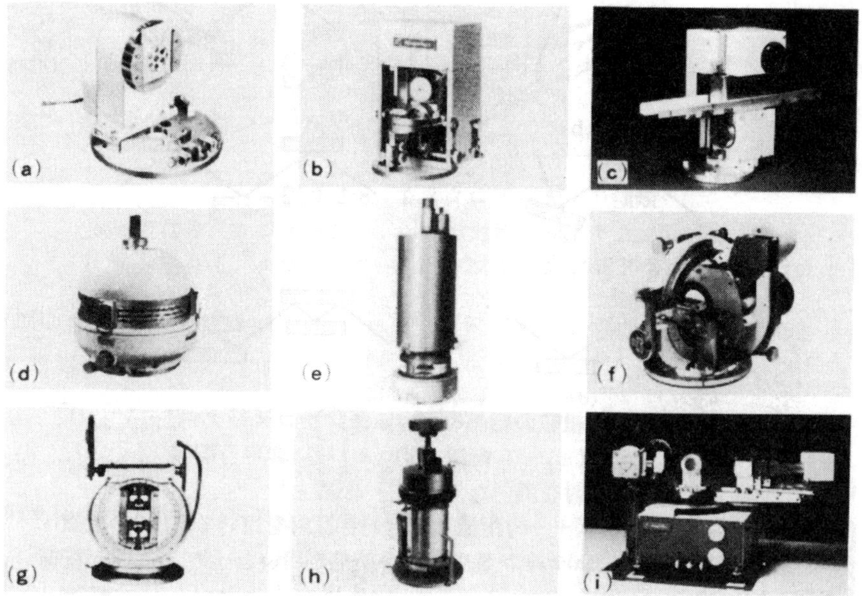

그림 3.2.11 고니오미터의 부속품[2)]

(a) 시료회전대 (b) 시료회전진동대 (c) 시료auto changer (d) 시료가열장치
(e) 시료냉각장치 (f) 극점도형장치 (g) 섬유시료대 (h) 시료가열 · 연신장치
(i) 박막용시료대

3.3 검출기와 계수기록회로

X선은 인간의 오감으로 감지할 수 없으므로 물질과의 상호작용을 이용하여 검지가능한 모양으로 변환한다. X선을 검출하는 주 방법을 표 3.3.1에 표시한다.

표 3.3.1 X선의 검출법

X선과의 이용	검출기의 종류
이온화작용	전리함(電離箱), 가이거(geiger)계수관, 비례계수관, 위치민감형비례계수관, 반도체검출기
형광작용	형광판, 신티레이션(scintillation)계수관, X선이미지오르시콘
광도전(光導電)작용	PbO 비지콘
광휘진(光輝唇)작용	이미징 · 프레이트
사진작용	사진필름, 건판

X선회절계에서 $CuK\alpha$선을 이용하여 측정할 때에 매우 많이 사용되고 있는 검출기는 비례계수관이다. $MoK\alpha$선등에는 단파장으로서 효율이 좋은 신티레이션(scintillation)계수관이 많이 사용된다. 가이거 계수관은 계수회로가 단순함으로 모니터 등으로 사용된다. 최근의 장치에서는 반도체 검출에 사용되고 있다.

1. 기체의 전리작용을 이용하는 검출기

비례계수관이나 가이거(geiger)계수관은 기체의 전리작용을 이용하는 검출기이다. 금속원통 (음극)의 중심에 가는 tungsten선을 치고 양극으로 한다. 계수관의 한끝에 베릴륨이나 운모의 창문을 설치하여 희가스를 주성분으로 하는 기체를 충전하고 있다.

X선이 기체중을 통과하면 기체로부터 고속의 광전자를 마구내어 이온화한다. 1개의 $CuK\alpha$광자는 Ar가스중에서는 약 300개, Xe가스중에서는 약 350개의 전자 · 이온대를 만든다. 작지만 계수관으로 통하는 전압을 올려가면 얻어지는 펄스는 그림 3.3.1과 같이 증가한다.

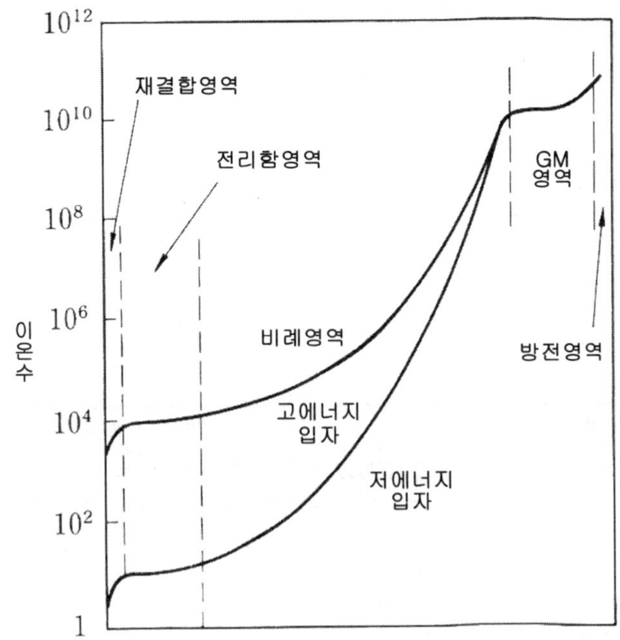

그림 3.3.1 전극간전압과 이온대의 수와의 관계

① 전압이 낮은 영역에서는 전자가 양극으로 양이온이 음극으로 끌리기 되어 주행하는 도중에도 전자 · 이온대가 재결합하여 그들의 대부분은 전극까지 도달하지 않다. 이 영역을 재결합영역이라고 부른다.

② 인가전압을 약간 높게 하면 전자 · 이온대의 재결합은 무시할 수 있을 정도로 적어져 거의 모든 전극으로 도달한다. 이 영역을 전리함영역이라고 부른다.

③ 인가전압을 더욱 높게 하면 전자 · 이온대의 전자가 전장에 의하여 가속되어 양극으로 도달하기까지2차적인 전자 · 이온대를 만든다. 이 2차전자가 다음 전리를 행하여 잇달아 전자의 증식이 일어난다. 이것을 전자사태라 한다. 이 영역에서는 전압을 일정하게 하면 펄스의 크기는 X선광량자에 의하여 만들어진 전자 · 이온대의 수에 비례한다. 이 영역을 비례계수영역이라 부른다.

④ 인가전압을 더욱 높게하면 전자사태가 관전체로 퍼져 방전의 기구가 바뀌면서 최초의 전자 · 이온수하고는 무관하게 펄스의 크기가 일정하게 된다. 이 영역을 가이거(geiger)영역이라 한다.

⑤ 인가전압을 더욱 높게 하면 연속방전이 일어난다. 이 영역을 방전영역이라 한다.

1) 비례계수관

비례계수관(proportional counter, PC),에는 Xe, Kr, Ar등을 주성분으로 하는 희가스가 충전되어 있다. 비례계수관은 X선광량자에 의하여 생긴 전자가 일정한 가스증폭율(~104)로 증가하므로 출력펄스의 파고는 X선광량자의 에너지에 비례한다.

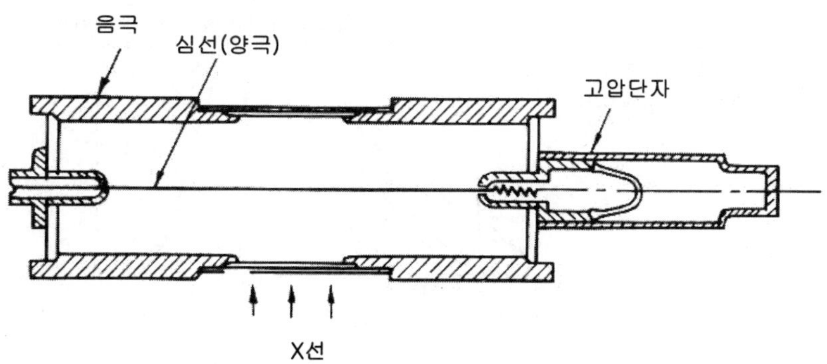

그림 3.3.2 비례계수관의 구조

비례계수관의 에너지분해능은 X선광량자에 의하여 생긴 전자 · 이온대 계수의 통계변동, 가스증폭률의 변동, 계수관의 기하학적구조등에 의하여 결정된다. $CuK\alpha$선에서는 20%정도이다.

비례계수관의 검출효율은 X선에 대한 기체의 저지능력이 작으므로 단파장역에서는 작다(그림 3.3.3). 3Å보다도 장파장역에서는 창문에 의한 흡수를 무시할 수 없으므로 창문을 극단하게 얇게 하여 가스를 항상 흐르면서 측정한다. 가스 flow형 비례계수관은 항상 X선분석장치의 경원소측정으로 사용되고 있다.

비례계수관의 불감시간(dead time)은 0.2μsec 정도이며 104-105cps (count per second)의 높은 계수율까지 틀림없이 측정할 수 있다.

계수관의 수명은 적산계수에 따라 결정된다. 강력한 1차 X선이 직접입사하면 계수관의 수명이 현저하게 짧아지므로 특히 주의할 필요가 있다.

비례계수관이나 가이거 계수관에서는 일정강도의 X선을 입사시켰을 때 인가전압과 계수율사이에는 그림 3.3.4와 같은 관계가 있다. 그림으로 계수율이 거의 일정하게 되는 영역을 플라토(plateau)라 한다. 특성이 열화한 계수관에서는 plateau의 폭이 좁고 plateau의 경사도 크게 되고 있다.

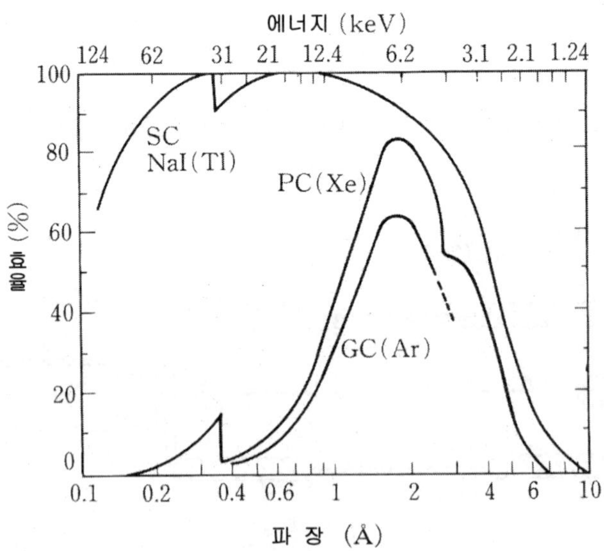

그림 3.3.3 검출기의 계수효율

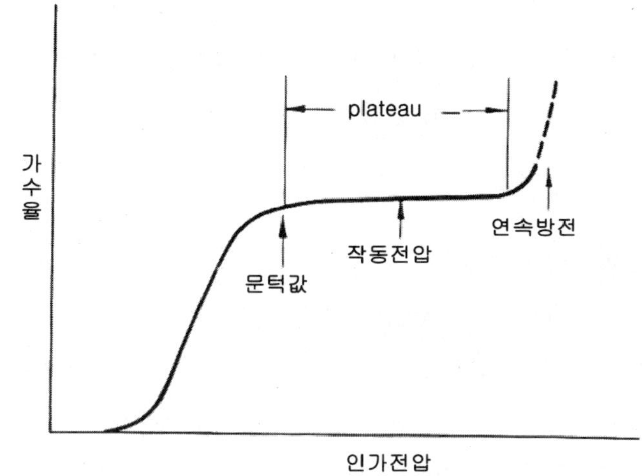

그림 3.3.4 계수관의 전압특성

2) 가이거(geiger)계수관

가이거 계수관(Geiger-Muller Counter, GM관)은 비례계수관과 마찬가지 구조이며, Ar 등의 희가스와 연속방전을 방지하기 위한 소량의 할로겐가스가 봉입되고 있다. GM관은 가스증폭율이 106-108로 상당히 크기 때문에 출력펄스는 volt도 있다. GM관의 불감시간은 50-300μsec이며 입사 X선이 강한 영역에서는 country loss가 많다. GM관은 파장에 대한 선별성은 없지만 증폭회로가 간단하면서 좋기 때문에 고정도를 필요로 하지 않은 용도로 사용된다. GM관도 강력한 1차 X선이 입사하면 수명이 현저하게 짧아진다.

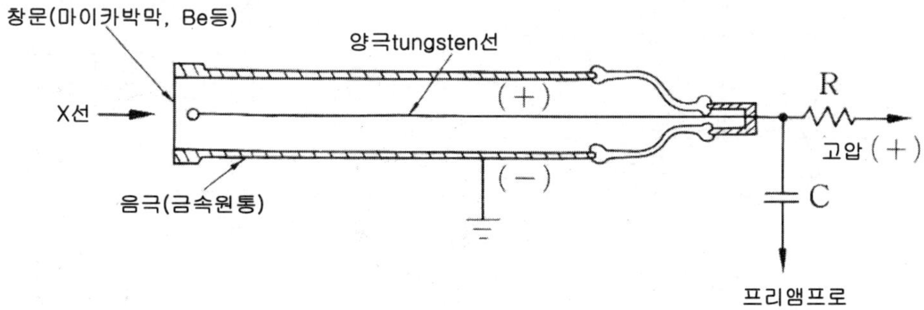

그림 3.3.5 GM계수관의 구조

3) 전리함

전리함(ion chamber)는 비례계수관보다도 인가전압이 낮은 영역에서 측정한다. 강한 X선이나 넓은 파장역의 X선의 검출에 편리하다. 포켓선량계나 전리함 사베이미터가 시판되고 있다.

2. 신티레이션 계수관

신티레이션 계수관(scintillation counter, SC)은 고체의 형광작용을 이용한다. 발광체(scintillator)로서는 미량의 Tl로 활성화한 NaI단결정을 이용한다. X선이 결정으로 입사하면 푸르스름한 형광을 발하며 그 때 생기는 광자수는 X선량자의 에너지에 비례하고 있다. 이 미약한 빛을 광전자증배관(photomultiplier)단 이용하여 증폭한다. 즉 발광체의 빛이 광전음극에서 전자로 변환되어 그것에 이어지는 다단한 2차전자면에서 급격히 늘어나는 형식으로 ($\sim10^6$)증가하여 비례계수관과 같은 정도(mV 오더)의 펄스로서 출력된다.

발광체의 형광의 감쇠시간은 $0.2\mu sec$정도이며 비례계수관의 경우와 같은 정도의 불감시간으로 된다. scintillation계수관의 검출효율은 0.2-2Å의 넓은 파장범위로 높지만(그림 3.3.3) 잡음이 비교적 많으며 3Å이상의 파장에서서는 시그널과 잡음의 파고가 같은정도로 된다. 에너지 분해능은 $CuK\alpha$선에서서는 40%정도이며 비례계수관에 비해서 좋지않다(그림 3.3.10).

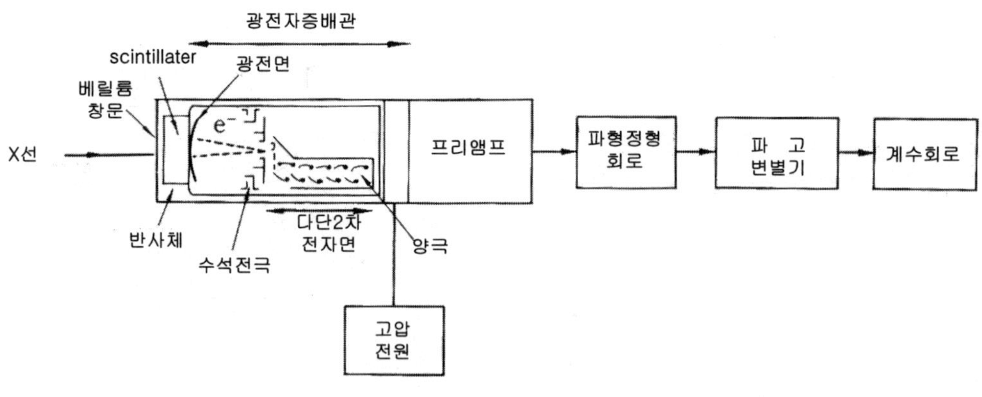

그림 3.3.7 scintillation검출기를 이용한 계수장치

3. 반도체 검출기

반도체검출기(solid-state detector, SSD)는 고체반도체의 이온화작용을 이용하고 있다. Si에 Li를 dop한 Si(Li)형과 고순도 Ge에 Li를 dop한 Ge(Li)형이 있어 진성반도체영역의 두께를 두껍게 하여 X선의 검출효율을 보였다. Si(Li)형 SSD는 Li의 재확산을 방지하기 위해 항상 액체질소로 냉각할 필요가 있다(그림 3.3.8)

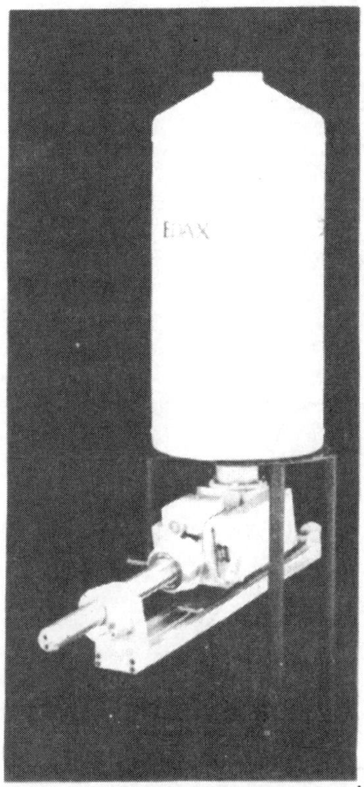

그림 3.3.8 초경원소반도체 검출기[1]
$_5B$까지 측정가능

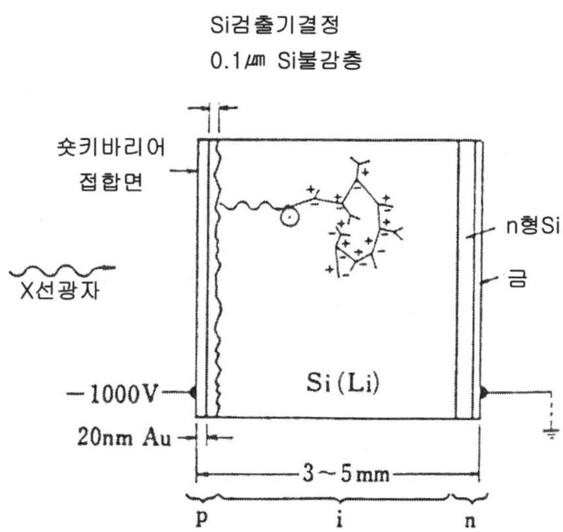

그림 3.3.9 Si(Li)형소자의 구조

X선광자가 검출기에 입사하면 진성영역에서 광전흡수되어 고속전자가 발생하여 그것이 전자 · 정공체를 만들면서 에너지를 잃는다. 그 때 생긴 전자 · 정공대의 수는 X선광자의 에너지에 비례한다. 이러한 전자 · 정공대가 전압을 가해진 양극으로 분리하여 펄스로 된다.

SSD는 에너지 분해능이 비례계수관이나 scintillation계수관의 그것에 비해서 10배정도 높고(그림 3.3.10), 검출효율도 매우 좋다(그림 3.3.11).

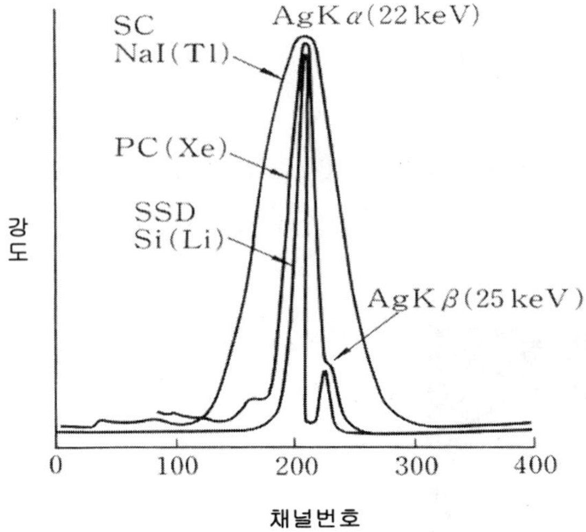

그림 3.3.10 검출기의 에너지분해능
($AgK\alpha$선에 대해서의 측정값)

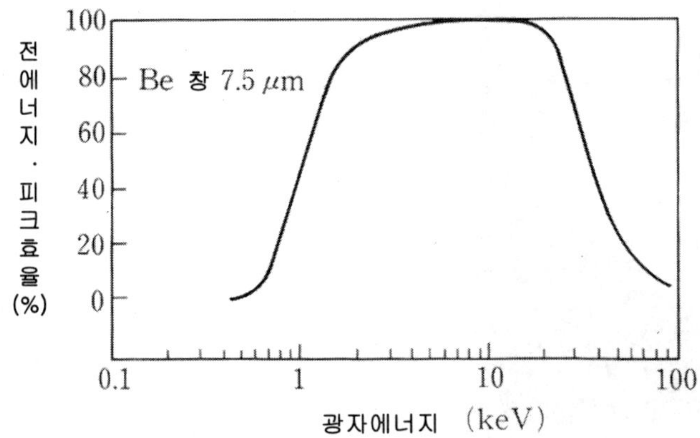

그림 3.3.11 반도체 검출기의 X선검출효율

반도체검출기의 분해능은 원자번호의 옆자리로 되는 원소의 $K\alpha$선을 분리하는데 충분하므로 분석전자현미경의 원소분석용 검출기로서 사용된다.

에너지분해능과 검출효율이 좋은 반도체검출기의 작은 소자를 수많이 나란히 위치시켜 민감형반도체 검출기로 사용하고 있다.

반도체검출기도 강력한 1차 X선을 직접 입사하는 것은 금물이다.

4. 에너지 분산형 X형 회절계

반도체검출기를 이용하면 기계적으로 구동하는 고니오미터를 사용하는 일 없이 시료와 검출기를 고정하여 분말 X선 회절도형을 기록할 수 있다. 이 에너지 분산형 X선 회절계(energy dispersive X-ray diffractometer, EDX diffractometer)은 연속 X선을 시료에 투사하여 회절되는 X선의 에너지를 분석한다. 브래그의 식에 포함되는 파장을 에너지 $E(keV)$로 옮겨 쓴다면 식 3.3.1를 얻을 수 있다. 각 피크의 에너지에서 그것에 대응하는 격자면은 알 수 있다.

$$E = \frac{6.20}{d\ \sin\theta} \tag{3.3.1}$$

연속 X선을 입사각 θ=12.5° 로 시료 (tungsten분말)에 투사하여 Si(Li) 반도체검출기를 2θ=25° 로 고정하여 회절 X선을 측정한 결과를 그림 3.3.12(b)에 표시6). 또 연속 X선으로서는 Cu관구를 $60kV$로 작동시킨 것을 사용하였다. (a)는 보통 X선회절계로서 같은 시료에 대해서 측정한 결과이다. (b)에서 저에너지쪽에 Cu와 W의 특성 X선이 나타나고 있다.

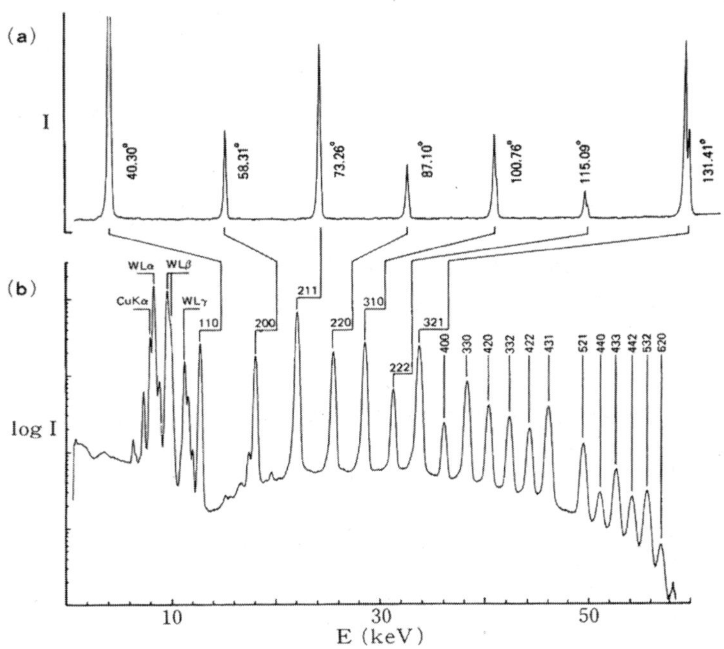

그림 3.3.12 tungsten분말의 X선회절도형[6]

(a) 각도분산형 X선회절계에 의한 회절도형 ($CuK\alpha$)

(b) 에너지분산형 X선회절계에 의한 회절도형

에너지 분산형 X선회절계는 시료와 검출기를 고정하여 단시간(수십초)으로 회절도형을 측정할 수 있어 초고압, 고온이나 극저온 등 특수조건하에서의 실험에 적합하고 있다(5.2참조). 또 보통 X선회절계와 비교하면 ① 회절피크의 분해능이 나쁘다. ② 검출기의 허용최대계수 값이 작다. ③ 시료에서 발생하는 형광 X선의 영향이 크다. 이러한 단점을 갖고 있다.

6. X선필름

1) 사진법과 계수법의 비교

X선필름은 X선투과법에서는 현재 쓰는 측정기이다. X선회절의 분야에서도 단결정시료의 구조해설에서는 필름을 사용하는 와이젠베르그카메라나 프리셋션카메라가 불가결한 장치이다. 사진법은 계수관을 이용하는 X선회절계에는 없는 이점을 갖고 있어 장래에도 존재가치를 잃지 않을 것이라고 생각된다. 사진법에 의한 X선의 측정과 계수관에 의한 X선의 측정을 비교하면 아래와 같다.

① 사진필름은 2차원적인 정보를 기록할 수 있으며 결과를 반영구적으로 보존할 수 있다.

② 사진필름에 의한 X선강도의 측정은 계수관에 의한 측정 정도로 높은 정도(精度)는 기대할 수 없다.

③ 카메라법에 의한 회절각의 측정정도는 고니오미터를 이용하는 측정정도에 비해서 나쁘다.

④ 사진법은 암실을 필요로 하며, 필름의 절단과 카메라에 대한 장전, 현상 · 정착 · 수세 · 건조, 촬영필름의 계측, 필름이나 약품의 관리등에 수고와 시간이 걸린다.

2) X선필름의 특성

공업용 X선필름은 감도가 높은(입자가 생긴)것부터 감도가 낮은(미립자)인 것까지 수종류가 시판되어 있어 의료용의 X선필름도 이용할 수 있다. 보통 회절사진에서는 중위의 입상성의 필름을 사용하면 된다.

필름의 크기도 여러 가지 시판되고 있지만 데바이 세러 카메라나 와이젠 베르그 카메라의 크기에 꼭 맞는 필름은 시판되지 않고 있다.

따라서 칼로 필요한 크기로 절단하여 이용할 필요가 있다.

X선필름은 유체가 두껍고, 또한 양면에 도부(칠)하고 있다(그림 3.3.13).

X선필름의 흑화도(사진농도) D와 노광량(조사량)E의 대다수와의 사이에는 그림 3.3.14의 관계가 있어 이것을 필름의 특성곡선이라 한다. 필름의 흑화도는 포토미터로서 가시광에 대한 필름의 투과성을 측정하여 구한다. 흑화도는 식 3.3.2로 정의된다.

$$D = \log \frac{i_0}{i} \tag{3.3.2}$$

여기서 i_0는 포토미터로 입사하는 빛의 강도, i는 투과광의 강도이다. $D=2$는 투과광이 입사광의 1/100로 되는 흑화도이다.

한편 노광량 E에 대해서는 X선강도 I와 노출시간 t과의 사이에 식 3.3.3의 상반칙이 성립된다.

$$E = It \tag{3.3.3}$$

할로겐 화은의 X선감도는 입자가 클수록 높다. X선필름의 입자는 가시광필름의 입자에 비해서 아주 크다. X선 도포그래프법등 고분해능의 X선상을 필요로 할 경우에는 원자핵건판이 이용된다.

X선필름에는 증감제가 사용되지 않으므로 적색광에 대한 감도가 낮다. X선필름은 유제막이 두꺼우므로 현상액중의 KBr를 많게 하여 현상 속도를 늦게 하고 있다.

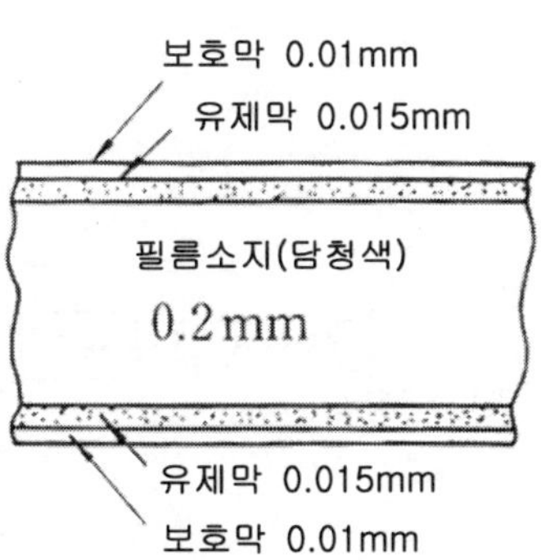

그림 3.3.13 X선필름의 단면

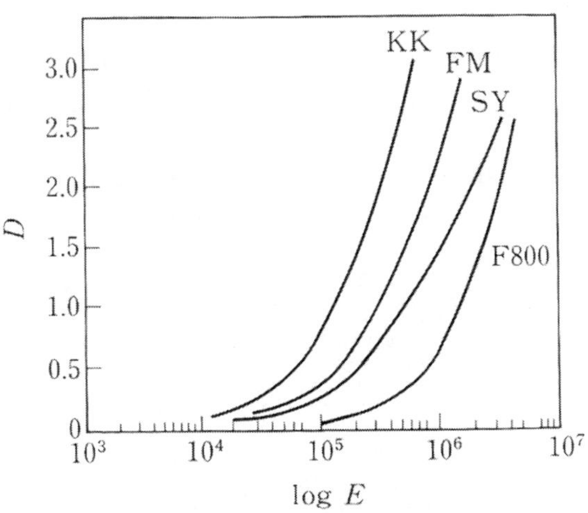

그림 3.3.14 X선필름의 노광량과 흑화도와의 관계
그림중의 기호는 필름의 종류를 나타낸다.

7. 형광필름

1)형광판

예부터 있는 형광판은 ZnS계나 CdS계의 형광체를 두꺼운 종이에 도부(칠)한 것이며 X선회절계의 광축의 조정 등으로 이용된다. 형광판의 상을 카메라로 간접적으로 기록하는 간접촬영법은 집단검진으로 사용되고 있다. 증감지는 형광판의 일종이며 X선필름과 겹쳐서 촬영한다. 증감용의 형광스크린을 설치한 라우에 사진용의 폴라로이드카메라가 시판되고 있다(그림 3.4.7).

2) 이미징 · 프레이드

이미징 · 프레이드 (imaging plate, IP)의 상품명을 갖는 휘진성형광필름은 종래의 X선필름과는 전혀 다른 원리에 의거하는 2차원감광체[8]이다. 이미징· 프레이드는 상당히 고감도이며 적정노광역이 넓고 화상데이터가 디지털신호로서 얻을수 있다.

이미징 · 프레이드는 Eu^{2+}이온을 dop한 $BaFBr$형광체를 도부한 필름상의 화상센서이다. 이 형광체는 X선을 조사하면 그 정보가 메모리되지만 이것에 가시광을 조사하면 X선의 강도에 비례한 광휘진발광(photo-stimulated luminescence)이 생긴다. 구체적으로는 화상재생장치중에서 이미징 · 프레이트의 표면을 He-Ne레이져빔으로 주사하여 발생하는 2차여기 스펙트럼을 디지털신호로서 기록하여 재생한다.

이미징 · 프레이트는 상당히 고감도이며 X선강도가 5자릿수가 변화하여도 출력이 비례하는 이점이 있다. 이 방법은 화상데이터가 디지털신호로서 얻어지므로 이 이후의 데이터처리가 쉽다. 이미징 · 프레이트는 시료에 대한 X선 조사량을 적게할 수 있다. X선회절용의 검출기로서도 유망하며 각방향으로의 응용이 시도되고 있다.

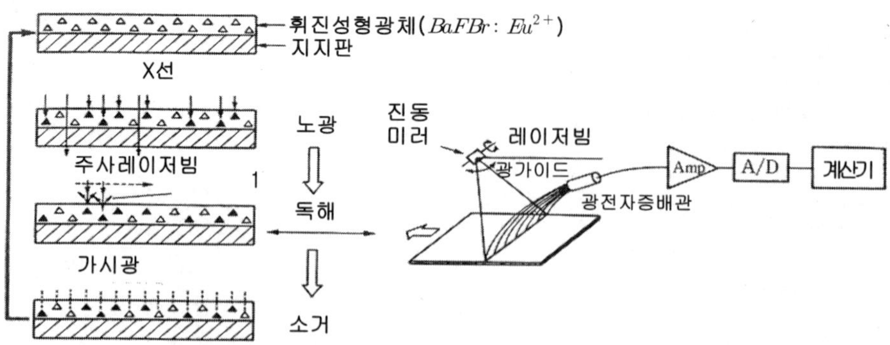

그림 3.3.15 휘진성형광 필름의 원리[8]

휘진성형광 필름의 원리를 그림 3.3.15에 이미징 · 프레이트를 사용한 고니오미터의 외관을 그림 3.3.16에 표시한다. 이 장치는 단백질 단결정의 구조해석 등에 위력을 발휘한다고 기대되고 있다.

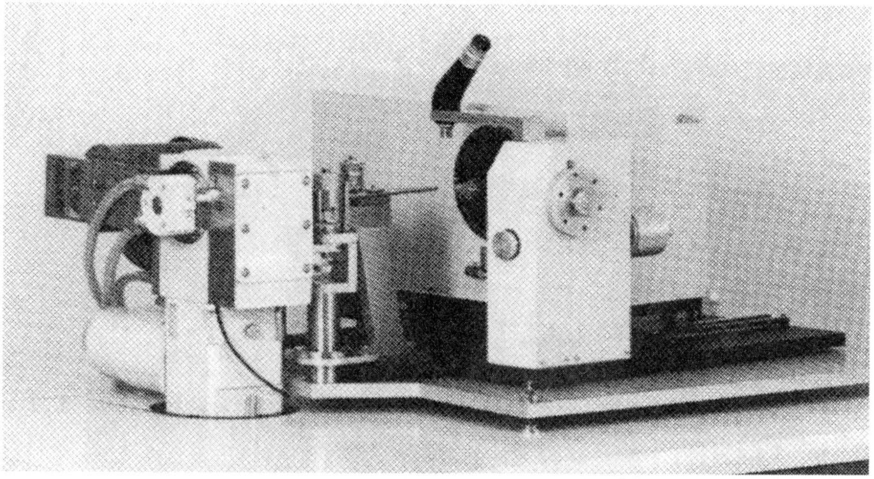

그림 3.3.16 이미징 · 프레이트를 사용한 X선회절장치[5)]

8. X선 TV

X선 TV는 2차원검출기로서 동적과정을 관찰하는데 적합하다. X선 TV에는 X선에 대해서 높은 감도를 갖춘 영상관으로 영상신호를 얻는 직정방식과 X선의 화상을 형광판으로 가시상으로 바꿔 고감도의 TV카메라로 영상신호를 얻는 간접방식이 있다.

X선영상관은 구경 25mm정도의 진공관이며 Be판의 창문의 뒤쪽에 PbO, CdS, Se등 X선에 감지되는 광도전막이 있다. 감광막상의 X선상은 전자빔으로 주사하여 TV신호로 바꾼다. 두께 15㎛의 PbO막을 이용하는 X선영상관의 분해능은 25㎛이며 $CuK\alpha$에 대한 흡수효율은 80%이다. 영상관의 유감면적을 크게 하는 연구가 진행되어 있어 3인치의 PbO 영상관이 X선투과법용으로 시작되어 있다.

간접방식의 X선 TV는 형광판의 화상을 이미지 · 인텐시파이어(광상증배관)로 증폭하여 이것을 비지콘 카메라로서 TV신호로 변환한다. 간접방식은 고감도로 유감면적을 크게할 수 있지만 분해능은 좋지 않다.

X선 TV를 이용한 공업용 X선 투과장치를 그림 3.3.17에 표시한다.

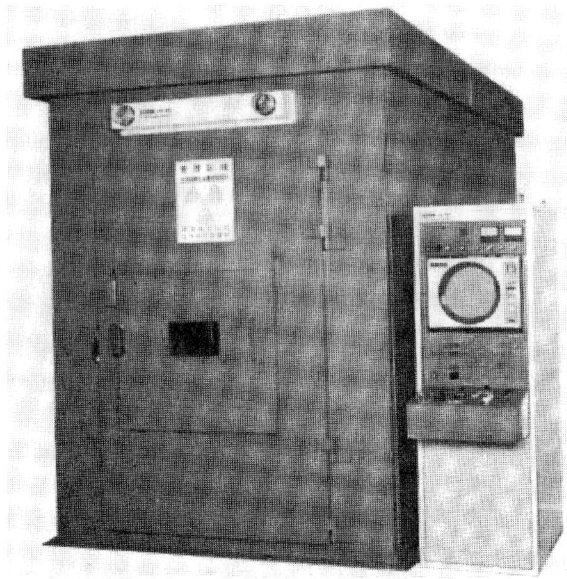

그림 3.3.17 X선 TV를 이용한 공업용 X선투과장치[2)]

3.4 분말 X선 회절 사진장치

1. 분말 X선회절사진법의 특징

X선회절계가 급속히 보급한 결과 일본에서는 분말 X선 회절사진법을 일상적으로 사용하고 있는 사람이 매우 적어졌다. 분말사진법은 다음과 같은 단점을 갖고 있다.

① 복잡한 암식작업이 필요하다.

② X선강도의 측정정도가 나쁘다.

③ 각도분해능이 좋지 않다.

한편에서는 X선회절계에 비해서 다음과 같은 장점을 갖고 있다.

① X선회절계에 비해서 적은 시료로서 된다.

② 시료입자가 큼직한 경우나 배향성의 시료측정에 적합하다.

③ 장시간의 노출이 가능하므로 모노크로미터와 조합하여 약간 회절선을 기록할수 있다.

④ 공기중에서 불안정한 화합물이라도 실리카유리제 캬피라리에 봉입하여 측정할 수 있다.

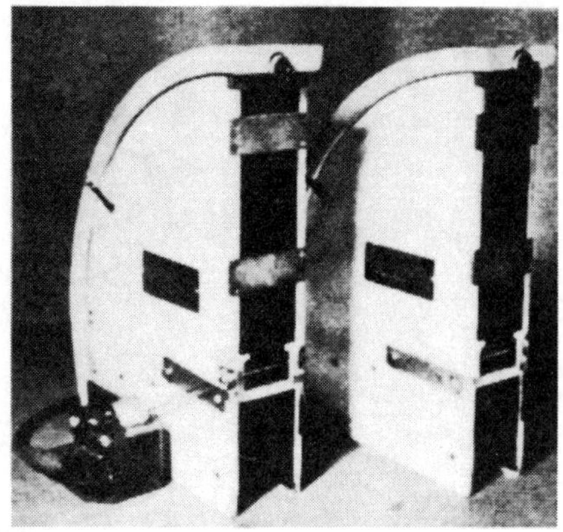

그림 3.4.1 하나왈트가 사용한 데바이 세러 카메라(반경 20.3cm)

2. 데바이 세러 카메라

분말시료에 특성 X선을 투사하면 반정각 2θ의 원추상으로 회절X선이 방사된다. 데바이 세러법(Debye-Scherrer method)에서는 원통상필름의 중심에 분말시료를 놓고 원주상의 한 끝에서 X선을 입사하여 회절사진을 기록한다.

필름의 장전방식에는 그림 3.4.2에 표시한 세 가지가 있다. 필름의 직경이 114.6mm과 57.3mm의 장치가 시판되고 있어 필름상의 1mm가 브래그 각의 0.5° 와 1° 에 해당한다.

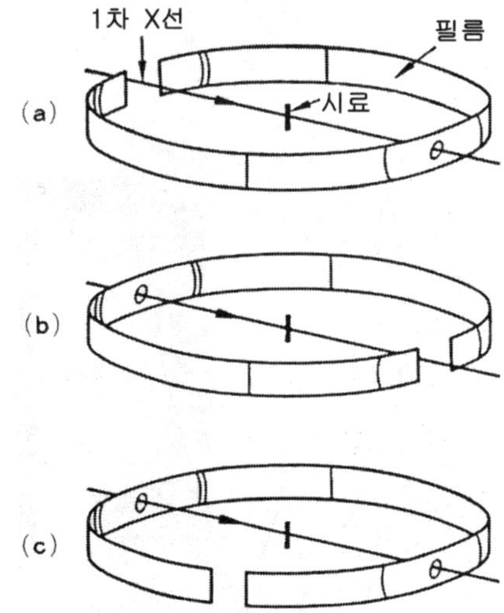

그림 3.4.2 데바이 세러 카메라의 필름장전방식
(a) 앞면 반사식 (b) 배면 반사식 (c) 비대칭식

시료는 직경 0.5mm이하이며 길이 1cm정도의 것을 준비한다. 분말시료는 가늘한 유리봉이 그리스나 접착제로 부착시키거나 박육의 유리 모세관에 충전하여 측정한다. 가늘한 철사 등은 그대로 설치하여 촬영할 수 있다. 촬영중은 시료를 천천히 회전시켜 회절에 기여하는 결정자의 수를 증가한다.

데바이 세러 카메라를 그림 3.4.3에 촬영한 데바이 세러 사진의 예를 그림 3.4.4에 표시한다.

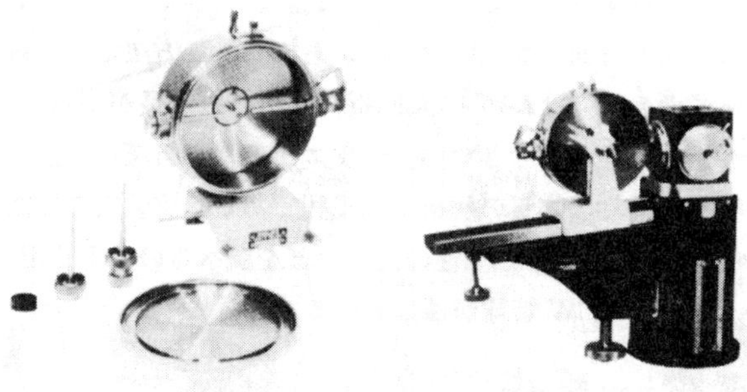

그림 3.5.3 데바이 세러-카메라[1)]

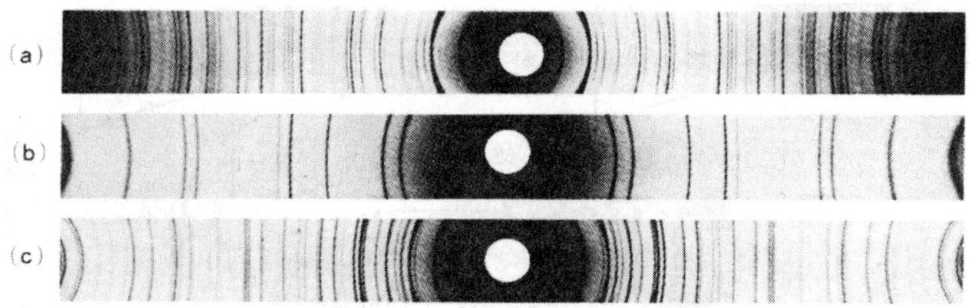

그림 3.4.4 데바이 세러 사진의 예

3. 라우에카메라

라우에법(Laue method)은 본래는 연속 X선을 이용하여 고정한 단결정시료의 회절반점을 기록하는 방법이다(그림 3.4.5). 라우에카메라의 구조는 단순하며 투과식촬영법과 배면반사식 촬영법이 있다. 이 방법으로는 각회절반점에 대응하는 격자면의 방향은 알 수 있지만 회절에 기여한 파장이 불평하므로 격자면간격을 결정할 수 없다. 라우에법에서는 회절반점의 지수를 알아내는 것이 어려우므로 구조가 미지의 물질의 해석에는 불리하다. 실험방법은 간단하므로 결정의 방위, 대칭성, 결정성의 양부 등을 조사하는데 자주이용 된다. 라우에법의 X선원에는 W관구가 적합하다.

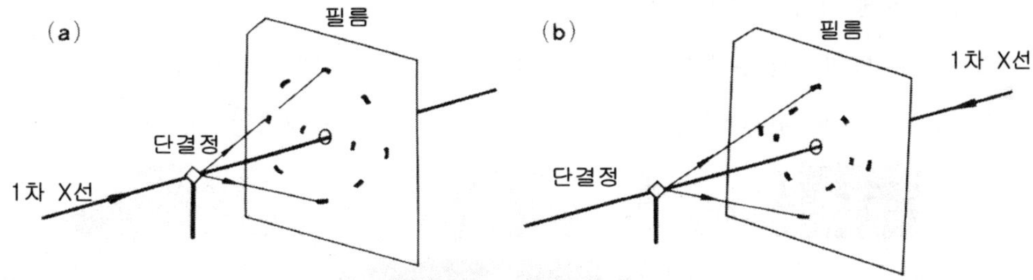

그림 3.4.5 라우에 사진법
(a) 투과식 촬영법 (b) 반사식 촬영법

4.1 시료의 작성과 X선 회절

X선회절계에서 정확한 정보를 얻기 위해서는 시료의 조정에 충분히 주의할 필요가 있다. 제공된 시료에 대해서 정도가 높은 회절데이터를 짧은 시간내로 측정하기 위해서는 다소한 경험이 필요하다. X선의 파장, 고니오미터의 슬리트 계수관의 주사속도, 레이트미터의 시정수 등의 파라미터의 선택을 잘못하면 정확한 회절데이터를 얻지 못하거나 시간을 낭비하게 된다.

1. 시료의 준비

분말 X회절계에서는 결정성이 좋은 미세한 결정이 모든 방향으로 균일하게 분포하고 있는 시료를 준비하는 것이 바람직하다. 사용하는 시료의 입경은 20㎛이하가 적당하다고 한다. 입자가 큼직하면 데바이 세러-환이 반점으로 되어 회절강도의 재현성을 잃게 된다. 원래 시료가 미세한 결정의 집합체이면 겉보기에 큼직한 입자를 이용하여도 균일한 데바이 세러-환을 얻을수 있다. 금속재료나 요업제품(ceramics제품)등의 대부분은 이와 같은 다결정질이므로 판상의 시료를 분쇄하지 않고 그냥 측정할 수 있다.

1) 시료의 유효두께

X선을 시료에 조사하면 물질의 종류에 따라 차이는 있지만 상당한 깊이까지 X선이 침입한다. 시료의 두께와 X선의 흡수율의 관계를 표 4.1.1에 표시한다.

X선회절계에서 실제로 회절에 기여하는 유효두께(effective thickness) x는 선흡수계수

μ과 회절각 θ에 따라 결정된다.

강도가 I_0이며 단위의 단면적을 갖는 X선이 평판상의 시료에 각도 θ로 입사하여 깊이 x까지 침입하여 dx의 층까지 각도 θ 방향으로 회절했을때의 강도는 식 4.1.1로 주어진다.

$$dI = I_0 \frac{1}{\sin\theta} \exp\left(\frac{-2\mu x}{\sin\theta}\right) dx \qquad (4.1.1)$$

두께 x의 시료층에 의한 회절강도와 무한대의 두께의 시료에 의한 회절강도와의 비

표 4.1.1 시료의 두께와 X선의 흡수율과의 관계

물질	입사X선	X선의 흡수율 I/I_0		
		10(%)	50(%)	99(%)
폴리에틸렌	$CuK\alpha$	0.26mm	1.7mm	1.1cm
	$FeK\alpha$	0.14mm	0.9mm	0.6cm
연	$CuK\alpha$	4000Å	2.6㎛	17㎛
	$FeK\alpha$	2300Å	1.5㎛	10㎛
Fe_3O_4	$CuK\alpha$	0.9㎛	6.1㎛	40㎛
	$FeK\alpha$	19㎛	130㎛	850㎛

를 G라고 한다면 식 4.1.2를 얻을 수 있다.

$$G = \frac{\int_{x=0}^{x} dI}{\int_{x=0}^{x} dI} = 1 - \exp\left(\frac{-2\mu x}{\sin\theta}\right) \qquad (4.1.2)$$

따라서 x는 식 4.1.3으로 계산할 수 있다.

$$x = \frac{-\ln(1-G)\sin\theta}{2\mu} \qquad (4.1.3)$$

예를들어 실리콘의 분말을 $CuK\alpha$로 $2\theta = 70°$ 부근에서 측정할 때 유효한 시료의 두께는 실리콘의 질량흡수계수를 60.3, 겉보기의 밀도를 $2.2g/cm^2$, G를 90%로 한다면 $X = 0.04cm$로 된다.

식 4.1.3에서 흡수가 큰 시료일수록 시료의 유효두께가 작다는 것을 알 수 있다. 박막의 회절도형을 측정하기 위해 막면에 아주 가까운 각도로 X선을 조사하는 전용고니오미터나 부속품이 시판되고 있다

2) 시료의 분쇄

시료의 입경이 크면 회절에 기여하는 결정의 수가 감소하여 회절강도의 재현성이 나빠진다. 여러 가지 입경의 석영($\alpha - SiO_2$)입자를 이용하여, 10~11회 절선에 대해서 회절강도의 재현성을 조사한 결과를 표 4.1.2에 표시한다.

표 4.1.2 시료의 평균입경과 표전편차

평균입경(㎛)	15-50	5-50	5-15	<5
상대표준편차(%)	24.4	12.6	4.3	1.4

표에서 평균입경이 작을수록 재현성이 좋으며 입경㎛이하로 하면 상대표준편차가 1.4% 정도로 되는 것을 알 수 있다.

회절강도의 재현성에 미치는 입경과 선흡수계수의 영향을 알아본 결과[1)]를 그림 4.1.1에 표시한다. 시료의 선흡수계수가 크면 회절에 기여하는 유효 두께가 작아져서 결정의 수가 적어지기 때문에 편차가 커진다.

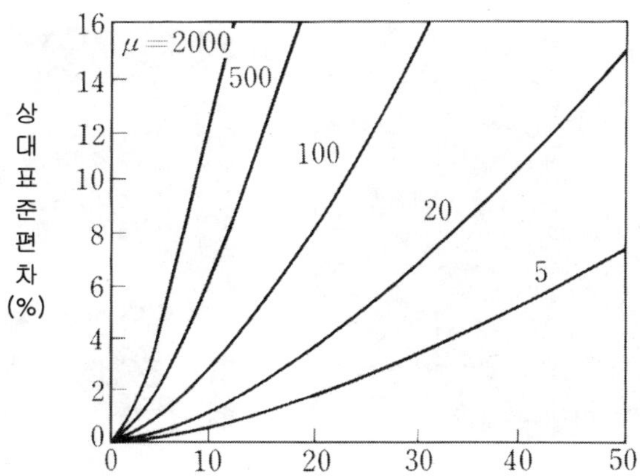

그림 4.1.1 회절강도의 재현성에 미치는 입경과 선흡수계수의 영향[1)]

분쇄에는 마노유발, 알루미나 유발, 초경합금유발등을 이용한다. 큼직한 시료를 분쇄 할 때는 그림 4.1.2에 표시한 구멍이 뚫린 투명 플라스틱 뚜껑을 사용하여 시료가 비산하는 것을 막는 것이 좋다. 분쇄는 손가락 끝에 이물을 느끼지 않을 정도(소량의 시료를 엄지손가락과 중지를 서로 비벼 입자를 못느낄 정도)를 기준으로 한다. 다만, 원래 시료가 미세한 1차 입자에서 되는 시료는 가볍고 분쇄하는 것만이라도 충분하다.

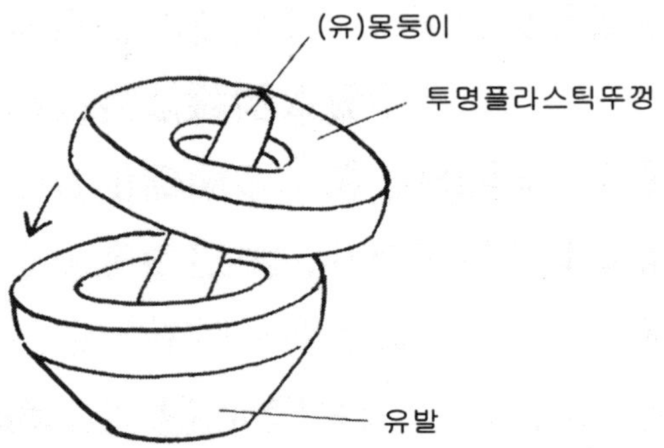

그림 4.1.2 분쇄용유발과 투명뚜껑

수많은 각 시료를 같은 조건으로 계속해서 자동분쇄 처리하는 장치가 시판되고 있다 2,3) (그림 4.1.3). 이 장치는 원래는 공장의 품질관리에 이용하는 형광X선 분석장치의 시료작성용으로 개발된 디스크밀이다. 1g이상의 시료에 대해서 지정한 조건에서 분쇄한 후 용기를 자동적으로 세척하여 다음 시료를 세트한다. 이와 같은 장치에 의하여 인건비의 삭감과 개인오차의 제거가 가능하게 된다.

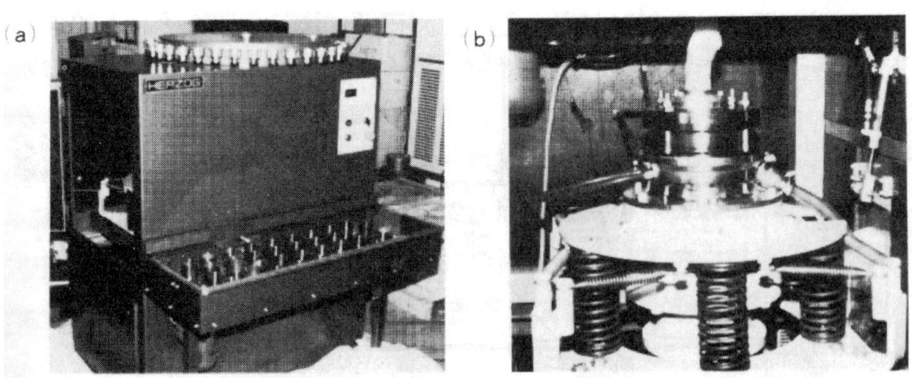

그림 4.1.3 시료자동분쇄기 (a) 외관 (b) 내부의 분쇄용기

사용하는 입자가 큼직하면 회절에 기여하는 결정수가 적어져 강도의 재현성을 잃게된다. 이와 같은 시료는 시료홀더로 갈아채워서 측정할 때마다 회절강도가 크게 변동한다. 이 효과를 평균화하여 보정하는 X선회절계용의 시료회전대가 시판되고 있지만 큼직한 입자를 포함하는 시료는 원래 사진법에 의하여 측정하지 않으며 충분한 정보는 얻을 수 없다.

시료를 분쇄할 때는 입자의 미세화와 함께 결정구조나 화학조성을 변화시키거나 결정에 뒤틀림을 생기거나 무정형화시키는 것이 있다. 예를 들어 노란색 PbO(사방정계)를 분쇄하면 쉽게 빨간색(정방정계)으로 이전한다. 우르쯔광형의 ZnS도 비교적 쉽게 섬아연광형으로 이전한다. 아나타제형의 (정방정계)의 TiO_2도 강하게 분쇄하면 루틸형(정방정계)로 이전한다.

흑연이나 점토광물 등 층상구조를 갖는 화합물에서는 같은 조작에 의하여 벽개면에서 현저한 구조변화를 받는다. 암연, 연마, 절삭 등의 가공을 한 금속에서는 내부뒤틀림이 생겨 회절선의 폭이 확대된다.

시료의 작성시 또는 측정중에 시료의 성질이나 조성이 변화하는 것이 있다. 시료를 분쇄할 때 공기, 탄산가스, 습기 등에 의한 변질이나 분쇄기구에서의 불순물의 혼입에 주의할 필요가 있어 기밀용기 속에서 처리하는 것이 바람직하다.

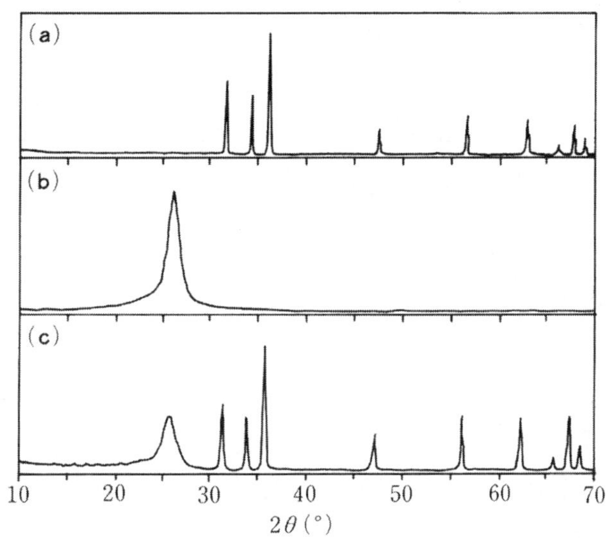

그림 4.1.4 폴리에스텔필름으로 싸서 측정한 ZnO의 회절도형
(a) ZnO　(b) 폴리에스텔필름

3) 폴리에스텔필름으로 싼 ZnO

공기중에서 불안정한 물질의 동정에는 데바이 세러카메라를 이용하여 유리 또는 셀리카 유리제의 모세관에 시료를 봉입하여 회절사진을 기록하는 것이 좋다. 이와 같은 시료는 X선회절계의 시료판을 얇은 플라스틱막으로 싸아서 측정하는 일이 많지만 막자체의 회절도형이 겹쳐서 나타난다. 산화아연을 7㎛의 폴리에스텔필름으로 쌓아서 측정한 회절도형을 그림 4.1.4에 표시한다.

검출하는 성분의 포유량이 적고 그대로로서는 동정이 어려울 경우에는 어떠한 수단으로 농도를 높일 필요가 있다. 예를 들어 체질, 부유선광, 자기선광, 중액분리, 화학약품에 의한 불순물의 용출, 가연성분의 소각 등의 수법이 이용된다. 다만 이러한 조작에 의하여 측정하는 물질이 변질하지 않는 것을 확인할 필요가 있다.

복잡한 조성의 시료의 각각 성분을 동정할 경우에도 물리적수단과 화학적 처리를 병용하여 각성분을 분리· 농축할 수 있다.

4) 시료홀더와 분말의 충전법

X선회절계에서는 1cm×2cm정도의 평판상의 시료면을 필요로 한다. 또 시료표면을 고니오미터의 회전축으로 일치시켜야 한다. 격자정수를 정확하게 측정할 때는 시료면이 회전축에서 편심하지 않게 주의할 필요가 있다.

매우 일반적인 금속제의 시료홀더에 분말을 충전할 때는 그림(4.1.5), (a) 시료홀더의 표면을 밑으로 향해서 두꺼운 유리판위에 놓는다. (b) 분말을 시료홀더의 구멍부분에 균일하게 끼운다. (c) 그 위에 약포지를 얹어 손가락으로 눌러 다진다. (d) 유리판에 밀착했던 면이 측정용의 시료면으로 된다.

분말시료가 소량의 경우에는 유리로된 시료홀더를 이용하는 것이 편리하다(그림 4.1.6). 그 홀더는 유리판의 표면을 0.1-0.3mm의 깊이로 凹 하고 있다. 분말시료를 충전할 때는 (a) 시료홀더의 凹부분에 분말을 소량놓고 (b) 유리판으로 눌러 (c) 이 조작을 되풀이하여 (d) 시료면이 유리판과 같은면으로 되게 한다.

가로형의 고니오미터에서는 시료면이 수직으로 되므로 시료가 벗겨지기 쉬워서 소량의 풀을 사용하여 고정시켜도 지장없다.

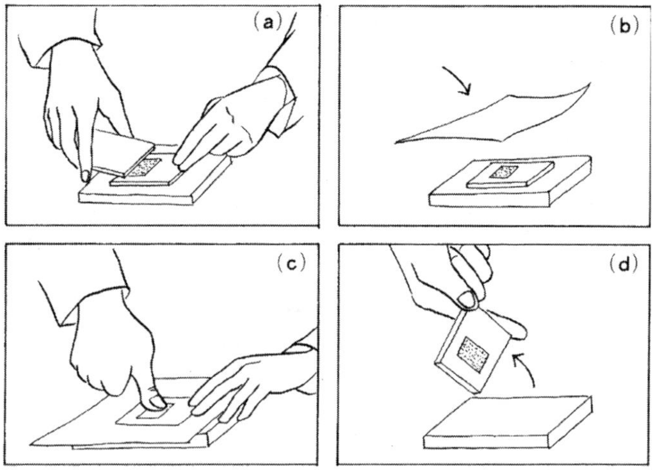

그림 4.1.5 시료의 충전(금속제시료홀더)

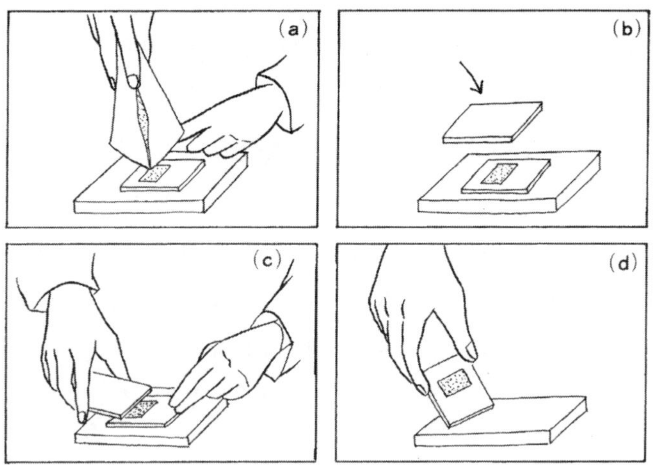

그림 4.1.6 시료의 충전(유리 제시료홀더)

금속들을 사용하여 프레스 성형한 시료에 대해서 측정하는 일도 많다.

시료분말이 상당히 적은 경우에는 젖빛유리의 표면에 분말을 비비댄 정도라도 회절도형을 기록할 수 있다. 또 유리면에 초산알루미로 희석한 콜로디온 (collodion)액을 떨어뜨려 분말을 그 위에 얇게 발라서 이용하여도 된다.

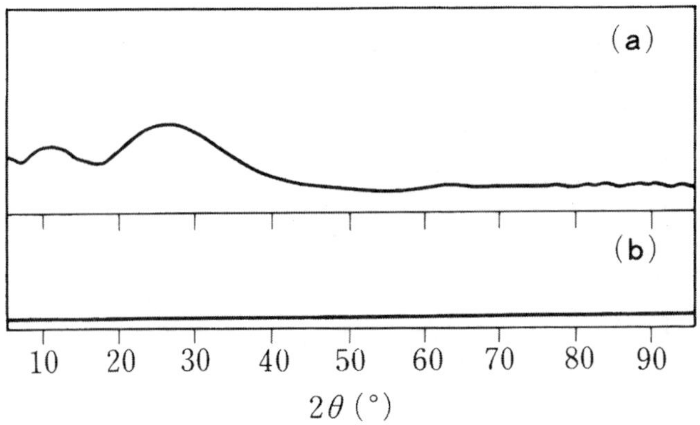

그림 4.1.7 무반사시료판의 효과
(a) 유리판의 회절도형
(b) 같은조건으로 측정한 무반사시료판의 회절도형

유리로된 시료홀더대신에 플라스틱판을 사용하는 것은 플라스틱에 의한 산란이 유리에 비해서 현저하게 크기 때문에 적당하지 않다.

유리판에 의한 산란이 문제로 되는 정밀측정에서는 실리콘이나 수정의 단결정으로 만들어지고 있는 무반사시료판을 사용하면 된다. 무반사시료판은 측정각도범위로서 회절조건을 만족하지 않은 방향으로 결정을 cut하고 있다(그림 4.1.7).

점토광물등 층상구조를 갖는 물질은 시료홀더로 채워넣을 때 선택배향(preferred orientation)하기 쉽다. 묘목카올린을 보통 시료홀더에 충전한 경우와 유리제 시료홀더에 얇게 풀칠하여 이것에 시료를 뿌려 무질서하게 나란히 시켜 측정한 결과를 그림 4.1.8에 비교한다.

또, 시판되고 있는 고무밴드를 시료판에 나란히 시켜 측정한 경우와 3배로 길게 늘려 측정한 경우의 차이를 그림 4.1.9에 표시한다.

NBS에서는 선택배향이 일어나기 어려운 시료홀더를 추장 권하고 있다.

(그림 4.1.10). 이것은 시료홀더와 유리판을 겹쳐 집게로 집어 그 빈틈사이에 시료분말을 가볍게 충전한 후 유리판을 제거하여 사용한다.

선택배향을 정하는 결정적인 수법은 없지만 여러 가지 연구가 실행되고 있다.

예를 들어 비결정의 물질(실리카겔 등)을 시료에 50%정도 혼합하여 배향을 적게할 수 있다.

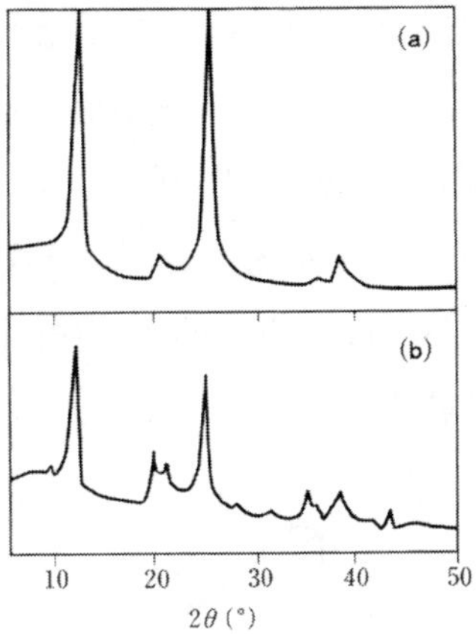

그림 4.1.8 카올린의 X선회절도형
(a) 배향하고 있는 상태
(b) 배향이 적은상태

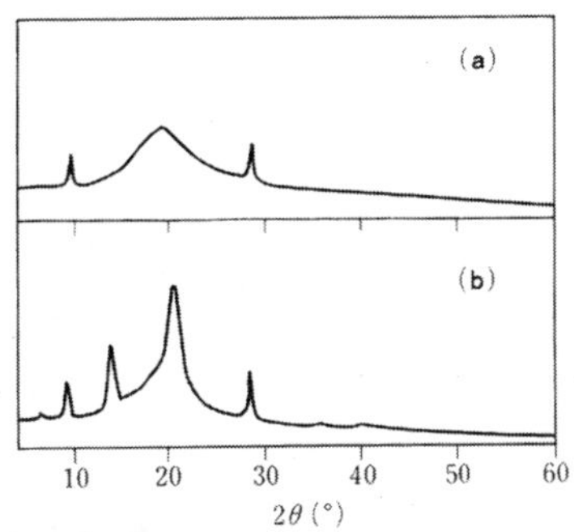

그림 4.1.9 고무밴드의 X선회절도형
(a) 그대로 측정
(b) 3배로 길게 늘려 측정

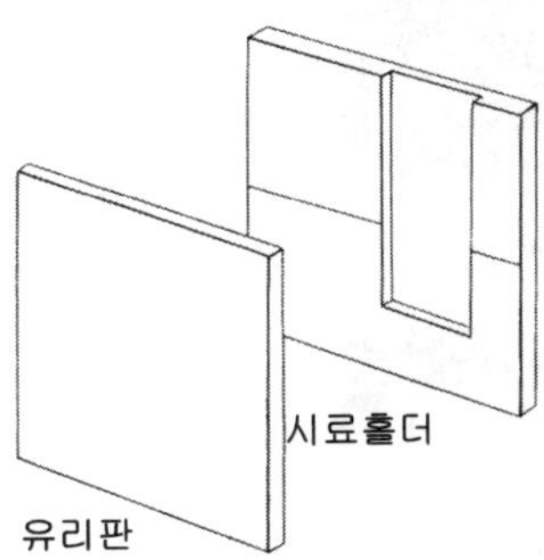

그림 4.1.10 NBS의 시료홀더

10㎛이하로 분쇄한 결정을 스프레이 드라이법으로 100㎛이하의 구상입자로 작성하여 좋은 결과를 얻을 수 있다는 보도도 있다. 시료에 경화성 플라스틱을 혼입하여 덩어리로 된 것을 깎아서 그 가루를 사용한다든가 동결한 시료를 분쇄하여 이용하는 것이 좋다는 보고도 있다. 이 외로 섬유상의 시료를 섬유축과 직각으로 잘게 써는 장치를 이용하거나 2축의 주의에서 회전 · 진동하는 시료대를 이용하는 등이 있다.

분말이 아닌 시료 예를 들면, 판상해의 시료는 적당한 크기로 절단하여 측정한다. 덩어리 상태의 시료는 금속제 시료홀더의 구멍부분으로 들어갈 수 있는 크기로 잘라 순간접착제등으로 고정한다.(그림 4.1.11). 이 경우 시료의 표면에 큰 凹凸이 없고 시료면이 홀더의 표면과 같은 면상에 있을 필요가 있다. 또 접착제의 회절도형이 나타나지 않게 주의해야한다.

수많은 시료를 연속하여 자동적으로 처리하기 위해서는 시료 auto changer가 편리하다(그림 4.1.12). 다만 그림 4.1.11과 같은 시료는 측정하지 못한다.

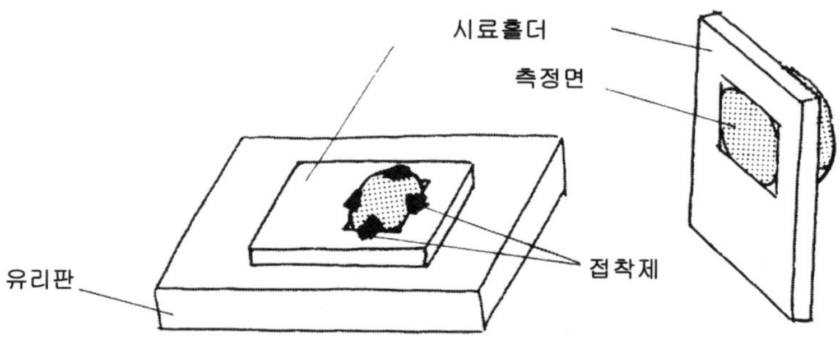

그림 4.1.12 덩어리상태의 시료의 설치법

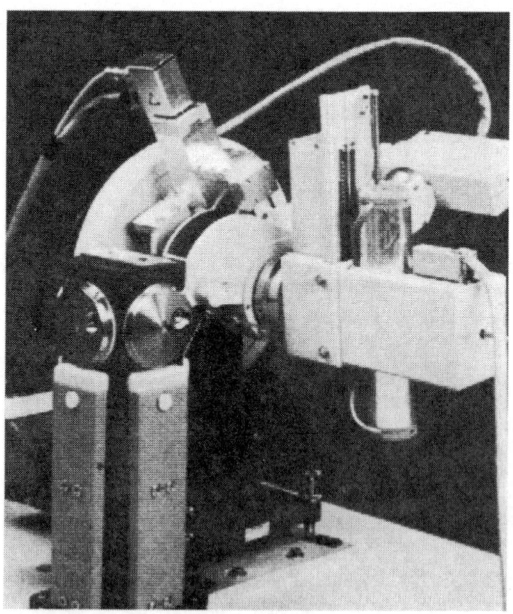

그림 4.1.12 시료 auto changer 설치된 고니오미터[3)]

2. X선관구의 준비

1) X선관구의 선정

물질분석으로 이용되는 특성X선용의 관구로서는 양극이 Ag, Mo, Cu, Co, Fe, Cr등의 관구가 시판되고 있다. X선관구의 선택은 X선의 파장, X선관구의 출력, 측정하는 시료에 의한 흡수, 필요한 면간격값 등을 고려해서 결정한다. X선회절로 측정하는 d값의 범위는 1-10Å가 많다. Cu관구는 출력이 커서 연속 X선이 비교적 적으며 특성 X선의 파장값이 일반측정에 적합하고 있다 등의 특징이 있어 매우 많이 이용된다.

사용하는 X선의 파장이 시료중의 원소의 흡수단의 파장보다도 약간 짧으면 시료가 X선을 흡수하여 강한 형광X선을 발생하여 back ground가 높아진다. 형광X선의 강도는 질량흡수계수에 따라 결정된다. $CuK\alpha$선에 대한 Fe나 Co의 질량흡수계수는 상당히 크기 때문에 Cu관구로서 Fe나 Co의 화합물(화합형태는 관계없다)의 측정을 하는 것이 바람직하지 않다. 이와 같은 시료에는 Fe관구 또는 Co관구가 적합하다. 다만 시료주에 포함되고 있는 Fe나 Co의 포유량이 적은 경우나 모노크로미터를 설치한 X선회절계를 사용할 때는 Cu관구를 사용하는 것이 유리하다.

X선관구가 결정되면 $K\beta$를 제거하는 필터도 자동적으로 결정된다. Ag관구에는 Pd필터, Mo관구에는 Zr필터, Cu관구에는 Ni필터, Co관구에는 Fe필터, Fe관구에는 Mn필터, Cr관구에는 V필터의 조합을 이용한다. $K\beta$선의 강도는 $K\alpha$선의 강도의 20%정도이지만 필터를 사용하면 현저하게 저하한다. 시판되는 장치에서는 $K\beta$선의 강도가 $K\alpha$선의 0.1-1%로 되는 두께의 필터를 사용하고 있다.

필터는 시료와 계수관사이에 삽입시키는 것이 보통이며 이것에 따라 back gruoun도 상당히 저하한다. 특수한 경우에는 필터를 X선관구와 시료사이에 삽입하는 것이 유리하다. 예를들어 Cu관구에서 Ni의 시료를 측정할 경우나 Co관구로 Fe의 시료를 측정할 경우에는 그들의 $K\beta$선이 시료원소의 형광X선을 강하게 여기하기 때문이다.

2) X선관구의 관구전압과 관구전류의 설정

특성 X선의 강도는 2.1에서 말한바와 같이 관구전압이 낮은 영역에서는 관구전압의 자승에 비례하지만 관구전압이 여기전압의 4-5배를 넘으면 강도의 증가율은 저하한다. X선의 강도는 관구전류에 거의 비례하여 증가한다.

연속 X선의 강도는 관구전압의 자승(제곱)에 비례하기 때문에 특성X선과 연속X선의 강도비는 관구전압이 높아지면 거의 일정하게 된다.

관구에 부가하는 고전압 값은 여기전압의 5-6배이다. (Cu관구에서는 30-50kV)가 적당하다. 필요이상으로 높은 전압을 인가하면 back ground가 높아진다. 또, 고전압이 누전한다 등의 장치의 고장이 일어나기 쉽다.

X선관구는 각각 결정된 부하(관구전압 · 관구전류)이하로 사용하지 않으면 안된다. 최대부하의 70-80%로 사용한다면 수명은 상당히 길다.

특성 X선의 파장은 양극원소의 고압전원의 안정성이 나쁜 장치를 사용해도 회절선의 면간격의 값은 전혀 영향을 받지 않는다.

3) X선관구의 오염의 검사

X선관구를 장시간 사용하면 필라멘트나 cathode(음극)을 구성하고 있는 W, Fe, Ni, Co 등의 재료가 양극의 표면에 증착한다. 오염(contamination)이 두드러지게 되면 W의 연속X선과 그러한 원소의 특성X선이 대량으로 발생하여 관구본래의 특성X선이 약해진다.

이와같은 X선관구를 사용하여 회절도형을 기록하면 동정(identification)이 어려운 작은 피크가 수많이 나타나 back ground가 증가한다.

X선관구의 오염은 관구의 진공이 나쁘면 두드러지게 빨리 진행한다. X선관구의 오염의 정도를 알아보기 위해서는 구조가 간단한 시료(예를들면 실리콘)에 대해서 필터를 제거하여 회절도형을 기록하면 된다. 관구를 일정시간 사용할 때마다 이 도형을 기록하여 구입한 당초의 도형과 비교하여 오염의 정도를 알아낼 수 있다.

3. X선회절계의 검정

1) 검정의 필요성

X선회절계를 사용하여 누구나 쉽게 고정도의 측정값을 얻을 수 있는 것은 아니다. X선회절에서는 사용하는 장치의 양부도 있지만 사용하는 사람의 수완도 문제이다. 이 이유는 아래와 같다.

① 사용하는 장치가 고급이라도 조정이 불량이면 충분한 정도는 얻을 수 없다.

② 회절각의 측정정도는 주로 시료의 결정성의 가부에 따라 결정된다.

이것은 고니오미터의 기계적정도가 충분히 높기 때문이다. 고니오미터의 기계적정도는 고급품으로 ±0.003° $/2\theta$, 간이형으로 ±0.05° $/2\theta$정도이다.

③ 회절강도는 시료의 결정성이나 배향 등의 영향을 현저하게 받는다. 시판되어 있는 X선발생장치의 전원의 안정성은 충분히 높고 고급품으로 0.001-0.01% 간이형으로 0.1-1%이다.

장치의 조정의 양부가 회절도형에 주는 영향에 대해서는 4.3에서 설명하므로 여기서는 장치가 잘 조정되고 있는가를 검정하는 방법에 대해서 말한다.

2) 간단한 검정법

장치를 잘 조정한 후 적당한 표준시료에 대해서 대표적인 측정조건으로 X선회절도형을 기록한다. 측정한 모든 회절선에 대해서 d와 I/I_1의 값이 JCPDS의 표준데이터와 잘 일치하고 있는 것을 확인한다. 이 회절도형은 표준차트로서 보관한다. 다음부터는 정기적으로 또는 장치에 의심이 있을 경우에 같은 조건으로 회절도형을 기록한다. 이것을 표준차트와 비교하여 같으면 문제는 없다.

3) 고니오미터의 정확한 검정법

격자정수를 정확하게 측정하기 위해서는 고니오미터가 정확하게 조정되고 있어야 한다. 그것을 검정하기 위해서는 입방정계에 속하는 결정성이 좋은 표준시료를 이용하여 격자정수를 측정할 경우와 같은 주사조건으로 정확한 회절도형을 기록한다. 각각의 회절선에 대해서 측정한 면각격 d_{hkl}과 지수 hkl에서 식 4.1.4를 이용하여 격자정수 a를 계산한다.

$$a = d_{hkl}\sqrt{h^2 + k^2 + l^2} \qquad (4.1.4)$$

원리적으로는 각각의 회절선에서 계산한 a의 값은 완전히 일치하게 될 것이다. 현실에서는 그 값은 소수점의 몇자릿수째로서 달라지며 그 값을 그래프에 plot한 예를 그림 4.1.13에 표시한다. 측정값의 변동한 정도에서 그 측정조건하에서의 실험정도를 알아볼 수 있다. 변동이 큰 경우에는 장치를 다시 조정하여 또 한번 검정한다.

이 검정법은 측정하는 시료가 입방정계에 속하는 결정성이 좋은 물질이라면 격자정수의 값을 미리 알지 못할 경우에도 적용할 수 있다.

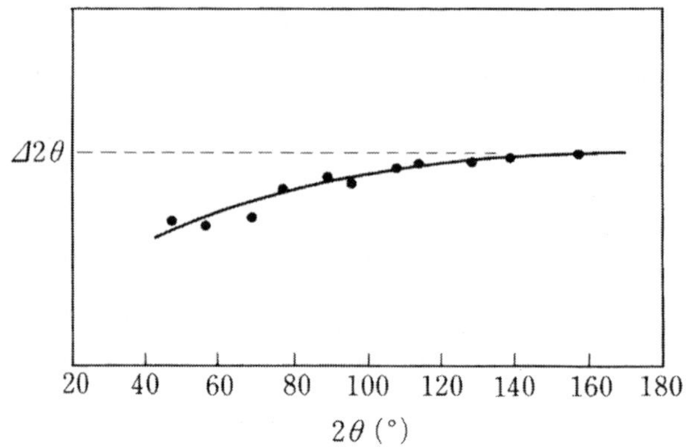

그림 4.1.13 표준시료에 의한 고니오미터의 검정

4. 고니오미터의 조건설정

① X선의 취출각 : 고니오미터에서 X선관구의 초점을 예상하는 각을 취출각(take-off angle, glancing angle)이라 한다. 취출각이 작을수록 분해능은 좋지만 강도가 감소한다. 보통 측정으로서는 6° 로 한다.

② 발산슬리트와 산란슬리트 : 발산슬리트(divergence slit)는 X선의 발산각도를 결정하여 시료에 닿는 X선의 면적을 제한한다. 폭이 큰 슬리트를 사용하면 X선의 강도는 크지만 저각도에서는 입사 X선이 시료에서 벗어난다. 보통 측정에서는 1° 의 발산슬리트를 사용하는 일이 많다. 발산(방지)슬리트(scatter slit)는 공기나 시료커버등에서의 산란X선을 방지하기 위한 슬리트이다. 산란스리트는 발산슬리트와 같은 각도폭을 사용한다.

③ 수광슬리트 : X선의 초점에서 고니오미터의 중심까지의 거리와 수광슬리트(receiving slit)에서 고니오미터의 중심까지의 거리는 똑같이 되고 있어 장치의 분해능은 이 슬리트에 따라 결정된다. 보통 측정에서는 폭이 0.2mm정도의 슬리트를 이용한다.

④ 평행슬리트 : 발산슬리트와 산란슬리트의 가까이에 설치되고 있는 2조의 평행슬리트(parallel slits)는 구경이 2-3° 로 고정되고 있다.

⑤ 주사속도 : 고니오미터의 주사속도(scanning speed)는 정성분석에서는 빠르게 격자정수의 측정등에서는 늦게한다. 보통의 동정(identification)에는 2θ/min, 정밀한 측정에서는 1/8-1/2° 2θ/min의 속도가 이용되지만 결정성의 양부나 back ground의 높이등도 고려하여 결정한다.

⑥ 주사범위 : 주사범위(scanning range)는 시료의 종류, 측정의 목적, 사용X선등에 응하여 필요한 각도를 주사한다. Cu관구로 무기화합물을 동정할 때는 4－90°/2θ 정도를 측정한다. 간단한 화합물에서는 저각도측에 회절선은 나타나지 않지만 격자정수가 큰 복잡한 화합물에서는 상당한 저각도까지 주사할 필요가 있다. 2θ가 작은곳에서는 1차 X선이 계수관으로 직접 입사하면 계수관의 수명을 두드러지게 단축하기 때문에 주의해야한다.

동정(identification)의 목적으로는 고각도까지 주사할 필요는 없지만 격자정수를 구하기에는 가능한 한 고각도로 측정하는 것이 바람직하다.

5. 계수기록계의 조건설정

① 스케일 레인지 : ratemeter의 계수율의 기록범위를 나타낸다. X선의 계수값은 통계적인 흔들림을 갖고 있어 레이트미터의 계수율이 작으면 오차가 크다.

GM관을 이용한 장치에서는 1000cps이상에서 countion loss가 증가하기 때문에 스케일레인지로 사용하는 것은 바람직하지 않다.

비례계수관이나 scintillation counter에서는 높은 계수율까지 비례관계가 성립하므로 강한 회절X선도 정확하게 기록할 수 있다. 보통 identification에서는 2-3개의 회절선이 휘두를 정도의 스케일레인지로 측정한다.

② 시정수 : recorder의 세심한 펜의 흔들림은 레이트미터의 시정수(time constant)와 밀접하게 관계되며 시정수가 클수록 X선강도의 변동이 외관상 적어진다. 시정수가 클 때 주사속도를 빨리하면 계수계의 대응이 늦어져 피크강도가 저하하여 회절선이 주사방향으로 이동하여 도형이 부정확하게 된다. 시정수는 경험상 다음과 같이 선택하는 것이 좋다고 한다.

$$T = \frac{2\nu}{\omega} \sim \frac{10\nu}{\omega} \qquad (4.1.5)$$

여기서 T는 시정수(sec), ν는 수광슬리트 폭(mm), ω는 주사속도 ($^\circ 2\theta$/min)이다.

③ 기록방식 : X선회절 강도를 연속적으로 기록하기에는 아래와 같은 두가지 방식이 있다.

ⓐ 레이트미터법(ratemeter method) : 레이트미터의 출력을 연속적으로 기록계에 출력하는 방법이다.

ⓑ 스텝 주사법 (step scanning method) : 우선 설정한 시간의 X선강도를 계수하여 미소각을 스텝하여 다시 같은 시간의 강도를 계수하여 이 조작을 되풀이하여 결과를 기록한다. 이 방법은 X선의 통계변동을 적게할수 있으므로 미소피크의 검출이나 정확한 프로파일을 측정하는데 이용된다.

④ 기록지의 이동속도 : 기록지의 이동속도(chart speed)는 주사속도나 측정의 목적에 대응하여 적당한 값을 선택한다.

이와 같이 X선회절의 측정조건은 상호에 복잡한 관계를 갖고 있으므로 시료와 목적에 대응하여 충분한 정도로서 단시간에 처리할 수 있는 조건을 선택하기 위해서는 다소 경험이 필요하다.

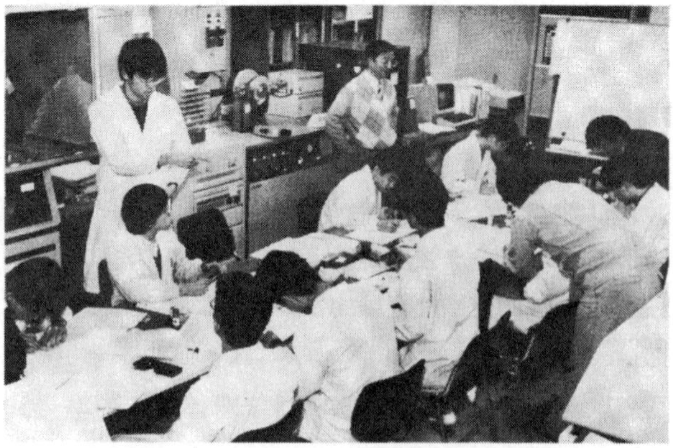

그림 4.1.14 학생실험모습

4.2 정성분석

X선회절에 의한 정성분석은 미지물질의 회절도형을 표준물질의 회절데이터와 비교하여 같은지 어떤지를 판정하므로 동정(identification)이라고 부른다. 표준물질의 데이터베이스로서는 JCPDS파일이 매우 정비되고 있으며 1987년 현재로 약 48000종류의 화합물의 데이터가 집계되고 있다.

미지시료(unknown samples)의 동정은 실제로는 상당히 어려운 직업이다. 사람손에 의지하는 핸드서치법에서는 물론 컴퓨터를 이용하는 검색에서도 인간의 경험과 판단이 매우 중요하다. 순수하고 결정성이 좋은 물질을 동정하는 것은 초보자라도 어렵지 않지만 정체가 알 수 없는 복잡한 천연시료, 예를 들어 토양(soil)을 동정하는 것은 숙련자라도 쉬운 일이 아니다.

1. Hanawalt법과 JCPDS데이터베이스

1919년 A. W. hull은 분말 X선회절법에서 미지물질의 동정이 가능하다는 것을 시사하였다[4). 「새로운 화학분석법」 이라는 제목의 논문중에서 그는 분말X선 회절도형이 물질에 접촉되어, 혼합물의 도형이 각성분의도형을 겹쳐 합친 것이며 실험은 간단하며 시료가 적은량이라도 충분하다

1) 하나월트법(Hanawalt method)

분말X선회절에 의한 물질의 동정법이 실용화된 것은 그때부터 약 20년후일이다. 1938년 Dow Chemical Co.의 하나월트는 (J.D.Hanawalt, H.W.Rinn and L.K.Frevel) MoKα선과 데바이 세러카메라를 사용하여 1000종류의 화합물에 대해서 회절선의 면간격과 강도값을 측정하였다. 하나월트법을 사용한 X선회절장치의 사진을 그림 3.0.2와 그림 3.4.1에 표시하였다. 그들의 데이터는 현재도 유효하게 인정될 정도로 정확하다. 또한 그들은 각 물질마다 3가지 강한 회절선을 택하여 면간격 순서로 정리한 보조분류표를 작성했다. 보조분류표에서는 20-0.5Å의 면간격이 63군으로 구분되고 있어 이것을 길잡이로 피검시료의 최강선으로부터 순서로 검색한다. 알맞은 데이터를 찾을수 있으면 그 물질의 모든 회절선에 대해서 면간격과 강도의 일치정도를 조사하여 일치한다면 동정을 끝낸다.

「X선회절에 의한 화학분석」 이라는 제목으로 그들의 논문은 큰 영향을 끼쳤다. 하나

윌트들의 작업은 ASTM(American Standard for Testing Mate rials)에 이어져 ASTM카드로서 출판되어 그 이후 매해 새로운 데이터가 추가 간행되어왔다.

1969년 ASTM에서 독립한 비영리단체의 분말회절표준위원회(Joint Committee on Powder Diffraction standards)가 조직되어 ASTM의 작업을 이어지게 되었다. JCPDS의 작업은 해마다 확대하여 1979년에는 JCPDS국제회절데이터센터(JCPDS International Centre for Diffraction Data)로 되었다. 따라서 현재의 조직약칭은 JCPDS-ICDD이다.

1987년에 간행된 JCPDS의 분말데이터파일(Powder Data File, PDF)의 제 37권(set37)에는 1500종류의 무기화합물과 500종류의 유기화합물의 데이터가 수록되고 있다. 제 37권까지 집록된 데이터의 총계는 대략 48000종류이다.

일본과 JCPDS와 협력관계는 1961년에 시작했다. 1987년에는 일본 ceramics협회의 화학기술연구위원회에 부설로 분말회절데이터 전문위원회(Japanese Committee on Powder Diffraction Data)가 설치되어 JCPDS에 대한 정식협력활동을 개시하였다.

JCPDS분말데이터파일은 카드(set37에서 한쪽에 3장의 카드를 기입한 단행본 형식으로 통일됨) 단행본(單行本), 마이크로피시 및 자기테이프모양으로 공급되고 있다. (다만 자기테이프에 수용되고 있는 것은 면간격과 강도만이다.) 그러한 데이터를 조합, 검색하기 위한 색인서는 매년 개정되고 있다. 카드전부의 데이터를 수용한 광디스크(Compact D)i나 Read Only Memory, CD-ROM)도 시판되고 있다(그림 4.2.1).

멀지 않아 이것을 사용하여 고속으로 검색할수 있는 장치가 보급될 예정이다.

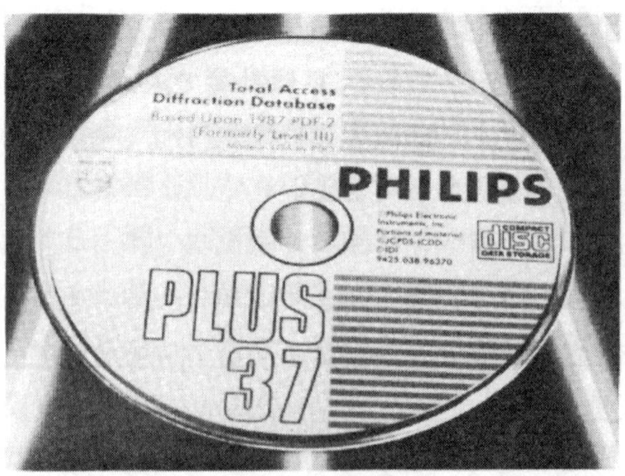

그림 4.2.1 JCPDS파일의 CD-ROM

2) JCPDS카드

JCPDS카드와 카드의 기재형식을 그림 4.2.2와 그림 4.2.3에 표시한다. 그림 4.2.3의 $1a$, $1b$, $1c$는 최강선과 그것에 이어지는 강한 회절선의 면간격이며 $1d$는 매우 큰 면간격이다. $2a$, $2b$, $2c$, $2d$는 최강선의 강도를 100으로 하여 나타낸 각각의 상대강도이다. 3은 장치에 관련하는 측정조건이다. 4에는 결정계(Sys.), 공간군(S.G.), 격자정수(a_0, $b_{0,}$ $c_{0.}$ α, β, γ), 축률(A,C), 단위격자내의 화학식수(Z)와 밀도 (Dx)등의 결정학적데이터가 기입되고 있다. 5에는 주굴절율($\epsilon_{a,}$ $nw\beta$, ϵ_r), 광학성(Sign), 광축각(2V), 밀도(D), 융점(m.p.), 색(Color)등의 광학적 데이터가 기재되고 있다. 6에는 화학분석값, 시료의 합성법이나 처리방법, 산지, 열적성질, 상전이등의 데이터가 기입되고 있다. 7에는 화학식과 물질명이 기입되어 있다. 화학식의 끝에 24F나 8C등 기입되고 있지만 영자는 격자 형태(F는 면심입방격자, C는 단순입방격자)를 숫자는 단위포중의 원자수를 나타내고 있다. 8에는 광물명이 기입된다.

9는 데이터의 신뢰성을 표시하는 기호이며, ★는 신뢰성이 높은 데이터이며 i는 그것보다 신뢰성이 낮은 데이터이다. C는 계산에서 구한 데이터이며 O는 신뢰성이 낮은 데이터이다. 10에는 면간격, 상대강도 및 지수가 기재되고 있다. 11에는 카드번호가 기입되고 있다.

33-1161   33-1162

d	3.34	4.26	1.82	4.26	SiO_2 ★
I/I_1	100	22	14	22	Silicon Oxide Quartz, low

Rad. $CuK\alpha_1$ λ 1.540598 Filter Mono. Dia
Cut off I/I_1 Diffractometer   I/I cor.
Ref. Nat. Bur. Stand. (U.S.) Monogr. 25, Sec. 18 (1981)

Sys. Hexagonal   S.G. $P3_121$ (152)
a_0 4.9133(2) b_0 c_0 5.4053(4) A   C 1.1001
α   β   γ   Z 3   Dx 2.649
Ref. Ibid.

εa   nωβ 1.544   εγ 1.553   Sign +
2V   D 2.656   mp   Color Colorless
Ref. Ibid.

Sample from the Glass Section at the National Bureau of Standards; ground single crystals of optical quality, locality unknown. Pattern at 25°C.
Silicon (a_0=5.43088Å) used as internal standard.
F_{30} = 76.6(0.0126,31). Quartz group.
To replace 5-490.

d A	I/I_1	hkl	d A	I/I_1	hkl
4.257	22	100	1.2285	1	220
3.342	100	101	1.1999	2	213
2.457	8	110	1.1978	1	221
2.282	8	102	1.1843	3	114
2.237	4	111	1.1804	3	310
2.127	6	200	1.1532	1	311
1.9792	4	201	1.1405	<1	204
1.8179	14	112	1.1143	<1	303
1.8021	<1	003	1.0813	2	312
1.6719	4	202	1.0635	<1	400
1.6591	2	103	1.0476	1	105
1.6082	<1	210	1.0438	<1	401
1.5418	9	211	1.0347	<1	214
1.4536	1	113	1.0150	1	223
1.4189	<1	300	0.9898	1	402
1.3820	6	212	.9873	1	313
1.3752	7	203	.9783	<1	304
1.3718	8	301	.9762	1	320
1.2880	2	104	.9636	<1	205
1.2558	2	302	6 reflections		to 0.9089

그림 4.2.2 JCPDS카드의 예

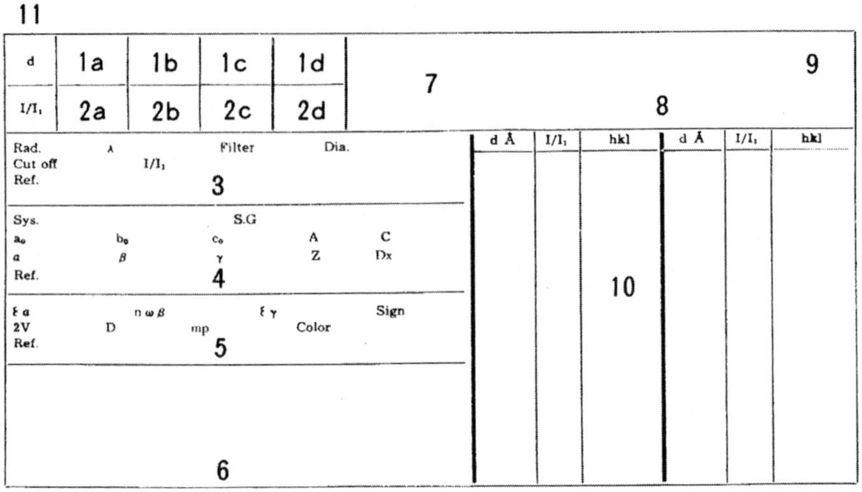

그림 4.2.3 JCPDS카드의 기재형식

3) 데이터의 신뢰성

문헌에 기재되고 있는 데이터를 신뢰해서는 안된다. 1950년 이전에 발표된 회절수치는 사진법으로 얻어진 것이므로 근접한 2중선이 분리되지 않고 있기도 하다. 약한 회절선을 간과하거나 큰 면간격의 측정값이 빠지고 있기도 하며 강도의 측정값의 정밀도도 나쁘다. 측정하는 사람에 따라 회절수치가 반드시 일치하지 않거나 최강의 3가지 회절선에 대해서도 달라지고 있는 예가 적지 않다.

새로운 측정값이라도 신뢰성이 좋지 않은 측정결과가 많이 보게 되고 있으며 오래된 데이터라도 정확한 측정값이 많다. X선회절에서는 장치의 좋고 나쁜 일도 있지만 측정자의 기량도 문제이다.

JCPDS데이터파일은 매해 새로운 데이터가 추가되는 한편에서 오래되고 신뢰성이 부족한 데이터가 차례로 새로운 데이터로 갱신되고 있다.

4) 색인서

팽대한수의 회절데이터를 검색하기 위해서는 JCPDS파일에는 3권의 두꺼운 색인서가 부속되어 있어 매해 새로운 데이터집이 간행될 때마다 갱신된다. 색인서만을 구입할 수 있어 X선회절계의 설비를 갖는 연구실에서는 꼭 구입하시기를 추천한다.

색인서는 1987년판은 아래의 3권으로 구성되고 있다.

① Search Manual, Hanawalt Method, Inorganic(pp.1076)
② Alphabetical Index, Inorganic Phases(pp.663)
付 Mineral Name Index, Mineral Group Index,
Common Namex Index
③ Oragnic Phases Search Manual(pp.803)
Hanawalt · Alphabetical · Formulae Index

하나월트법의 색인서의 일부를 표시한다. ①은 d값의 큰 구분이며 45의 그룹도 구분되어 그 범위의 물질을 가 큰 순서로 정리하였다. ②는 데이터의 신뢰성 마크(★,i,C,O)이다. ③은 3강선의 d이며 2열째의 d값의 큰 순서로 나란히 시켰다. 첨자는 상대강도의 기호이며 X는 100, 5는 50, 3은 30을 의미한다. ④는 8강선의 d값이며 3강선이외의 5개는 강도의 순서로 나란히 한다. ⑤는 화학식 ⑥은 카드의 번호, ⑦은 강도의 절대값의 기준이며 시료에 50wt%의 $\alpha-$알루미나(유니온카바이도사제 린데A)를 혼합하여 측정했을 때의 시료의 강도선과 $\alpha-$의 최강선과의 강도비이다.

5) Hanawalt method에 의한 동정법(identification)

하나웰트법에 의한 동정의 순서를 설명한다.

우선 시료의 모든 회절선에 대해서 면간격과 상대강도를 구한다. 2θ의 값은 0.1° 정도의 정밀도로 독해하면 좋고 $2\theta-d$ 대조표를 사용하여 d의 값을 구한다. 강도는 back ground를 차감하여 피크높이를 측정하여 상대강도를 구한다. 3가지의 강한 회절선을 택하여 그것이 좋은 화합물의 회절선이라고 가정해서 색인서를 사용하여 검색한다. 해당하는 데이터가 없으면 3강선을 다시 선택하여 같은 조작을 되풀이한다. 색인서에 기재되고 있는 조합이 발견되면 나머지 5개의 회절선에 대해서도 일치하고 있는가를 알아본다. 3강선의 d값과 I/I_1의 값이 거의 일치한다면 해당하는 JCPDS카드를 꺼내어 모든 데이터와 미지시료(unknownsamples)의 데이터가 완전히 일치하고 있는가를 점검한다. 이 시점에서 동정할 수 없었던 회절선에 대해서도 주성분의 검색과 같은 조작을 되풀이하여 제 2성분의 동정을 한다. 그 때는 주성분의 회절선과 제 2성분의 회절선이 겹치고 있는 경우도 고려한다.

검색할 때는 가능성이 있는 것을 모두 list up하여 최후의 단계에서 총합판정 한다면 빠뜨리는 실수를 막을 수 있다.

6) 물질명을 알고 있을 때의 동정법

화합물명을 알고 있을 때의 영어명의 알파벳순서로 정리한 색인서에서 해당하는 화합물의 파일번호를 찾아 카드를 꺼내어 전부의 회절선에 대해서 d와 I/I_1c의 일치상황을 조사하여 동정한다.

광물명을 알고 있을 때는 Mineral Index로 찾을수 있다.

관용명을 알고 있을 경우 (예를 들어 명반,Alum)에는 알파벳순서의 색인서 권말에 있는 Common Namex Index로 찾을 수 있다.

2. 미지시료를 동정할 때의 주의

미지시료)를 동정할 때는 여러 가지 주의가 필요하다. 시료가 순수하고 결정성이 좋은 화합물이라고는 할 수 없다. 시료의 순도나 조성에 대해서는 수화도, 결정수, 공기중의 산소나 탄산가스, 수분 등에 의한 변질, 분순물의 혼입이나 고용, 비정성불순물의 존재, 시료의 제조이력 등에 충분히 주의할 필요가 있다.

복잡한 조성의 시료나 천연시료의 동정은 상당한 경험이 필요하며 화학분석, 분광분석, X선마이크로 analyser, 그 외의 연구수단을 병용하여 판정하는 것이 바람직하다.

1) 측정값과 표준데이터는 어느 정도 일치하는가?

순수하고 결정성이 좋은 화합물에 대해서 정밀하게 측정한다면 격자정수가 5자릿수정도까지 일치할 것이다. 일반의 미지시료를 동정할 때는 면간격 d의 값은 ±1%정도는 변동할 수 있다고 해서 검색할 필요가 있다. 이것은 고용 등에 의해서 회절선이 이동하고 있을 수도 있기 때문이다.

상대강도의 결정성이 좋은 시료에 대해서 측정한 경우라도 ±10%정도 변동하는 것은 이상한 일이 아니다. 상대강도의 값이 극단하게 변화할 수도 있다. 상대강도의 값이 역전하거나 어떤 회절선을 검출하지 못할 정도로 약해지거나 특정한 회절선만이 강하게 나타나는 현상도 드문일은 아니다. 이것은 시료의 결정상태, 예를 들면 배향 등에 따라 현저하게 영향을 받기 쉽기 때문이다. 미지시료를 동정할 때는 상대강도의 값이 달라도 그렇게 예민하게 될 필요는 없다.

어차피 측정한 모든 회절선에 대해서 표준데이터와 비교대조하여 총합적으로 판단할 필요가 있다.

그렇다면 측정한 회절선이 표준데이터와 몇 가지 어느 정도 일치하면 같은 물질이라고 동정할수 있을까? 이것에 일률적으로 답하기는 어렵다.

합금이나 고용체에서는 용질 그 자체의 회절선은 확인되지 않는다. 다만, 용질의 농도의 증가와 함께 결정격자가 팽창 또는 수축하여 회절선의 위치가 약간 변화한다. 예를 들면 Ag, Au, Ni 및 Cu는 모두 면심입방구조를 취하다. Ag(a=4.0862Å)를 1.3wt%고용한 합금의 격자정수는 Au(a=4.0786Å)의 것과 거의 같으며 X선회절도형에서 양쪽을 판별하는 것은 어렵다. JCPDS파일에는 합금이나 고용체의 데이터는 집록되지 않고 있다. 이러한 물질을 동정하기 위해서는 화학분석이외의 원소분석을 병용할 필요가 있다.

분말X선회절로 검출하지 못하는 물질이 포함되고 있는 경우도 문제이다. 분말X선회절법에서는 미량의 혼입물을 검출하는 것은 곤란하다. 불순물의 결정성이 좋은 경우에는 1% 이하라도 검출 가능하지만 유리등 무정형한 물질은 가령 50%혼입하고 있어도 탐지한다는 것은 어렵다.

2) 특징선을 이용하는 동정

점토광물, 암석광물에서는 특징 있는 회절도형을 표시하는 것이 많으며 이것을 이용하여 동정을 하는 것이 능률적이다. CuKα선으로 α-석영의 회절도형을 기록하면 2θ가 20.7°와 26.5°에 강한 회절선이 68° 부근에 5중선이 나타난다(그림 3.3.15). 따라서 회절도형에 이와 같은 특징회절선이 확인되면 시료중에서는 틀림없이 α석영이 포함되고 있다.

점토광물에서는 $(00l)$면간격의 값을 조사하여 동정할 경우가 많다. 건조한 운모나 halloysite는 10Å, 크로라이트나 버미클라이트에서는 14Å에 강한 회절선이 나타난다. 점토광물을 에틸렌글르콜 등으로 처리하면 $(00l)$ 면간격이 현저하게 변화하므로 동저에 이용된다. (그림 4.2.4). 또 (006)면간격을 조사하여 층구조중의 8면체층의 양이온종이 2가 또는 3가라는 것을 판정할 수 있다.

일반적인 무기화합물이나 금속 등에서도 특징선을 이용하여 동정하는 것이 편리한 경우가 있다. 예를 들면 규칙격자선의 유무를 조사하여 구조를 판정할 수 있다.

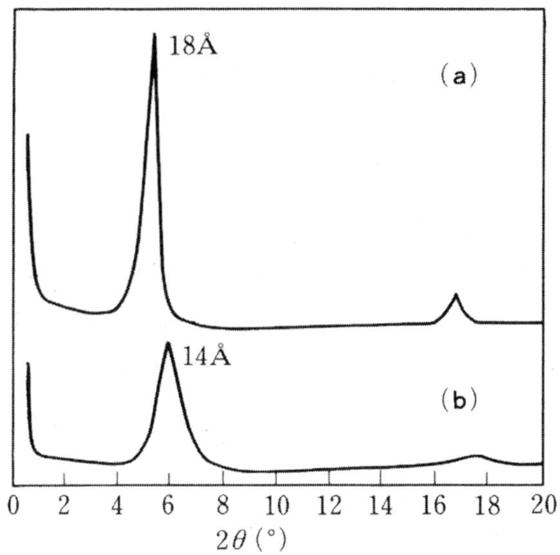

그림 4.2.4 몬모릴로나이트의 X선회절도형

(a) 글리콜 처리물 (b) 건조상태
(c) 표준데이터에 없는 회절선이 나타난 경우

특정한 모든 회절선을 표준데이터와 대조하여 표준물질의 데이터 속에 없는 회절선이 확인되면 그것은 아래의 것이다.

① 시료중에 혼입하고 있는 다른 화합물의 회절선
② 같은 조성의 다형한 회절선
③ 규칙격자선
④ 강한 회절선의 Kβ선
⑤ X선과구의 양극오염에 의한 불순선
⑥ 시료홀더나 커버에서의 산란
⑦ 이스케이프 피크
⑧ 문헌의 측정자가 간과한(빠뜨린)회절선

4)유기화합물의 동정

유기화합물은 상당히 많은 종으로 X선회절도형은 전혀 다르다.

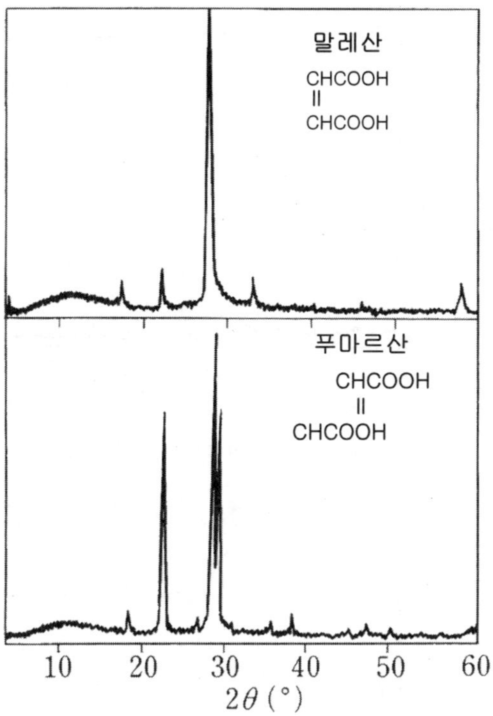

그림 4.2.5 cis-trans이성체의 X선회절도형

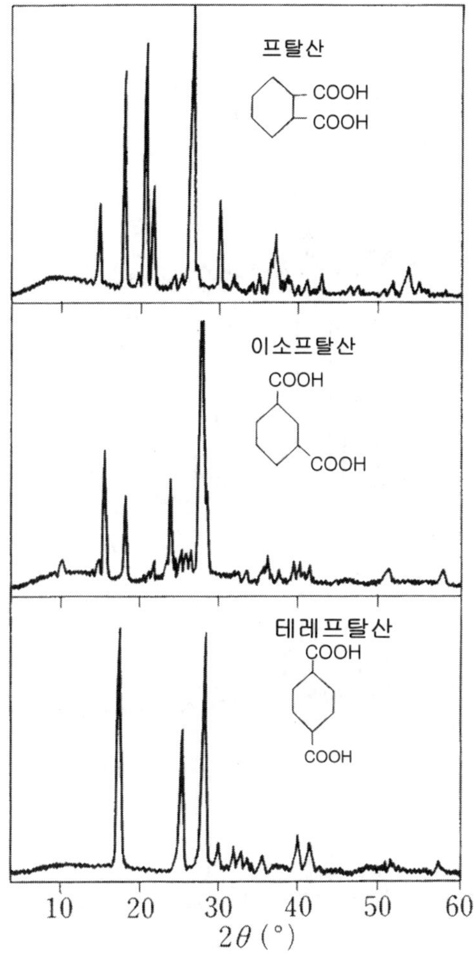

그림 4.2.6 광학이성체의 X선회절도형

예를 들어 cis-trans isomerism(이성체), 오르토 메타 파라이성체, 입체이성체, 광학이성체에 대해서 측정한 회절도형을 그림 4.2.5-4.2.8에 표시한다. 동프탈로시아닌의 이성체 α^-, β^- 는 그림 4.2.9에 표시한 바와 같이 분자의 구조는 같지만 그들의 입체배위가 다르다. 결정수를 갖는 화합물과 무수물에서는 회절도형은 당연히 다르다.

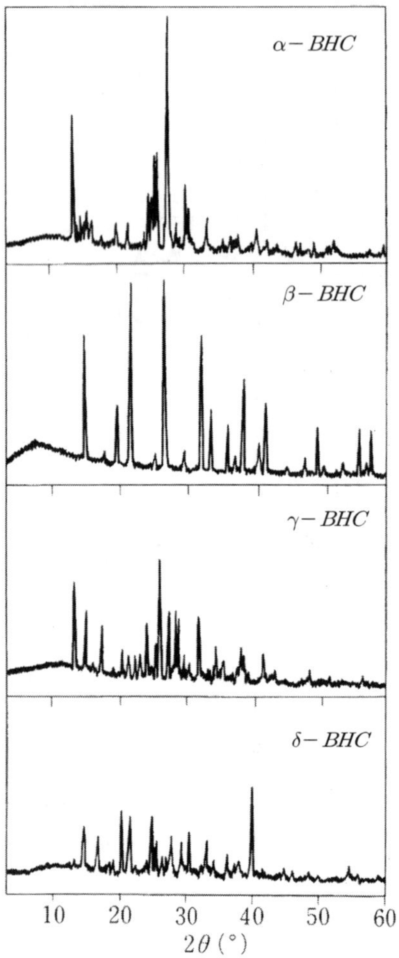

그림 4.2.7 입체이성체의 X선회절도형

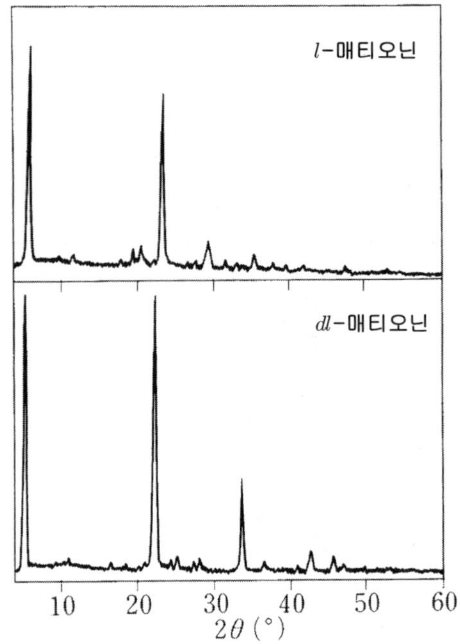

그림 4.2.8 광학이성체의 X선회절도형

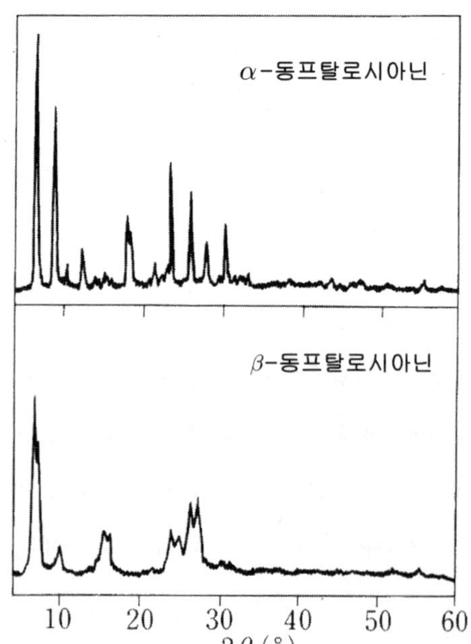

그림 4.2.9 동프탈로시아닌의 X선회절도형

3. 동형이라는 점을 이용하는 동정법

JCPDS 파일등에 이미 아는 데이터가 없는 경우라도 입방정계, 정방정계 및 6방정계에 속하는 비교적 간단한 화합물에 대해서는 결정구조가 동형)이라는 점을 이용하여 동정할 수 있다. 이러한 정계에 속하는 물질의 격자정수와 면간격d 및 지수 hkl 사이에는 다음관계가 있다.

입방정계 $$\frac{1}{d^2}=\frac{h^2+k^2+i^2}{a^2} \qquad (4.2.1)$$

정방정계 $$\frac{1}{d^2}=\frac{h^2+k^2}{a^2}+\frac{1^2}{c^2} \qquad (4.2.2)$$

6방정계 $$\frac{1}{d^2}=\frac{4}{3}(\frac{h^2+hk+k^2}{a^2})+\frac{i^2}{c^2} \qquad (4.2.3)$$

같은 결정구조를 취하는 동형의 화합물이라도 회절도형을 그대로 겹쳐 합칠 수는 없다. 예를 들어 NaCl구조를 갖는 대부분의 화합물의 회절도형은 매우 유사하며 각각의 회절선은 대응하지만 회절각은 다르다.

식 4.2.1-4.2.3의 양편의 대수를 취하면 아래와 같은 관계를 얻을 수 있다.

$$\log\ d=\log\ a-\frac{1}{2}\ \log(h^2+k^2+l^2) \qquad (4.2.4)$$

$$\log\ d=\log\ a-\frac{1}{2}\ \log\ \left\{(h^2+k^2)+\frac{l^2}{(c/a)^2}\right\} \qquad (4.2.5)$$

$$\log\ d=\log\ a-\frac{1}{2}\ \log\ \left\{\frac{4}{3}(h^2+hk+k^2)+\frac{l^2}{(c/a)^2}\right\} \qquad (4.2.6)$$

따라서 가로축을 2θ대신에 log d를 이용하여 그림을 다시 그려 좌우로 약간 옮기면 각 회절선의 위치는 완전히 일치한다. 정방정계나 6방정계의 화합물에서는 같은 조작에 의하여 $hk0$회절선만이 일치한다.

Frevel과 Rinn은 이러한 정계에 속하는 2000종류이상의 화합물의 회절도형을 계통적으로 분류하여 회절선의 강도를 고려하여 지수를 배당할 수 있는 분류회절도표를 고안했다. 도표의 가로축은 log d, 세로축은 상대강도 값이며 입방정계는 32종류, 정방정계는 40종류, 6방정계는 53종류로 분류되고 있다. 도표를 사용할 때는 가늘고 긴 종이조각을 준비하여 도표 아래쪽의 d 눈금을 이용하여 조사하는 화합물의 회절도형을 기입한다. 종이조각을 좌우로 움직여 회절선의 위치와 강도가 일치하는 도형이 있으면 도표의 위쪽눈금에서 지수가 hkl 가 알 수 있다. 예를 들면 스피넬구조를 갖고 있는 수많은 화합물은 모두 같은 도형(4째줄)에서 대표할 수 있다. 정방정계나 6방정계에서는 a축과 c축의 축비 c/a를 고려하여 일치하는 도형을 찾을 필요가 있다. Frevel의 분류회절도형은 동형의 화합물은 조사하는데 편리하며 미지시료의 탐색과 동정의 유효하게 이용할 수 있다.

동형(isomorphism)이라는 점을 이용하는 동정법은 고용체나 합금을 조사할 때 특히 편리하다. 이것은 JCPDS 파일등의 표준데이터는 모두 순수한 물질에 대해서의 축정값이며 조성이 일정하지 않는 고용체나 합금의 회절수 값은 집록되지 않고 있기 때문이다. 금속, 합금, 붕화물, 탄화물, 수소화물, 질화물 및 산화물의 결정구조, 격자정수 및 열팽창계수를 모은 hand book가 있어 동형의 화합물을 조사할 때 편리하다.

4. 컴퓨터에 의한 분말X선 회절데이터 검색

컴퓨터에 의한 patterm 동정은 여러분야에서 중요성이 증가하고 있다. 예를들어, 질량분석, 적외선분광분석, 자외선분광분석, Auger분광분석, 지문이나 성분이 분석, 문서나 서명의 판정등의 분야이다. 분말X선회절의 분야에서도 컴퓨터에 의한 회절데이터의 검색이 실용까지 도달했다. 컴퓨터에 의한 데이터검색의 최대이점은 팽대한 데이터 속에서 올바른 답을 순간에 찾아 낼수 있다는 점이다. JCPDS화일의 검색프로그램으로서는 Johnson/Vand, PDSM, SANDMAN의 세 가지 프로그램이 사용되고 있다.

컴퓨터의 계산속도와 메모리 용량은 급속히 증가하고 있어 JCPDS파일의 광디스크(CD-ROM)를 이용하는 검색이 실용화되고 있다. 분말X선회절도형의 컴퓨터에 의한 동정은 기술적으로 매우 어려운 패턴인식문제의 한가지다. 컴퓨터에 의한 분말X선 회절데이터의 검색에서는 프로그램의 가부가 문제다. Johnson/Vand의 프로그램은 결정성이 좋은 단일화합물의 회절도형을 동정하는 것은 가능하지만 복잡하나 회절도형의 동정은 불가능하다.

SANDMAN의 프로그램도 숙련한 인간의 X선 회절도형을 전자동으로 해석하는 것은 현단계에서는 꿈이며 앞으로도 컴퓨터와 인간의 대화를 통해서 동정을 하게 될 것이라고 생각한다.

물리적수법으로 물질을 분석할 때는 그 물질에 고유한 특징을 표시하는 것을 패턴

(pattern)이라한다. 여러 가지 물질에 대해서 같은 수법으로 조사하면 일련된 패턴의 집합이 된다. 이것을 라이브러리(library)라 한다. 라이브러리중의 각각패턴을 참조패턴(reference pattern) 또는 reference라 한다. 피검시료의 패턴을 라이브러리의 reference와 비교하여 피검시료가 무엇인가를 결정하는 것을 동정(identification)이라 하다. reference의 수가 적으면 인간이 쉽게 판단하여 동정할 수 있지만 reference의 수가 증가하면 이것이 급속히 어려워진다.

1) Johnson/Vand 와 PDSM의 프로그램

현재 JCPDS파일의 검색에 넓게 사용되고 있는 Johnson/Vand의 프로그램은 1975년에 개발되었다. 이 프로그램은 자기테이프형식의 JCPDS파일에 대해서 검색을 하는 것이며 자기테이프를 구입하면 무상으로 공급된다. 이 프로그램은 대형계산기에 의한 batch job형식으로 운용하는 것으로서 X선회절계로 측정한 면간격과 강도를 키보드에서 입력하여 검색을 한다. Johnson/Vand의 프로그램으로서 복잡한 분말도형을 해석할 때에는 피검시료의 면간격과 강도를 입력하는 것만으로는 정답을 얻어내는 것은 어렵고 화학조성 등 다른정보도 입력하지 않으면 안되는 경우가 많다. 이 프로그램을 퍼스널컴퓨터에 이식하여 X선회절계에 설치한 장치가 시판되고 있어 측정한 면간격과 강도에 대해서 즉시 검색할 수 있다.

PDSM(Powder Diffraction Search and Match)의 프로그램은 미국 국립위생연구소와 환경보호국이 구축한 화학물질에 관한 데이터 · 온라인검색시스템,

CIS(Chemical Information System)의 하나로서 1974년에 개발되었다. 이 프로그램의 특징은 역검색법을 본격적으로 채용한 점에 있다.

순검색법에서는 측정한 시료의 패턴의 특징을 조사한 후 라이브러리의 리파렌스와 차례로 비교하여 동정한다. 이것에 대해서 역검색법에서는 리파렌스를 차례로 꺼내어 그 특징을 조사하여 이 패턴과 피검시료의 패턴을 비교한다. 인간에 있어서는 같다고 생각되는 이 두 가지 algorithm은 계산기에 따라 전혀 달라진다. 순검색법은 피검시료의 패턴이 라이브러리의 어느 한 가지 리파렌스와 대응할 경우에는 고속으로 유효한 검색이 가능하지만 무수의 리파렌스와 관계될 경우에는 불리하다. 역검색법은 각각의 리파렌스에 대해서 리파렌스의 특징이 피검시료에 포함되고 있는가를 조사하는 것이며 인간의 눈에 의한 판정과 마

찬가지로 자유럽게 검색할 수 있다.

2) SANDMAN의 프로그램

SANDMAN(Search and Match on Nova)은 1982년에 필립스사에서 개발되었다. 처음에는 데이터 제너럴사의 컴퓨터용으로 만들어진 것이지만 현재는 DEC사의 OS상에서 작동하게 되고 있다. SANDMAN은 Johnson/Vand의 프로그램에 비해서 상당히 진보하고 있어 보통 동정에서는 회절데이터 이외의 정보를 입력할 필요가 없다.

SANDMAN의 프로그램에서도 역검색법을 채용하고 있지만 또 하나의 특징은 PBS(Probability Based Scoring)알고리듬을 채용하고 있는 점이다. 측정한 회절패턴을 동정할 때는 각각의 회절선에 대해서 회절각과 강도의 일치상태를 수치화할 필요가 있다. Johnson/Vand나 PDSM의 프로그램에서는 Error Window라는 알고리듬을 이용하여 회절각의 일치정도를 판정하고 있다. 이것에 대해서 SANDMAN의 PBS알고리듬은 로오렌쯔형(Lorentz)확율분포함수 $P(\Delta d)$를 사용하여 $\Delta 2\theta$이 크기에 대응하여 0에서 1의 값을 빼는 확률을 이용하여 일치상태를 나타낸다. 이 방식은 Error Window방식에 비해서 세심한 평가가 가능하다.

$$P(\Delta d) = \frac{100}{1 + (\Delta d / \sigma_\alpha)} \tag{4.2.7}$$

여기서 σ_α의 값은 관측데이터의 통계적오차, 피크의 반가폭 X선의 파장등을 고려하여 자동적으로 계산한다. SANDMAN에서는 PBS알고리듬은 회절각의 일치상태를 평가하는 것만이 아니다. 강도의 일치상태나 missed peak(데이터베이스의 참조패턴에 있어서 측정패턴에 없는피크)의 평가등에도 이용된다. X선회절계에서 바로 거둬들인 회절데이터를 이용할 수 있는 경우에는 background나 피크의 모양에 관한 정보를 사용할 수 있는 것도 이점이다.

3) SANDMAN에 의한 동정

필립스사의 X선 절계에는 SANDMAN의 프로그램이 설치되고 있으며 측정한 미지시료의 데이터에 대해서 즉시 검색할 수 있다. 이하의 동정에서는 필립스사제의 X선회절계 PW 1700을 사용했다.

회절데이터의 수집은 모노크로미터로 단색화한 Cukα선을 비례계수관으로 측정하였다. 0.1° /2θ이 속도로 주사하면서 계수한 데이터를 컴퓨터에 전송하여 디지털필터법으로 평활화하였다. Kα_2에 의한 피크는 Rachinger의 방법으로 제거하여 2단미분계수를 이용하여 피크위치를 결정하였다. 아래의 표시한 두 가지 동정에는 천연산시료에 대한 상당히 어려운 검색이지만 X선 회절에 의한 측정값이외의 정보를 입력하지 않아도 동정할 수 있었다.

측정예1 : sericite, kaolinite 및 quartz(석영)을 포함하는 천연산시료

JCPDS파일의 전데이터에 대해서 무조건 검색한 결과를 표 4.2.4에 표시한다. 검색결과는 가능성이 높은 순서로 출력된다. 표의 각 항목의 의미를 간단하게 설명한다. MLMS(Maximum Likelihood Match Score)는 데이터베이스중의 참조패턴과 측정패턴과의 일치상태를 표시하는 지수이며 클수록 잘 일치한다. HT/MS/BK/UM은 피크의 수치이며 HT(Hit)는 측정패턴과 참조패턴이 적합한 수이며 MS(Miss)는 측정패턴에 존재하지 않는 참조패턴의 숫자이다. BK(Back)는 측정패턴의 back ground에 숨어있다고 추정되는 참조패턴의 숫자이며 UM(Unmeasured)는 측정한 각도의 범위외에 있는 참조패턴이 수이다. EQ.D.E.(Equivalent Displacement Error)는 측정패턴과 참조패턴의 피크위치의 엇갈림을 표시하는 지표이며, 시료면의 수직방향으로의 변위에 환산한 값이다. 1%는 강도의 일치상태를 표시하며 Pattern은 참조패턴의 JCPDS번호, Formula는 참조패턴의 화학식이다.

표에서 제 1위의 리시아운모(Lepidolite)는 측정패턴과 참조패턴이 잘 대응하고 있지만 회절각의 엇갈림을 표시하는 EQ.D.E.의 값이 매우 크기 때문에 내다버릴 수 있다. 2,3,5,6,10위는 천연물의 조성에서 생각해서 시료중에 포함되지 않고 있다고 판정된다. 그래픽디스플레 이상으로 표시된 측정패턴과 카올리나이트, 세리사이트 및 석영의 참조패턴을 그림 4.2.11에 표시한다.

같은 측정데이터를 Johnson/Vand의 프로그램을 사용하고 JCPDS파일의 전데이터에 대해서 무조건 검색한 결과는 출력된 상위 50위까지 들어있었던 것은 41위의 석영뿐이었다. JCPDS데이터의 sub파일의 Mineral를 사용하여 재검색한 결과 석영이 제 6위에 올랐지만 세리사이트와 카올리나이트는 50위 이내에는 찾아 올수 없었다.

그 결과 사방휘석, 석영, 사장석, 카르사이트 등이 동정되었다. 측정패턴과 이런 광물의 참조패턴을 표시한다. 돌로마이트는 Mg의 위치에 Fe나 Mn이 고용하여 격자정수가 변화하

므로 동정은 상당히 어렵다. 측정패턴은 순수한 돌로마이트의 참조패턴보다도 상당한 저각측으로 이동하고 있다. 고각까지의 각 피크의 일치상태과 공생광물종등을 조사한 결과 주성분은 ankerite계의 Fe를 포함하는 돌로마이트일 것이라고 추정되었다. Mn에 대해서는 형광 X선분석에서 조사한 결과 미량이라는 것을 알게 되었다. 이와 같이 측정패턴과 참조패턴의 *d*값이 엇갈리고 있다고 예상될 경우에는 major search라고 하는 보통검색법보다도 *d*값을 엇갈리면서 검색하는 isotypical search라고 하는 방법이 좋은 결과를 얻을수 있다. 이이 예에서 isotypical search를 하면 ankerite가 제 1위로 되었다.

Johnson/Vand의 프로그램으로 검색한 결과는 전파일에 대한 검색에서도 sub파일 Mineral에 대한 검색에서도 추정분인 돌로마이트를 찾아 볼 수는 없었다.

4) 컴퓨터 검색의 미래

위에 두 가지 예에서 SANDMAN이 상당히 어려운 시료의 동정에 유효하다는 것을 알게 되었다. JCPDS에서는 파일의 전화합물에 대해서의 데이터의 재검검을 진행하고 있으며 기존데이터의 정밀화에 노력하고 있다. JCPDS의 자기테이프에 의한 현재의 검색에서는 화합물의 *d*와 *I*의 값만을 이용하고 검색하고 있다. 따라서 컴퓨터검색으로 알아낸 화합물에 대해서는 카드를 꺼내어 그 외의 정보를 검토할 필요가 있다. 새롭게 시판된 광디스크(CD-ROM)에는 카드의 모든 정보가 기록되고 있다. 현재 개발중의 차세대검색프로그램은 반사의 지수와 격자정수등도 이용할 수 있는 더욱더 사용하기 쉬운 것으로 될 것이다.

4.3 분말X선 회절도형의 해석

분말X선 회절도형은 회절선의 위치나 모양 그리고 강도가 시료의 결정구조나 결정상태에 따라 현저하게 영향을 받는다. 따라서 복잡한 회절도형을 올바르게 해독하며 도형에 포함되고 있는 각종정보를 정확하게 이해하기에는 어느 정도의 경험을 필요로 한다. 회절도형을 해독할 때는 시료의 결정구조나 결정상태를 고려하지 않으면 안되지만 장치에 관한 여러 가지 인자에 대해서도 이해할 필요가 있다. 여기서는 분말X선 회절도형에 생기는 대표적인 현상에 대해서 시료와 장치의 양면에서 원인을 고찰한다.

1. 전형적인 분말X선 회절도형이 얻어지는 경우

장치의 조정이 양호하며 시료가 0.2-20㎛정도의 결정성이 좋은 1차입자에서 되는 무질서한 집합체이면 회절선은 선명하며 Kα 2중선이 고각도에서는 분리해서 관측된다.

2. 회절선의 위치가 이동하여 면간격의 값이 다른 경우

장치의 조정이 완전하고 면간격의 값이 기존의 데이터와 일치하지 않은 것은 시료결정의 격자정수의 값이 데이터의 그것과 다른 것을 의미한다. 시료결정의 단위격자가 분순물의 고용이나 가열에 의해서 팽창하면 회절선이 저각도쪽으로 이동하며 수축하면 고각도쪽으로 이동한다. 이때의 변화는 고각도의 회절선일수록 현저하다.

입방정계이외의 결정에서는 팽창이나 수축이 이방적이다면 각각의 회절선마다 이동의 정도가 다르다.

3. 회절선의 면간격 값이 기존의 데이터와 일치하지 않은 경우

X선회절계에서 측정한 각회절선의 면간격의 값이 기존의 데이터와 정확하게 일치하지 않은 것은 장치의 조정이 안 좋은 경우에 많이 볼 수 있다. X선회절계에서는 입사 X선의 한쪽만을 주사하므로 고니오미터의 눈금이 크게 어긋나도 눈에 뛰지 않을 경우가 많다.

장치의 조정양부를 조사하기에는 표주시료(예를들어 Si)를 이용하여 회절도형을 측정하여 각회절선의 지수와 면간격에서 구한 격자정수의 값이 모두 잘 일치하고 있으면 된다. 실제로 장치를 사용할 때와 같은 조건으로 검정해놓으면 다른 시료에 대해서도 이것에 준한 정밀도가 보증된다. 이것에 대해서는 4.1에서 말하였다.

시료면이 고니오미터의 중심축을 통과하지 않은 경우에는 회절각의 측정오차를 생기게 한다. 시료면이 편위하고 있는 것에 의하여 생기는 측각오차[12)]를 그림 4.3.1에 표시한다. 그림에서 시료면의 범위가 0.15mm일 때에서의 측각오차가 0.1° 도 있는 것이 알 수 있다. 고온 X선회절계를 이용하여 열팽창을 측정할 때에는 이점에 특히 주의할 필요가 있다.

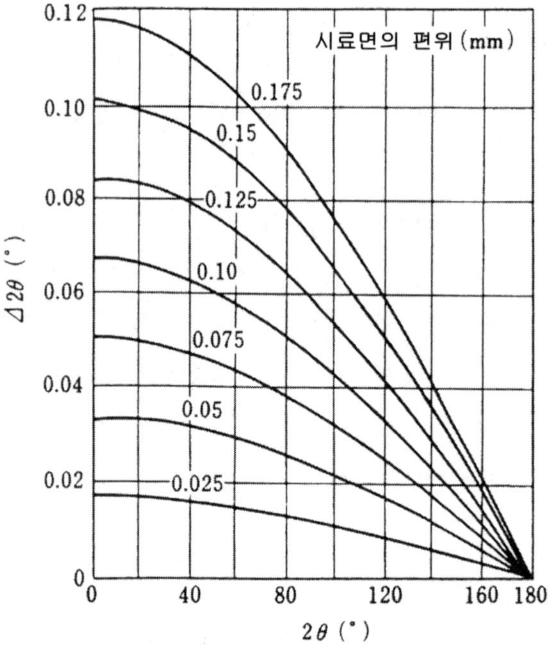

그림 4.3.1 시료면의 편위에 의한 측각오차[12)]

발산슬릿(산란슬릿)의 쪽이 넓은 경우에도 회절선이 약간 저각도쪽으로 이동한다.

고니오미터의 주사속도가 빠르고 계수율계의 시정수가 클수록 계측의 뒤늦음이(time lag)커져 고니오미터의 주사방향에 따라 회절선의 위치에 상당한 차이를 생기게 한다. 치차계에 이상이 있는 경우에는 같은 현상을 볼 수 있다. 따라서 고니오미터는 항상 일정한 방향으로 주사하면서 측정할 필요가 있다.

4. back ground가 높은 경우

회절도형의 back ground의 원인으로서 아래와 같은 것이 있다. 연속X선은 관구의 인가전압이 높을수록 많기 때문에 비교적 낮은 인가전압으로 사용하는 것이 back ground는 적은 회절도형을 얻을 수 있다. 연속 X선을 제거하기에는 결정모노크로미터, 필터, 비례계수관과 파고분석기의 짜맞추기 등이 이용된다. X선관구가 오래되어 양극이 오염되고 있는 경우에는 back ground가 높아진다.

콜리미터(collimator), 시료홀더(specimen holder)시료결합제등에 의한 산란은 가능한

한 제거할 필요가 있다. 장파장의 X선을 이용할 경우에는 공기에 의한 산란이 상당한 영향을 주기 때문에 X선의 통로를 진공으로 하거나 헬륨으로 치환하는 것이 바람직하다.

사용하는 X선의 파장이 시료에 대해서 적당하지 않을 때도 back ground는 증대된다. 시료가 1차 X선을 흡수하여 강한 형광X선을 발생할 경우에 현저하다. 그 영향은 에 무관하다. 이것을 제거하기에는 적당한 파장의 X선을 선택하여 연속 X선의 경우와 마찬가지로 모노크로미터 등을 사용한다.

컴프톤산란(compton scattering)는 시료중에 경원소를 많이 포함하는 경우일수록 영향이 현저하다. 이것은 모노크로미터를 이용해도 제거 할 수 없다.

비정성이 물질에서는 결합에 기인하는 산만산란이 있다. 융점이 낮은 부드러운 물질에서는 시료에 의한 온도산만산란도 무시 할 수 없다.

5. 회절강도가 약한 경우

1차 X선이 약하면 시료에 의한 회절선도 당연히 약해진다. X선관구에 고전압이 인가되어 관구에 전류가 흐르고 있어도 강도가 약한 경우가 있다. X선관구의 양극이 필라멘트에서 증발한 tungstem(텅스텐)으로 씌워진 경우 이 현상이 일어난다.

고니오미터의 광학계조정이 나쁜 경우에도 회절강도가 약해진다. 슬릿폭이 너무 좁은 경우에는 회절강도로 당연히 약해진다.

고온X선 회절장치에서는 보온을 위한 시료를 금속박 등으로 둘러쌀 필요가 있지만 이것에 의한 X선강도의 저하가 현저히 나타 날수 있다.

계수관의 불량이나 계수관이 부가되고 있는 전압이 적당한지 어떤지 계수기록회로의 이상이나 측정조건이 적당한지등도 조사할 필요가 있다.

장치가 완전히 조정되어있으며 표준시료에 대한 측정결과도 정상이며 그런데도 회절강도가 약한 경우에는 시료가 너무 적은량이라던가 시료의 결정상태가 나쁜 이유는 비정질의 혼입물이 많이 포함되어 있다고 볼 수 있다.

6. 무정형의 회절도형을 주는 경우

입자의 크기가 20Å정도이하로 되면 회절선은 back ground속에 매몰되어 전형적인 비정질의 회절도형을 표시한다.

비정성시료에 의한 회절도형은 두 가지 형태로 분류된다. 실리카겔, 활성탄, 역청탄등은 기체형의 구조를 가진다. 유리, 비정성셀렌, 진공증착한 비소, 화학적으로 석출한 니켈, 무연탄, 끌어당기지 않은 고무등은 액체형에 속한다. 기체형의 비정질은 상당히 큰 자유공간을 가지며 입자의 면에서 전자밀도가 불연속으로 되므로 소각에 산란을 일으킨다. 액체형의 비정질에서는 이 산란이 적다.

7. 회절선의 상대강도의 재현성이 나쁜 경우

고압전원이 불안정하거나 고니오미터에 이상이 있으면 회절선의 상대강도의 값의 재현성이 나쁘다.

장치의 안정도가 나쁜 경우에는 별도로 하고 시료를 홀더로 갈아 채워 측정할 때마다 회절강도가 현저하게 변화하는 것은 분말시료의 입자가 큰 것에 기인한다. 입자가 큼직할수록 이 영향이 현저하며 매우 심할 경우에는 측정을 되풀이 할때마다 회절선이 강하게 나타나거나 전혀 나타나지 않기도 한다.

시료가 원래 다 결정질이라면 겉보기에 큼직한 입자를 이용하여도 균일한 데바이 세러환을 얻을 수 있다. 그렇지만 단결정이나 이것에 가까운 시료에서는 충분히 작게한 것을 사용하지 않으면 이 영향이 현저하게 나타난다. 그리고 브래그의 조건을 또다시 만족한 회절선만이 이상하게도 강하게 회절하게 된다.

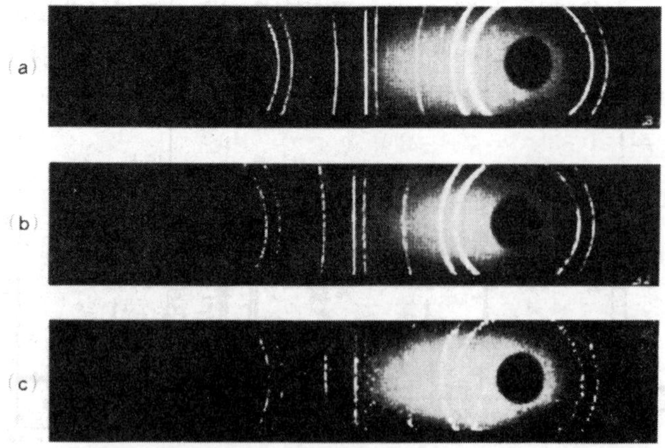

그림 4.3.2 열처리에 의한 동선의 X선회절도형의 변화

(a) 처리전 (b) 200℃에서 1시간 처리 (c) 500℃에서 1시간 처리

그림 4.3.2는 가열처리에 의해서 입성장한 동선의 데바이 세러사진이다. 이와같은 시료에는 X선회절계보다도 사진법이 적합하다. 이 영향을 작게하는 X선회절계용의 시료회절대가 시판되고 있지만 충분한 효과를 기대할 수는 없다.

8. 특정한 회절선만이 나타날 경우

시료에 따라서는 특정한 회절선만이 강하게 관측되며 게다가 재현성이 있을 수 있다. 예를 들어 흑연분말, 점토광물등은 선택적으로 배향하기 쉬운 시료를 시료판위에 밀어붙여 측정할 경우에 이 현상이 나타난다(그림 4.1.8).

압력을 가하고 늘인 금속판이나 섬유상태의 시료 데바이 세러환은 조직에 방향성이 있기 때문에 균일하지 않다. 이와 같은 시료를 X선회절계에 조사 할때는 자오선방향과 적도선방향에 별도로 회절도형이 주어준다(그림 4.3.3).

그림 4.3.4는 CdO를 석영유리면에 증착시킨것의 회절도형이지만 [111]방향의 반사만이 강하게 나타나고 있다. 에피타키셜하는 결정성장은 진공증착막, 도금막, 기상에서의 석출물, 기판상에서 융해, 응고시킨 시료 등에 자주 볼 수 있다.

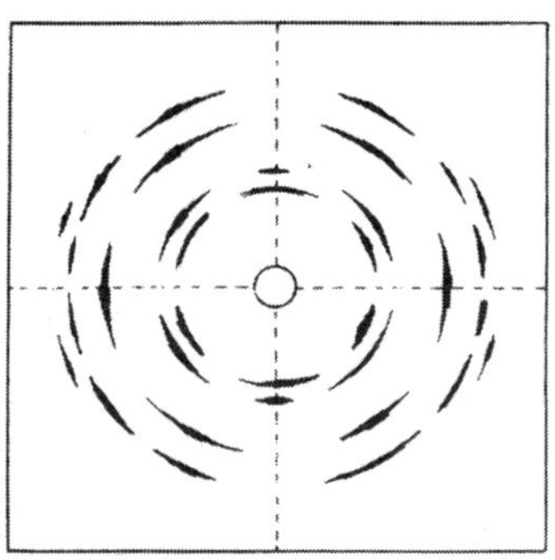

그림 4.3.3 길게 끌어늘인 알루미늄선의 회절 도형 평판필름법

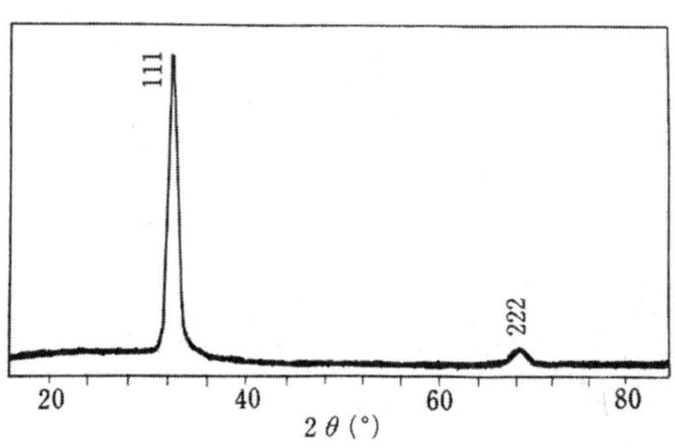

그림 4.3.4 CdO 증착막의 회절도형

9. 주성분이외의 회절선이 확인되는 경우

기존의 데이터에 기재되지 않은 회절선이 검출되었다면 우선 시료홀더, 시료커버, 슬리트 등에서의 산란선이 아닌가를 의심해볼 필요가 있다. 이것을 조사하기위해서는 는 유리분말을 시료홀더로 충전하여 같은 조건으로 측정하면 된다. $K\beta$회절선의 강도는 $K\alpha$회절선의 20%정도이지만 필터를 이용하면 $K\beta$선의 강도는 1/100정도로 약해진다. 필터를 가는 것을 잊고 사용하거나 필터가 얇은 경우에는 $K\alpha$에 의한 회절선의 저각도측에 $K\beta$에 의한 회절선이 중복해서 나타난다(그림 4.3.5)

X선관구의 타켓이 다른 금속(W나 Fe가 많다)으로 오염되고 있는 경우에는 back ground의 증가와 함께 금속의 특성 X선에 의한 회절선이 겹쳐서 나타난다. 이것은 실리콘 등의 표준시료에 대해서 필터를 제거하여 회절도형을 기록하면 이러한 현상이 뚜렷해진다.

문제의 회절선이 장치에 관계된 것이 아니라면 아래의 어느 쪽일 것이다.

① 시료에 혼합된 불순물

② 같은 조성의 변태의 회절선

③ 문헌의 측정자가 간과한(빠뜨린)회절선

④ 규칙격자선

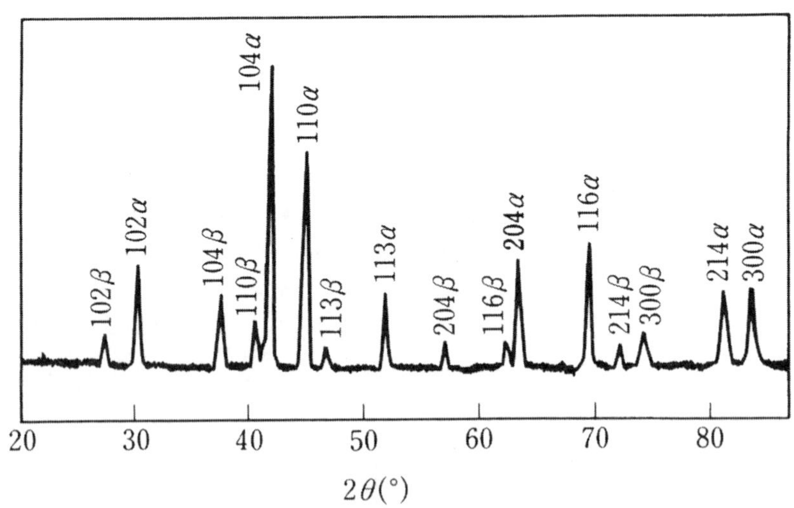

그림 4.3.5 $\alpha-Fe_2O_3$의 X선회절도형 ($FeK\alpha\beta$)

금과 동은 어느쪽도 면심입방구조를 가지며 고온에서 연속고용체를 만든다(그림 4.3.6(a)). 고온으로 가열한 Au : Cu = 1 : 3 의 조성의 합금을 천천히 냉각시키면 (b)에 표시하는 것과 같은 규칙적으로 나란히 한 구조의 금속간화합물로 된다. 그 X선회절도형에는 기본회절선 (a')의 다른 규칙격자선이 나타난다(b')[13]

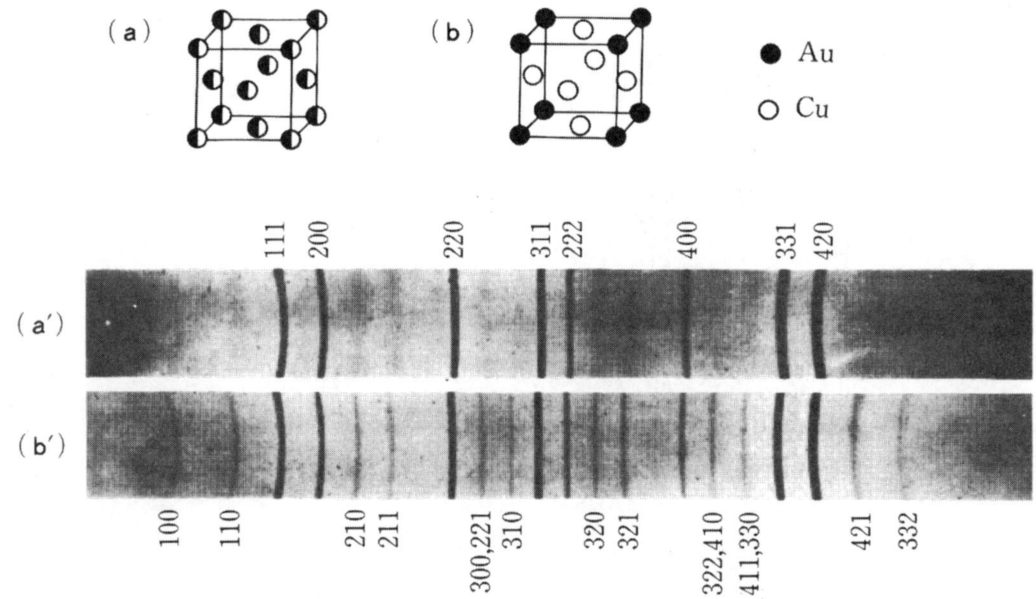

그림 4.3.6 $AuCu_3$의 결정구조와 회절도형[13]

(a) Au와 Cu가 통계적으로 분포한 구조

(b) Au와 Cu가 규칙배열한 구조

10. 회절선이 분열하고 있는 경우

잘 조정한 장치로 기록한 회절도형으로 여러개의 회절선이 분열하고 있는 경우가 있다. 이것은 격자정수가 약간 다른 같은 형태의 물질의 혼합물이라든가 고상반응생성 등으로 시료의 조성이 국부적으로 불균일하고 농도가 다른 고용체가 공재할경우등에 자주보이는 현상이다.

이와 같은 현상은 결정의 단위격자가 기본으로 되는 구조에서 약간 변형하고 있는 경우에도 생긴다. 페로브스카이트구조의 $BaTiO_3$는 결정성이 나쁜 경우에는 그림 4.3.7(a)에 표시하는바와 같이 회절선이 분리되지 않으며 입방정계로서 indexing of powder patterns된다. 결정성이 좋은 정방정계의 $BaTiO_3$의 회절선은 (b)에 표시하는 것처럼 뚜렷하게 분리하고 있다[14).

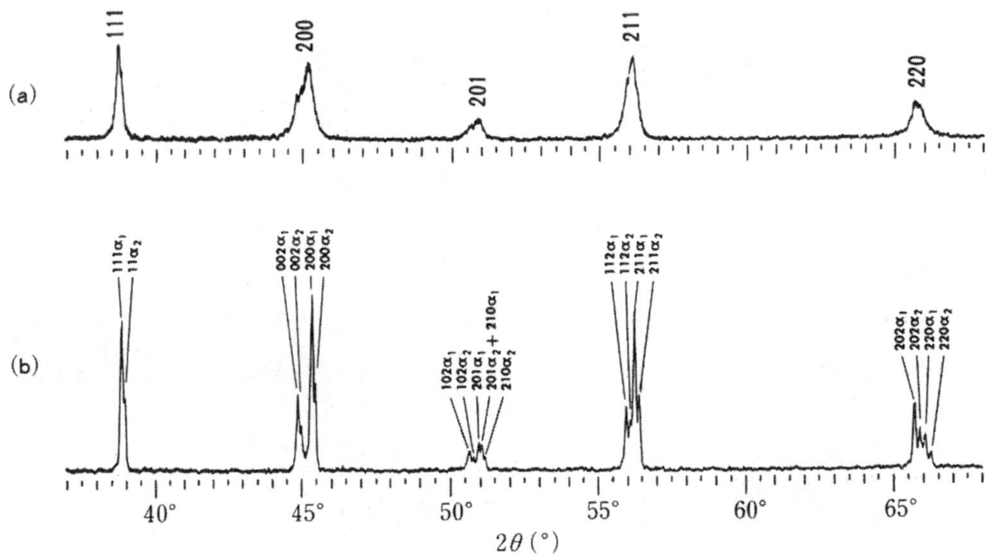

그림 4.3.7 $BaTiO_3$의 회절도형[14)]

(a) 결정성이 나쁜시료

(b) 정방정계의 $BaTiO_3$

11. 회절선의 폭이 넓어지고 있는 경우

장치의 분해능이 나쁘면 회절선의 폭이 넓어진다. 이것에도 여러 가지 원인이 있다. X선관구의 초점의 크기는 장치의 분해능에 어느 정도 영향을 준다. 이것과 대칭하는 위치에 두게 되는 수광슬리트(receiving slit)의 구경이 크면 분해능이 저하한다. 시료를 구성하는 결정의 크기가 2000Å정도이하로 되면 회절선이 확산한다. 이 경우에도 소각산란의 확인되는 것과 그렇지 않은 것이 있다. 가스를 발생시키는 고체의 열분해생성물이나 조착막등은 전자에 속하며 불완전한 막등은 후자의 예이다.

12. 회절선의 폭이 고각도일수록 넓어지고 있는 경우

용질의 농도가 불균일한 고용체인 경우나 기계적인 외력을 받아 결정격자에 뒤틀림을 받았던 시료에서는 격자정수의 값이 국소적으로 변화하고 있다. 이와 같은 시료의 회절선은 확산되어 고각도의 회절선일수록 그 정도가 현저하다. 이것을 모형적으로 표시한 것이 그림 4.3.8이다.

첨예한 회절선과 확산된 회절선이 공재하는 회절도형의 대부분은 결정성이 다른 두가지 물질의 혼합물의 회절도형이다. 그렇지만 침상결정(needle like crysal)이나 편평한 판상결정(tabular crystal)에서되는 분말시료에서는 결정축의 방향에 따라 회절에 기여하는 결정격자면의 수에 큰 차이가 있다. 그 결과 그림 4.3.9에 표시하는 것처럼 특징의 회절선만이 확산한다. 이와 같은 현상은 $\ni(OH_2)$나 침전법(precipitation method)로 얻은 규회석 $(Ca_3Si_3O_9)$등에서 확인된다.

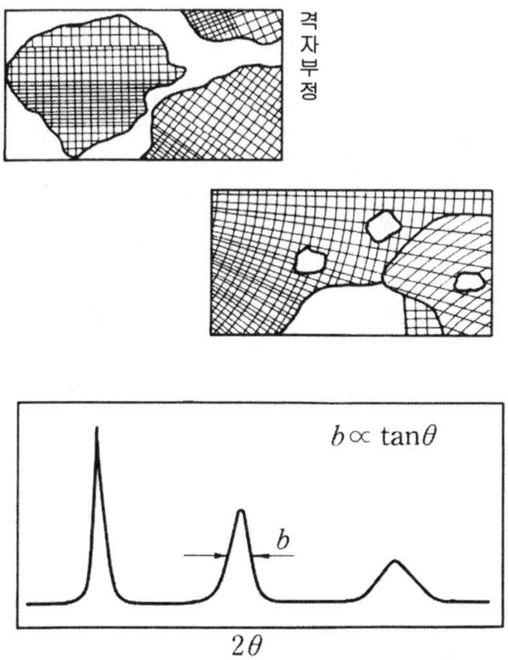

그림 4.3.8 고각도일수록 회절선이넓어지는 경우[15)]

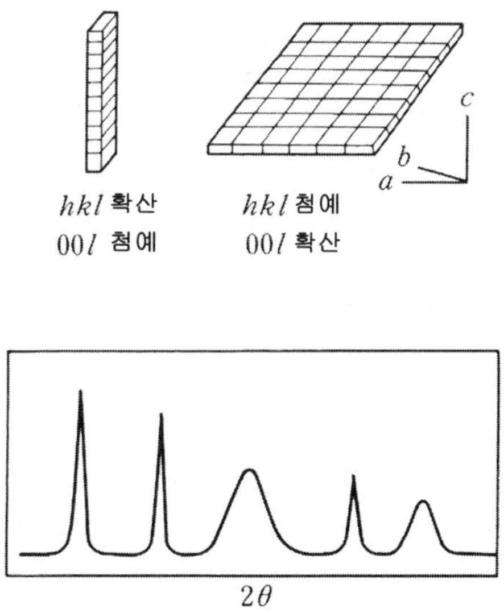

그림 4.3.9 특정한 회절선 넓어지는 경우[15)]

13. 회절선이 비대칭인 경우

장치의 조정이 불완전하거나 사용조건이 부적당한 경우에는 회절선의 형상에도 영향이 나타난다. 평행슬리트의 구경이 큰 경우 (보통 장치에서는 고정되고 있다)에는 회절선이 저각도로 옷자락을 끌게 된다.

X선회절계에서는 평판상태의 시료와 어느 정도의 구경의 발산슬리트(산란슬리트)를 사용하므로 그림 4.3.10에 표시하는바와 같이 회절선이 저각도쪽으로 확산한다. 이 영향은 시료의 흡수가 적은 경우에 현저하다. 따라서 유기화합물 등에서는 두꺼운 시료의 사용은 피하는 것이 좋다.

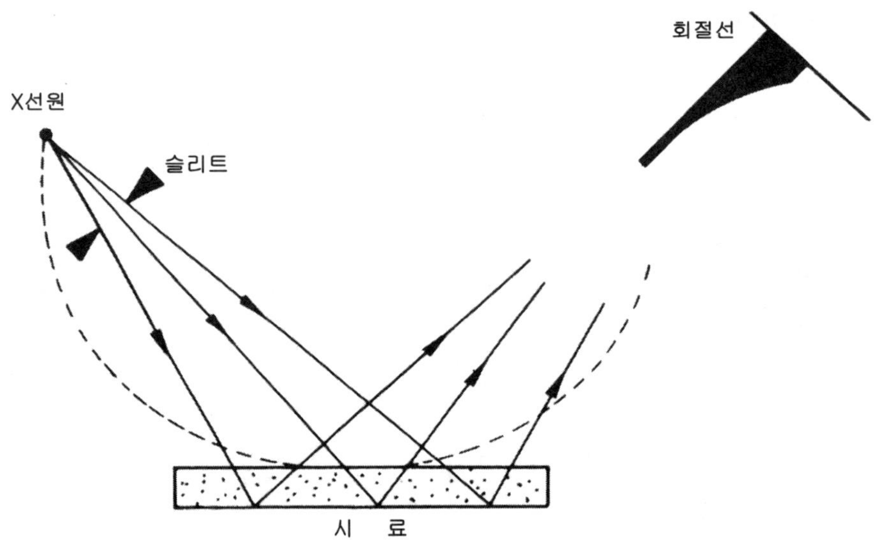

그림 4.3.10 평판상시료와 발산슬리트에 의한 회절선의 수차

흑연, 점토광물, talc등 결정에 겹쳐 쌓는 것에 부정이 있는 경우에는 그림 4.3.11의 모형도와 같이 부정이 있는 격자면에서의 회절선이 고각도쪽에 옷자락을 끄는 현상이 보인다.

분말야금이나 고상반응에서 고용이나 반응이 진행중의 단계에서는 각성분의 농도가 국소적으로 달라지고 있다고 생각된다. 이 때문에 회절선이 비대칭형으로 확산된다. 반응의 과정에서 CaO가 불완전하게 고용하고 있는 MnO의 회절도형을 그림 4.3.12에 표시한다.

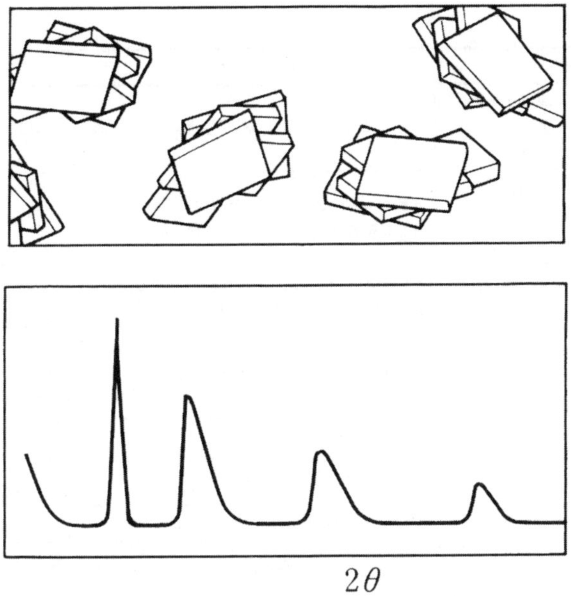

그림 4.3.11 적층부정구조를 갖는 시료의 X선회절도형[15)]

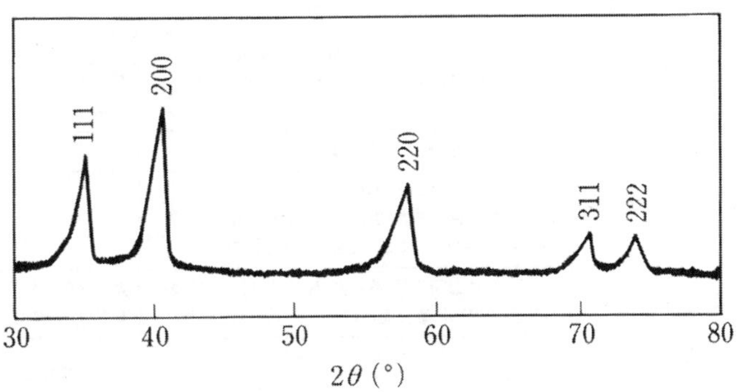

그림 4.3.12 *CaO*가 불완전하게 고용하고 있는 *MnO*의 회절도형

14. 회절도형의 작은 요동이 너무 클(작을) 경우

회절X선의 광량자는 통계적으로 항상 변동하고 있다. 레이트미터는 어떤 시정수(time constant)에서의 강도평균값을 표시한다. 따라서 시정수가 작으면 바늘의 흔들림(jitter)이 크고, 그것이 크면 바늘의 흔들림이 작아진다.

계수기록회로의 시정수가 크고 고니오미터의 주사속도가 빠를수록 계측이 불규칙하고 회절선의 분해능이 저하된다.

표 4.3.1 분말X선

	분말회절도형의 상황	시료에 관계되는 원인	장치에 관계되는 원인
1	회절선이 선명하고 회절선의 면간격도 상대강도가 표준데이터와 잘 일치한다.	시료의 결정성 순도가 좋고 입경도 적당하다.	장치가 잘 조정되고 있다.
2	회절선의 2θ값이 이동하고 있다. 고각도의 회절일수록 변화가 크다.	고용에 의한 결정격자의 팽창이나 수축, 고온회절에서는 결정격자의 열팽창에 의한다.	
3	각 회절선의 면간격과 지수에서 구한 격자정수 값이 일치하지 않다.	indexing of powder patterns의 잘못됨, 공재하는 불순물의 회절선이나 Kβ회절선의 잘못 인식등에 의한다.	각도 mark의 엇갈림 등의 장치의 조정이 안좋다.
4	back ground가 높다.	시료에 의한 1차X선의 흡수가 많고 형광X선의 영향이 크다.	슬릿이나 커버에서의 산란 장치광학계의 조정불량
5	회절선이 약하다.	시료의 결정성이 나쁘다. 시료중의 비정질혼입물이 많다.	1차 X선이 약하날. 장치의 조정불량, 계수회로 불량 계수기록 조건이 적당하지 않다.
6	회절도형 전체가 흐릿하다.	시료가 무정형(비정질)이다.	
7	회절선의 상대강도의 재현성이 나쁘다.	시료의 입자가 큼직하다.	전원의 안정성이 나쁘다. 고니오미터에 이상이 있다.
8	특정한 회절선이 특히 강하다(약하다) 재형성이 있다.	시료의 배향성이 현저하다. 시료결정의 생성에 이방성이 있다.	
9	주성분이외의 회절성이 나타난다.	공재(供在)하는 불순물이나 다형한 회절선규칙격자나 Kβ회절선 등이다.	시료판이나 슬릿 등에서의 산란성이 있다.
10	회절선이 분렬하고 있다. 재현성이 있다.	단위격자가 약간 뒤틀어져 대칭이 저하하고 있다. 조성(組成)고용도가 약간 다른 화합물이 혼입하고 있다.	장치의 조정이 나쁘다.
11	회절선의 폭이 넓어지고 있다.	시료를 형성하는 미경정의 입경이 작다.	장치의 광학계의 분해능이 나쁘다.
12	고각도의 회절선일수록 폭이 넓어지고 있다.	결정격자가 불완전하며 격자부정(格子不整)이나 내부뒤틀림이 크다. 시료의 조성이 국소적으로 불균질하다.	
13	회절선의 프로필이 비대칭하다.	시료가 층상구조(層狀構造)를 갖는다. 시료의 조성(組成)이 불균질하다.	광학계의 분해능(分解能)이 나쁘다. 장치의 조정이 나쁘다(안좋다)
14	회절선의 작은 흔들림 (jitter)가 너무 크다 (너무작다)		계수기록회로의 시정수가 너무크다. (너무작다)

4.4 정량분석(quantitative analysis)

X선회절에 의한 정량분석에는 회절선의 강도를 비교할 방법과 격자정수를 비교하는 방법 등이 있다. X선회절에 의한 정량분석의 정밀도는 그렇게 높지 않지만 다른 방법으로 분석할 수 없는 대상에서는 중요한 정량법이다.

회절강도를 비교하여 정량하는 방법은 혼합물중의 피검성분의 회절강도가 그 농도에 의

존하는 것에 의거한다. 하지만 양쪽사이에는 일반적으로 직선관계가 없고 시료의 결정성이 나쁜 경우나 무정형물질이 포함되고 있는 경우에는 문제가 많다. X선회절에서는 시료의 결정성이 좋은 경우에는 1%이하의 불순물이라도 검출할 수 있지만 비정성의 물질에서는 가령 50%혼입하더라도 검출하지 못할 수 있다.

정량분석에서의 또 한 가지 큰 문제는 결정의 배향이다. 배향성이 강한성분을 정량할 경우에는 측정값이 수십%의 오차를 포함하는 것은 피할 수 없다.

고용체에서는 조성과 격자정수사이에 연속적인 상관관계가 있다. 이와 같은 계에서는 격자정수를 정확하게 측정하여 용질의 농도를 구할수 있다.

1. 회절X선의 강도와 농도의 관계

혼합물중 측정하려고 하는 성분과 나머지성분(이것을 매트릭스라 한다)하고는 X선에 대한 흡수계수가 반드시 같지는 않다. 따라서 회절강도와 농도사이에는 일반적으로 직선관계는 성립하지 않는다. Alexander과 Klug는 정량분석의 기초로 되는 4.4.1을 유도한다.

$$I_i = \frac{K_{ix_i}}{\rho_i[x_i(\mu_i^* - \mu_i^*) + \mu_m^*]} \tag{4.4.1}$$

여기서 I_i는 시료중의 i성분의 회절강도 ρ_i는 i성분의 밀도 μ_i^*는 i성분의 질량흡수계수 μ_m^*는 매트릭스의 질량흡수계수, x_i는 i성분의 중량분율 K_i는 장치와 i성분에 따라 결정되는 정수이다. 질량흡수계수와 선흡수계수 및 밀도사이에는 $\mu^* = \mu/\rho$의 관계가 있다. 강도 I_i는 i성분을 대표하는 회절선에 대해서 측정하지만 매트릭스의 회절선과 겹치지 않은 것을 선정한다.

식 4.4.1에 설정조건을 대입시켜 변형하는 것에 의하여 정량분석을 하는 실제적인 수법이 유도된다. 대표적인 정량분석법을 아래에서 말하지만 이외에도 수많은 방법이 보고되고 있다.

1) 2성분계에서 회절강도가 농도에 비례할 경우

피검성분의 질량흡수계수와 매트릭스의 질량흡수계수가 같을 때는 ($\mu_i^* = \mu_m^*$), 시료중의 i성분의 강도 I_i와 순수한 i성분에 대해서 측정한 강도 I_{i0}와의 사이에 식 4.4.2의 직선관계가 성립한다.

$$I_i = I_{i0} x_i \qquad (4.4.2)$$

여기서 x_i는 i성분의 중량분율이다.

이 방법은 석영, tridymite, cristobalite등 다형한 정량분석으로 사용된다.

2) 2성분계에서 회절강도가 농도에 비례하지 않은 경우

피검성분의 질량흡수계수와 매트릭스의 질량흡수계수가 다른 경우 $(\mu_i^* \neq \mu_m^*)$에는 식 4.4.3의 관계가 성립한다.

$$\frac{I_i}{I_{i0}} = \frac{x_i \mu_i^*}{x_i(\mu_i^* - \mu_m^*) + \mu_m^*} \qquad (4.4.3)$$

이 식에서 $\mu_i^* > \mu_m^*$ 이라면 I_i/I_{i0}와 x_i와의 관계는 위로 凸한 곡선으로 되며 $\mu_i^* < \mu_m^*$ 이라면 밑으로 凸한 곡선으로 되는 것을 알 수있다(그림 4.4.1). $\mu_i^* = \mu_m^*$이라면 앞항과 같은 직선관계로 된다.

따라서 순수한 i와 m을 여러 가지 비율로 혼합한 표준시료에 대해서 I_i를 측정하여 검량선을 작성해놓으면 미지시료의 강도를 측정하여 즉시 중량분율을 알아낼 수 있다.

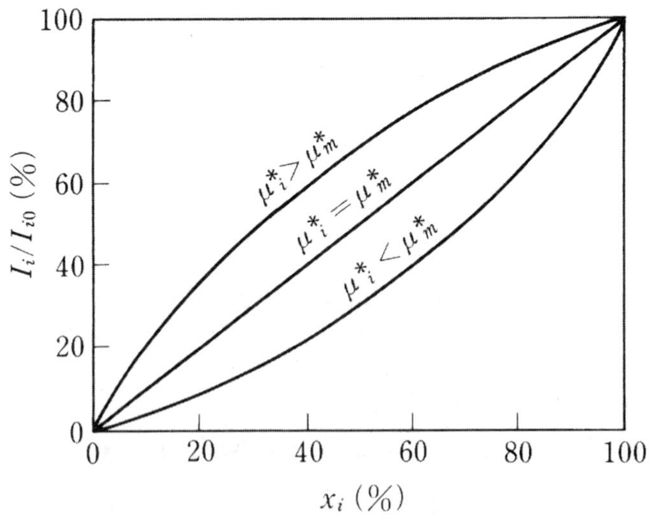

그림 4.4.1 2성분계의 농도와 회절강도와의 관계

3) 표준첨가법

n성분에서 되는 시료중의 i성분의 중량분율 x_i를 정량할 때 i성분을 y_i만 추가하여 혼합해 i성분과 매트릭스의 강도 I_i와 I_m를 측정한다. 이 경우에는 식 4.4.4가 성립한다.

$$\frac{I_i}{I_m} = B(x_i + y_i) \tag{4.4.4}$$

여기서 B는 정수이다. 따라서 첨가량 y_i를 바꾼 혼합물을 조제하여 I_i/I_m를 측정하면 그림 4.4.2에 표시하는 직선관계를 얻을 수 있다. 직선을 연장하여 가로축을 자르는 절편이 x_i이다.

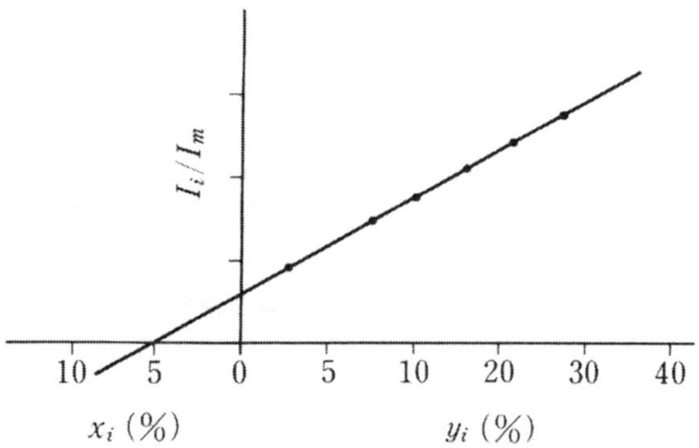

그림 4.4.2 표준 첨가법

이 방법은 미리 검량선을 작성할 필요가 없는 점이 편리하다. 피검성분의 함유량이 적은 경우에는 정확한 정량이 가능하다.

4) 내부표준법

실제 분석에서는 매트릭스의 조성이 확실히 알 수 없는 경우가 많다. 이 방법에서는 n성분에서 되는 시료에 표준물질 S의 일정량을 잘 혼합한다. 그리고 분석하는 i성분의 강도 I_i와 표준물질의 강도 I_s를 측정한다. 이 경우에는 식 4.4.1에서 식 4.4.5의 관계가 유도된다.

$$\frac{I_i}{I_s} = Ax_i \tag{4.4.5}$$

여기서 A는 정수이다. 따라서 I_i와 I_s의 비는 i성분의 농도에 비례하여 매트릭스의 질량흡수계수하고는 무관하게 된다. 이 방법은 한번 검량선을 작성해 놓으면 다음부터는 피검시료에 같은 표준물질을 일정한량을 혼합하여 강도비를 측정함으로서 정량이 가능하다. 예를 들어 석영과 탄산칼슘의 혼합물에 대해서 형석을 내부표준물질로서 혼합하여 석영과 형석의 강도를 측정하여 정량할 수가 있다.

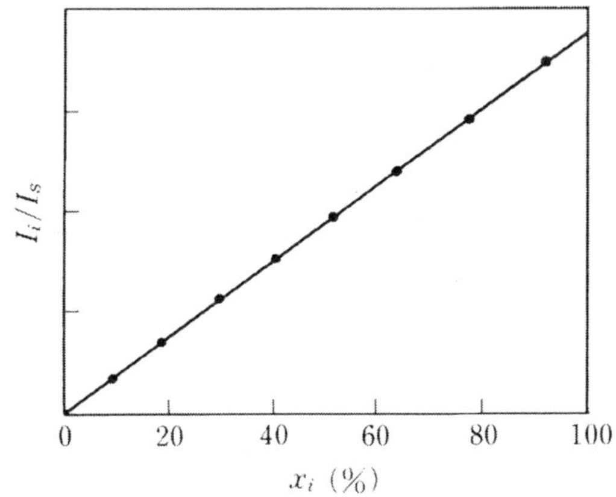

그림 4.4.3 내부표준법

2. 시료의 조제와 강도의 측정

회절강도를 측정하여 성분을 정량하는 방법에서는 시료 그 자체가 정량분석에 적당한지 어떤지 또한 시료조제를 잘하는지 못하는지 이런 두 가지 문제가 있다.

1) 본질적으로 점량이 어려운 시료

① 시료중의 피검성분의 결정성이 나쁘면 강도의 측정이 어려워진다.
그것이 비정질이라면 가령 수십%들어있어도 검출하는 것은 곤란하다.

② 피검성분의 회절선이 매트릭스의 회절선과 겹쳐 측정에 적합한 회절선을 찾아낼 수는 없는 경우가 문제다.

③ 흡수가 큰 매트릭스를 다량으로 포함하는 시료에서는 강도측정의 정밀도가 나빠진다.

④ 배향하기 쉬운 시료에서는 시료조제를 궁리해봐도 상당한 오차를 따르는 것은 피할 수 없다.

⑤ 시료가 화학적으로 불안정하며 공기중의 산소나 수분에 의하여 쉽게 변질되거나 결정성이 변화하는 경우에는 측정이 어렵다.

2) 시료조제의 주의

① 피검성분의 입자가 큼직한 경우에는 시료를 시료홀더로 갈아넣어 측정할 때마다 회절강도가 변동된다. 이와 같은 시료는 적당한 입자까지 분쇄할 필요가 있다.

② 마쇄에 의하여 결정에 뒤틀림이 생기기 쉽고, 상전이하거나 비정질 로 변하는 물질이 있어 주의하지 않으면 안 된다. 매우 안정하다고 생각되는 물질이라도 강하게 마쇄하면 변화가 생긴다.

③ 흡습하기 쉬운 화합물이나 화학적으로 불안정한 화합물을 분쇄할 때는 특히 주의해야 한다.

④ 천연산 원료중의 성분을 점량할 때는 시료의 샘플링 기술이 중요하다. 이것은 성분의 분포가 불균일한 원료에서 전체의 조성을 대표하는 시료를 채취하지 않으 면 안되기 때문이다.

⑤ 분말로 하는 것이 어려운 시료에서는 표면을 凹凸이 없는 평면으로 할 필요가 있다. 그 때 표면층에 뒤틀림이 없도록 주의해야 한다.

⑥ 배향하기 쉬운 분말시료는 배향하지 않게 시료홀더에 설치할 필요가 있다. 반대로 극단하게 배향시킨 상태로 강도를 측정할 경우도 있지만 이와같은 시료의 측정 값에는 상당한 오차를 가지게 하는 것은 할 수 없는 일이다. 극단하게 배향하고 있는 섬유나 막상태의 시료 측정에 대해서는 특별한 주의가 필요하다.

3) 표준물질의 선정과 혼합

정량분석에서는 표준물질의 선택방법과 그것을 균일하게 혼합하는 기술이 필요하다. 검출선을 작성할 때 이용하는 표준물질은 피검성분과 결정구조가 똑같으며 결정성도 같아야 한다.

내부표준법에서 사용하는 표준물질로서는 아래의 조건을 만족시키는 것이 바람직하며 표 4.4.1에 표시한 물질이 자주 사용되고 있다.

① 피검성분의 측정회절선 근처에 강한 회절선이 있으며 그러고도 겹치지 않는다.

② 마쇄에 의하여 변질하기 어렵다.

③ 흡수계수가 작다.

④ 선택배향하지 않다.

표 4.4.1 내부표준물질로서 적당한 결정분말

물질	d(Å)	hkl	물질	d(Å)	hkl
$\alpha-SiO_2$ (석영)	3.34	101	Fe_2O_3	2.69	104
$TiO_2 \neq$ (루틸)	3.25	100	ZnO	2.48	101
Si	3.13	111	MgO	2.11	200
KCl	3.15	200	$\ni O$	2.09	200
$NaCl$	2.82	200	$\alpha-Al_2O_3$	2.09	113
NH_4Cl	2.74	110	Si	1.92	220

JCPDS카드에서는 각 화합물마다 회절강도의 절대값을 표시하기 위해 시료에 $\alpha-$알루미나분말(유니온카비이도仕, 린데A)을 50%혼합하여 측정한 강도값이 기재되고 있다.

천칭(저울)으로 정확하게 계량한 시료와 표준물질은 우선 파라핀지 위에서 약 스푼을 이용하여 거의 균일해지게 혼합한 후 사발로 옮겨 충분히 균일해질 때까지 혼합한다. 그때는 알콜 등을 가해서 하는 습식혼합이 건식혼합보다도 잘 혼합할 수 있는 경우가 많다.

공장에서의 품질관리는 수많은 시료를 분석할 필요가 있어 디스크밀 등 기계적수단으로 분쇄, 혼합을 하는 경우가 많다(그림 4.1.3참조). 그 때는 예비실험을 되풀이하여 데이터의 재현성을 확인할 필요가 있다.

3. 회절강도의 측정

X선회절계로서 정량을 할 때는 광학계에 대해서의 주의도 필요하다. 입사X선이 시료면적보다도 넓어지지 않게 분산슬리트를 선택한다.

회절강도는 결정성이 좋은 시료에 대해서는 편의적으로 피크의 높이를 이용하여도 되지만 원칙으로는 적분강도를 이용한다. 적분강도의 측정법에는 기록지에 써져있는 피크의 면적을 측정하는 방법과 회절선을 포함하는 각도범위를 주사한 계수값을 데이터 처리하여 구하는 방법이 있다.

전자는 피크의 면적을 프라니미터로서 측정하든가 피크부분을 잘라내어 천칭(저울)으로 계량하여 구한다.

후자는 피크를 포함하는 적당한 각도범위를 스텝주사(또는 연속주사)하여 측정한 적분강도 값에서 back ground을 차감한 값을 회절강도로 한다. 어떤 방법이라도 back ground의 차감방법에 따라 강도가 현저하게 영향을 받을 경우가 있다. back ground가 높은 시료나 회절선이 다소 겹치는 시료에서는 상당히 넓은 범위를 주사하여 타당하다고 생각되는 방법으로 back ground를 차감하여 회절선을 분리한다.

back ground가 높으면 강도의 측정정밀도가 낮아진다. 통계변동에 의한 흔들림을 적게하기 위해서는 계수치를 많게 할 필요가 있다. 계수율이 극단히 큰 영역에서는 입사X선의 강도와 계수치사이에 비례관계를 잃게되므로 counting loss의 영향이 없는 범위로 측정한다.

4. 격자정수의 측정에 의한 정량분석

고용체에서는 격자정수의 값이 용질의 농도에 비례하는 것이 많다. 이것을 베가드법칙(Veard's law(rule).라고 한다. 그림 4.4.4에 표시한 탄화물이나 질소화합물은 모두 NaCl구조를 가진다. 이와 같이 격자정수와 조성사이에는 연속적인 상관관계가 있는계[16]에서는 격자정수를 정밀하게 측정하여 성분의 농도를 구하는 것이 가능하다. 격자정수를 정확히 측정하는 방법은 4.5.2에서 말하기로 한다.

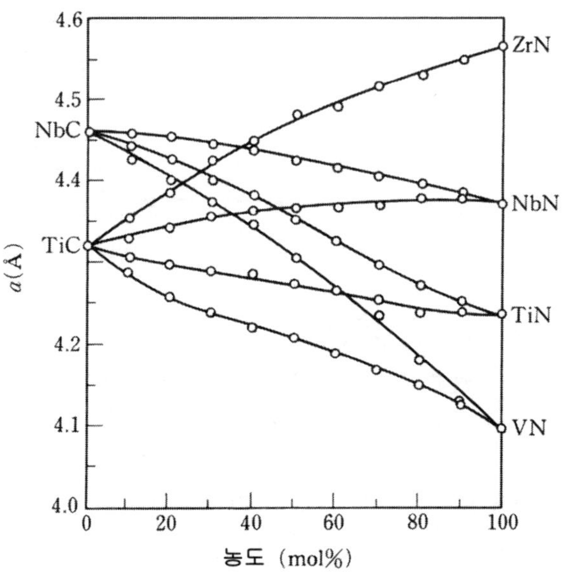

그림 4.4.4 탄화물과 질화물의 고용체의 격자정수[16]

5. 결정화도

어떤 물질중에서 차지하는 결정성부분의 비율은 결정화도(degree of crystallinity)라 한다. 결정화도 x는 결정성부분의 질량을 m_c, 비정성부분의 질량을 m_a라 하면 식 4.4.6으로 나타낸다.

$$x = \frac{m_c}{m_c + m_a} \tag{4.4.6}$$

결정성부분과 비정성부분의 화학조성이 같다면 전산란강도는 그러한 양비에 관계없이 일정하다. 따라서 결정성부분에 의한 회절강도 I_c와 비정성부분에 의한 산란강도 I_a와의 비 I_c/I_a는 그러한 질량비 m_c/m_a 에 비례한다. 실제로는 비정성부분의 산란강도에는 컴프턴산란, 연속 X선에 의한 산란, 형광X선등의 back ground성분을 포함하고 있어 그것을 정확히 분리하는 것이 어렵다.

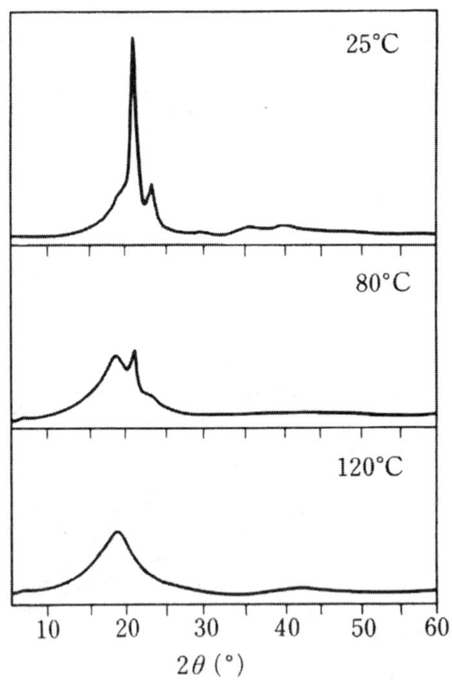

그림 4.4.5 각온도로 측정한 폴리에틸렌의 X선회절도형[17)]

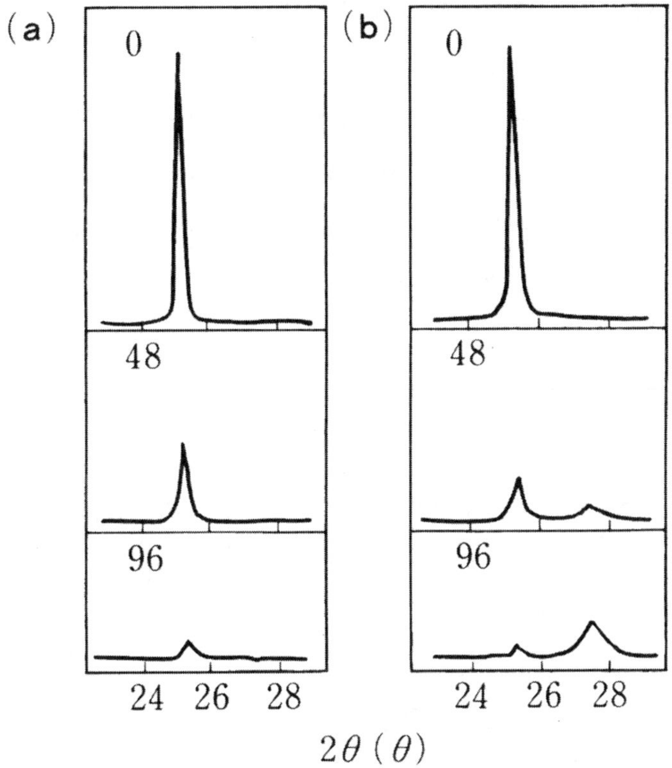

그림 4.4.6 아나타제형 TiO_2를 마쇄했을 때의 회절도형의 변화[18]
(a) 유산법으로 합성한 TiO_2 (b) $TiCl_4$에서 합성한 TiO_2

결정화도의 측정정밀도는 그렇게 좋지 않지만 고분자재료에서는 결정화도와 물성값사이에 밀접한 관계가 있어 실용적으로 중요하다. 폴리에틸렌에 대해서 실온과 가열상태로 측정한 회절도형[17]을 그림 4.4.5에 표시한다.

120℃로서 측정한 회절도형은 비정질의 폴리에틸렌에 의한 산란이 그대로 된다. 온도가 낮아지면 halo가 차츰 감소하여 그 대신에 폴리에틸렌의 110과 200회절선이 나타나 실온에서는 비정질의 halo보다도 크게 되고 있다. I_c와I_a를 측정하며 각종의 보정을 하여 결정화도를 구할 수 있다.

무기화합물에 대해서 결정화도를 측정한 예를 다음에 소개한다. 유산법으로 합성한 결정성이 좋은 아나타제형 TiO_2를 마쇄하면 회절선의강도가 저하하여 back ground가 증가한다(그림 4.4.6(a)). 아나타제형 TiO_2의 특징회절선 $(25.5^{\circ}/2\theta)$의 강도에서 구한 결정화도와 마쇄시간과의 관계를 그림 4.4.7(a)에 표시한다.

$TiCl_4$의 수용액을 가수분해하여 650℃로 가열해서 얻는 결정성이 좋은 아나타제형 TiO_2을 마쇄하면 아나타제형 TiO_2의 감소가 빨리 일어나 마쇄시간의 경과하고 함께 루틸형 TiO_2의 특징회절선 (27.5°/2θ)에 강해진다(그림 4.4.6(b)). 아나타제형 TiO_2의 강도와 루틸형 TiO_2의 강도(결정성이 좋은 루틸형 TiO_2의 표준시료로 보정)에서 구한 각상비율의 시간적변화를 그림 4.4.7에 표시한다.

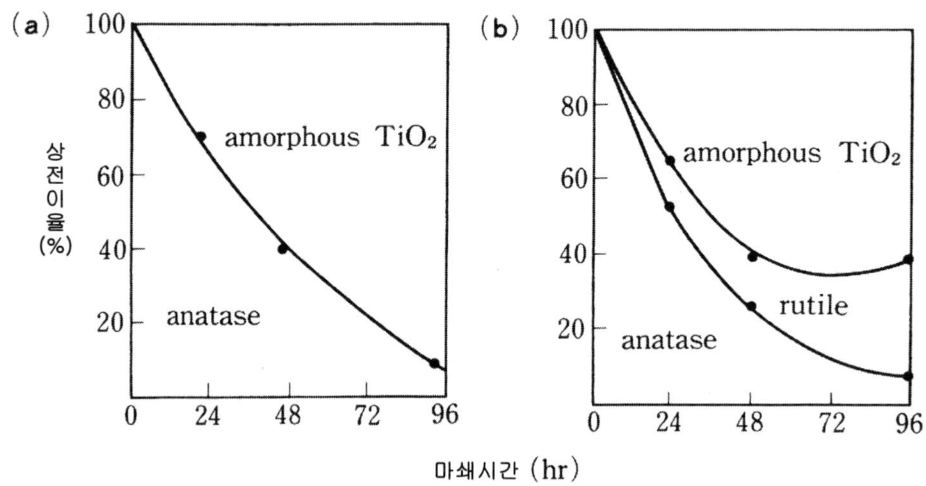

그림 4.4.7 마쇄에 의한 아나타제형 TiO_2의 구조변화[18)]

4.5 단위격자의 모양과 크기의 측정

분말X선 회절도형 각각의 회절선에 indexing of powder patterns를 할 수 있다면 물질의 단위격자의 모양과 크기, 즉 정계와 격자정수를 알아낼 수 있다. 그리고 대략의 구조를 알고 있는 경우에는 단위격자내의 각원자의 좌표 값을 구하는 것이 가능하다.

1. 지수기입 (indexing of powder patterns)

미지물질의 단위격자의 모양과 크기를 알아내기 위해서는 우선 중요한 회절선에 대해서 지수기입(indexing)할 필요가 있다. 결정구조나 격자정수를 미리 알고 있는 경우에는 격자정수와 지수와의 관계식을 이용하여 각 격자면의 면간격을 계산하여 측정값과 비교하여 쉽게 지수기입 할 수 있다. 구조가 기지한 물질과 동형인지 그것과 유사한 구조라는 것을 알고 있는 경우에도 지수기입이 가능하다.

구조를 전혀 알지 못하는 경우에도 입방, 정방, 6방 및 직방(사방)정계에 속하는 복잡하지 않은 화합물에는 지수기입 할 수가 있다.

구조가 미지의 회절도형에 지수기입하기에는 도표를 이용하는 것이 편리하며 그 때문에 각종도표가 고안되고 있다. 이러한 도표는 입방정계 및 정방정계, 6방정계 및 능면체정계용, 작방(사방)정계용등으로 나누어진다. 도표에 의한 지수기입은 단사정계나 3사정계에서는 무리하다.

1) 격자정수와 면간격과의 관계

정계도 격자정수도 미지인 경우에는 우선 입방정계, 다음에 정방정계, 그래도 안되는 경우에는 6방정계라는 순서로 가정하여 각회절선에 면지수를 적용해본다.

이러한 정계에서는 격자정수와 각회절선의 면간격 d_{hkl} 및 면지수사이에 다음과 같은 관계가 있다.

입방정계 $$\frac{1}{d_{hkl}^2} = \frac{h^2+k^2+l^2}{a^2} \tag{4.5.1}$$

정방정계 $$\frac{1}{d_{hkl}^2} = \frac{h^2+k^2}{a^2} + \frac{l^2}{c^2} \tag{4.5.2}$$

6방정계 $$\frac{1}{d_{hkl}^2} = \frac{4}{3}\left(\frac{h^2+hk+k^2}{a^2}\right) + \frac{l^2}{c^2} \tag{4.5.3}$$

직방정계 $$\frac{1}{d_{hkl}^2} = \frac{h^2}{a^2} + \frac{k^2}{b^2} + \frac{l^2}{c^2} \tag{4.5.4}$$

양편의 대수를 빼면 아래와 같은 관계를 얻을 수 있다.

입방정계 $$\log\ d_{hkl} = \log\ a - \frac{1}{2}\ \log\,(h^2+k^2+l^2) \tag{4.5.5}$$

$$\text{정방정계} \quad \log \quad d_{hkl} = \log \quad a - \frac{1}{2} \quad \log \left\{ (h^2 + k^2) + \frac{l^2}{(c/a)^2} \right\} \quad (4.5.6)$$

$$\text{6방정계} \quad \log \ d_{hkl} = \log \ a - \frac{1}{2} \ \log \left\{ \frac{4}{3}(h^2 + hk + k^2) + \frac{l^2}{(c/a)^2} \right\} \quad (4.5.7)$$

$$\text{직방정계} \quad \log \quad d_{hkl} = \log \quad a - \frac{1}{2} \quad \log \left\{ h^2 + \frac{k^2}{(b/a)^2} + \frac{l^2}{(c/a)^2} \right\} \quad (4.5.8)$$

2) 입방정계의 지수기입(indexing of powder patterns)

입방정계의 경우에는 log d_{hkl}과 $\frac{1}{2} \cdot \log(h^2 + k^2 + l^2)$의 자를 만들어 그림4.5.1과 같이 거꾸로 나란히 시켜 좌우로 슬라이드 시킨다. 상하선이 모두 일치하면 d_{hkl}에 대응하는 면지수 (hkl)가 결정된다.

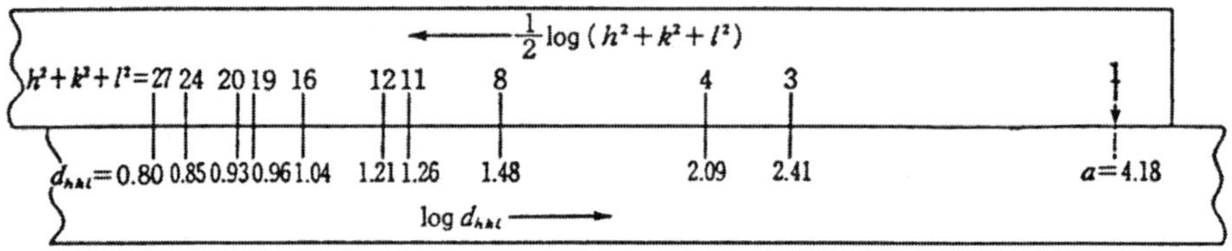

그림 4.5.1 계산자에 의한 입방정계의 지수기입

3) 도표에 의한 지수기입

시료가 입방정계에 속하지 않을 때는 다른 정계를 검토해야 한다. 단순정방격자에 대한 Hull-Davey의 도표[19]를 그림 4.5.2에 KH_2PO_4에 대해서 지수기입하는 방법을 그림 4.5.3에 표시한다. 가늘고 긴 조이조각을 준비하여 도표아래쪽에 대수눈금을 이용하여 각회절선의 면간격 d_{hkl}의 눈금을 새긴다. 종이조각은 수평으로 유지하여 상하좌우로 물리고 모든 실측값이 도표상의 곡선과 일치하는 곳을 찾는다. 이 도표에서 $c/a = 1$의 직선을 입방정계에 대한 값을 표시하고 있다.

6방정계에 대한 Hull-Davey도표의 사용법도 거의 같다. 직방정계에 대해서는 축비의 한 가지를 고정한 $(c/b = 0.7, 0.8, 0.9, 1.0, 1.1, 1.2, 1.3, 1.4, 1.5)$똑같은 그림이 준비되고 있어 축비를 가정하여 정방정계의 경우와 똑같이 지수기입하는 것이 가능하다.

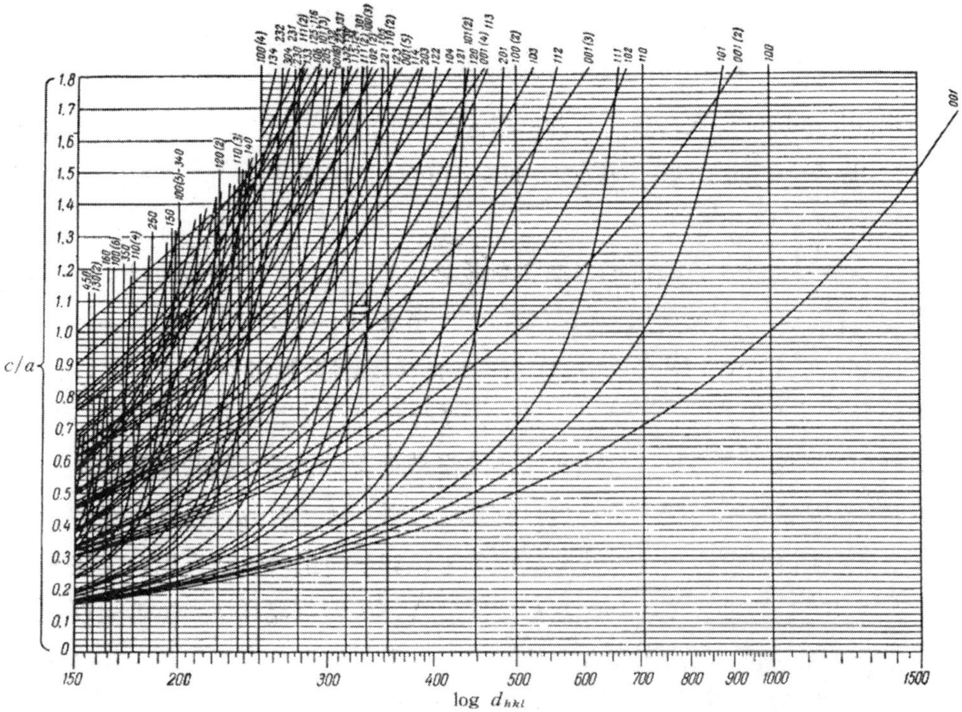

그림 4.5.2 Hull-Davey 의 도표[19)]

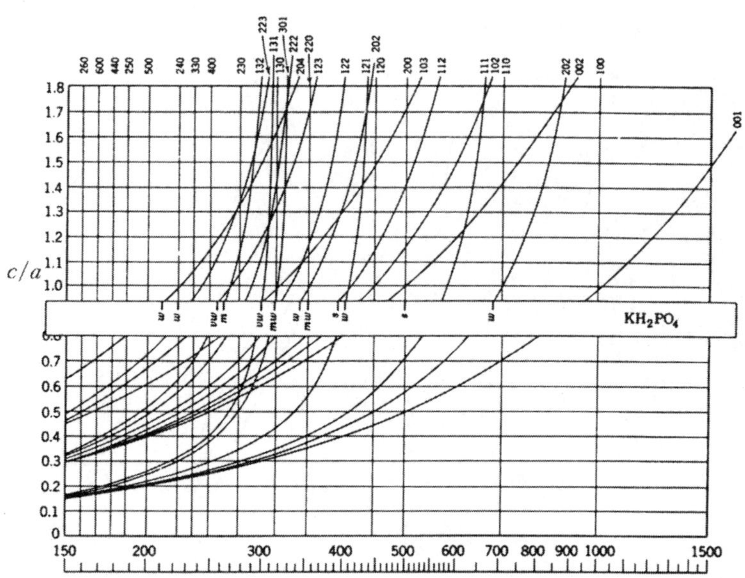

그림 4.5.3 Hull-Davey의 도표사용법

분말회절도형에 지수기입하기 위한 도표로서는 Bunn의 도표 Bond의 도표, Bjurstrom의 도표, Harrington의 도표[20] (그림 4.5.4)등이 있다.

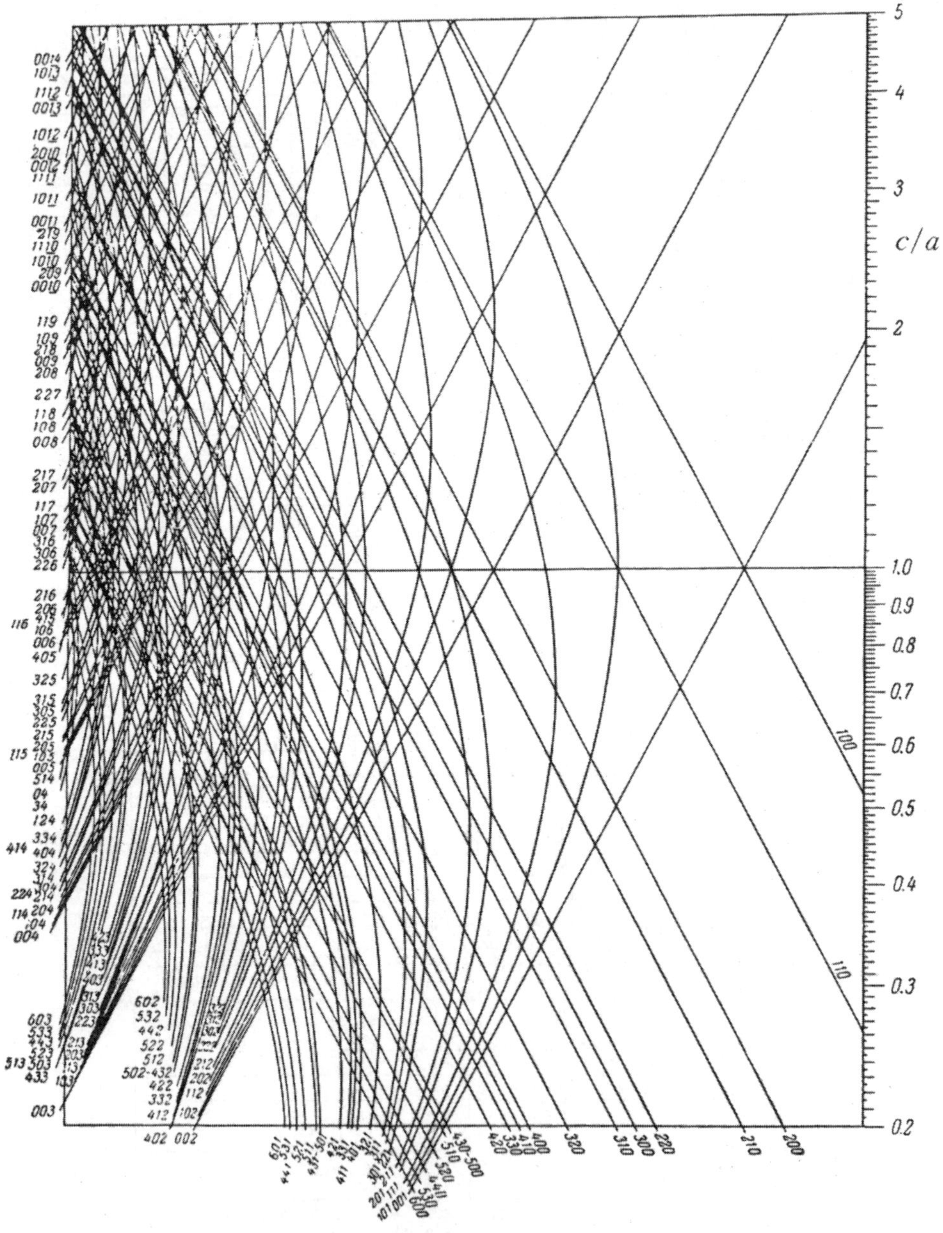

그림 4.5.4 Harrington의 도표[20]

이런 도표에서는 회절선의 강도를 고려하지 않았으므로 지수기입하는 작업이 어렵고 미지의 복잡한 화합물에 대해서는 사실상 불가능한 경우가 많다. 이것에 대해서 Frevel-Rinn의 도표[7] (그림 4.5.5)는 회절강도를 고려하고 있어 편리하다. 이 도표의 사용법에 대해서는 4.2.3에서 설명했다.

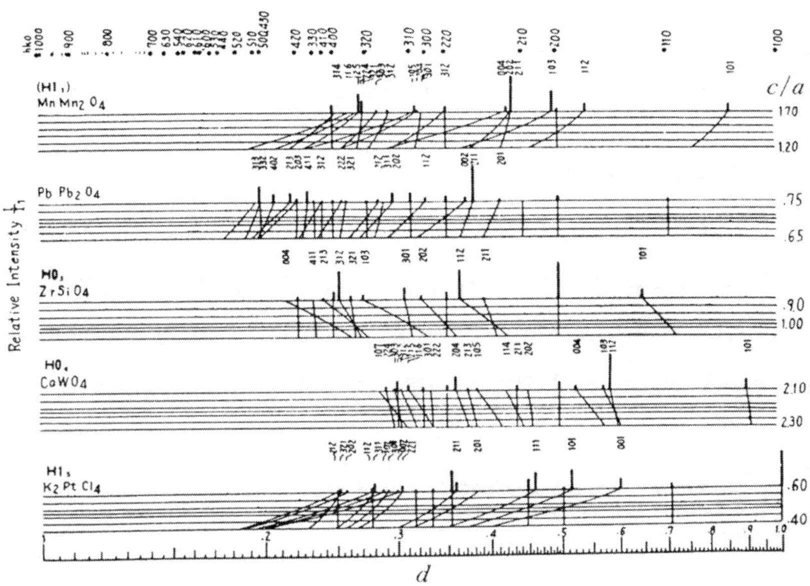

그림 4.5.5 Freel-Rinn의 분류회절도형[7] (정방정계의 일부)

복잡한 회절도형에 대해서 도표를 사용하여 고각도까지 정확한 지수를 배당하는 것은 어렵다. 그림적인 방법으로 저각도의 회절선에 타당하다고 생각되는 지수를 배당할 수 있다면 그런 회절선의 면간격 d_{hkl}과 면지수 hkl를 이용하여 격자정수를 계산한다. 다음에는 그 격자정수를 사용하여 hkl가 가능한 모든 조합에 대해서 면간격의 값을 계산하여 관측값과 비교하여 고각도의 지수를 구한다. 그 때는 계산한 반사가 약하고 관측할 수 없는 경우가 있다는 것을 고려할 필요가 있다.

분말X선 회절도형은 3차원적으로 배열한 역격자의 회절반점이 1차원적으로 집적한 것이다. 따라서 대치가 낮은 큰 단위격자에서는 고각도의 회절선에 대해서 여러 가지 hkl의 값을 배당하는 것이 가능하게 되어 어느 것이 올바른 면지수인지 판정하는 것이 어렵다.

측정한 회절도형에 다른 물질의 회절선이 혼합하고 있으면 지수기입이 상당히 어려워진다. 시료는 가능한 한 순수한 것을 사용하여 정확하게 측정한 면간격의 값을 이용한다.

4) 3사정계의 지수기입

단사정계나 3사정계와 같이 변수의 수가 많을 때는 도표로 지수기입하는 것은 무리하다. 그 경우에도 결정의 대칭성과 단위격자의 크기에 전혀 가정을 마련하지 않고 3사정계로서 지수기입하는 이또의 방법이 있다[21].

격자면간격과 역격자정수사이에는 식 4.5.9의 관계가 있다.

$$\frac{1}{d^2} = h^2a^{*2} + k^2b^{*2} + l^2c^{*2} \qquad (4.5.9)$$
$$2klb^*c^* \cos\alpha + 2lhc^*a^* \cos\beta^* + 2hka^*b^* \cos\gamma^*$$

이또의 방법은 특정한 반사상호의 사이에서는 식 4.5.9가 지극히 단순한 관계로 되는 것을 이용하고 있다. 수많은 회절선의 측정값을 이용하여 이또의 방법을 적용한다면 실제로는 팽대한 계산을 필요로 하게 되지만 이것은 컴퓨터의 발달에 의하여 해결할 수 있다.

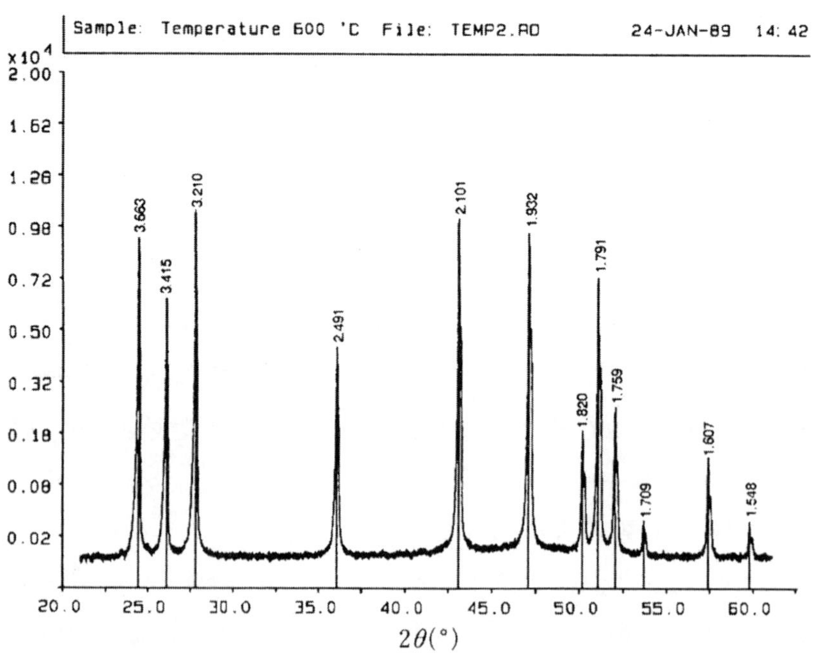

그림 4.5.6 600℃로 가열처리한 미지시료의 X선회절도형[3]

표 4.5.1 600℃로 가열처리한 미지시료의 X선회절데이터[3)]

UNIT CELL FILE　　24-JAN-89 17:11

Listed CS file name : TEMP2.CS
File creation date : 29-NOV-88
DI file name : TEMP2.D1
Original data file name : TEMP2.RD
Sample identification : Temperature 600 °C
Wavelength (Ang) : 1.54060

Peak no	Angle (deg)	D spac (Ang)	I/Imax (%)	Peak no	Angle (deg)	D spac (Ang)	I/Imax (%)
1	24.4000	3.6451	85.57	7	50.0000	1.8227	16.02
2	25.9950	3.4249	58.57	8	50.8850	1.7930	68.02
3	27.6900	3.2190	100.00	9	51.8650	1.7614	21.94
4	35.9450	2.4964	40.68	10	53.4950	1.7116	2.43
5	42.9350	2.1048	96.72	11	57.2050	1.6090	11.42
6	46.9250	1.9347	88.47	12	59.6000	1.5500	2.25

Crys Sys	Brav Typ	A (Ang)	B (Ang)	C (Ang)	Alpha (deg)	Beta (deg)	Gamma (deg)	Volume (Ang**3)	Un mat	Qual
Hex	P	4.209		6.648				105.09	0	211
Mono	P	4.223	6.847	4.210		119.68		105.76	0	144
Tri	P	4.380	6.850	4.156	91.08	118.03	91.41	109.98	0	129
Tri	P	4.583	5.381	4.232	68.24	66.53	81.47	88.90	0	84
Tri	P	5.258	5.526	5.017	88.59	85.71	73.36	139.28	0	83
Tri	P	4.201	4.300	4.100	65.48	61.78	71.83	58.74	0	66

문제는 모든 회절선에 대해서 어느 정도의 정밀도로서 면간격을 측정할 수 있는가에 달리고 있다. 결정성이 좋은 시료를 이용하여 충분히 조정된 장치로서 $1/d^2$을 소수점이하 3-4자릿수까지 정확하게 측정하지 않으면 좋은 결과를 얻지 못한다.

600℃로 가열처리한 미지시료에 대해서 정확히 회절데이터를 측정하여 컴퓨터에 의하여 지수기입한 예를 그림 4.5.6, 표 4.5.1 및 표 4.5.2에 표시한다.

표 4.5.2 600℃로 가열처리한 미지시료의 격자정수[3)]

CRYSTALLOGRAPHY　　24-JAN-1989 17:14:26

Hexagonal primitive cell
Space group code : P63MC
Space group nr. : 186
Bravais-extinction : none
hhl for l=2n
A = 4.20962 C = 6.84815 Volume = 105.10 c/a= 1.627

No extrapolation applied

DI-file = TEMP2.DI

INDEXING OF REFLECTIONS

Observed 2theta	Observed d-spacing	I%	Calcul 2theta	Difference 2theta	h	k	l
24.400	3.6451	86.	24.396	0.004	1	0	0
25.995	3.4249	59.	26.002	-0.007	0	0	2
27.690	3.2190	100.	27.699	-0.009	1	0	1
35.945	2.4964	41.	35.954	-0.009	1	0	2
42.935	2.1048	97.	42.935	0.000	1	1	0
46.925	1.9347	88.	46.924	0.001	1	0	3
50.000	1.8227	16.	49.996	0.004	2	0	0
50.885	1.7930	68.	50.883	0.002	1	1	2
51.865	1.7614	22.	51.864	0.001	2	0	1
53.495	1.7116	2.	53.479	0.016	0	0	4
57.205	1.6090	11.	57.206	-0.001	2	0	2
59.600	1.5500	2.	59.613	-0.013	1	0	4

2. 격자정수의 정밀측정

단위격자의 모양과 크기, 즉 격자정수의 값은 시료의 순도, 시료의 제조이력, 측정온도 등에 따라 변동된다. 격자정수를 정밀하게 측정하여 고용체의 농도나 열팽창계수 값을 구할 수 있다.

1) 격자정수의 정밀측정

격자정수를 구하기 위해서는 원리적으로 지수를 알고 있는 회절선의 면간격을 정밀하게 측정하여 계산하면 된다. 브래그의 조건을 θ로 미분하면 식 4.5.10을 얻을 수 있다.

$$\frac{\Delta d}{\Delta \theta} -= d \quad \cot \quad \theta \qquad (4.5.10)$$

이 식에서 가 90° 에 가까워질수록 d의 값의 정밀도를 잘 측정할 수 있다는 것을 알 수 있다[22] (그림 4.5.7). 고각도에서는 $K\alpha_1$과 $K\alpha_2$가 분리하는 점에서도 고각도에서 측정하는 것이 유리하다.

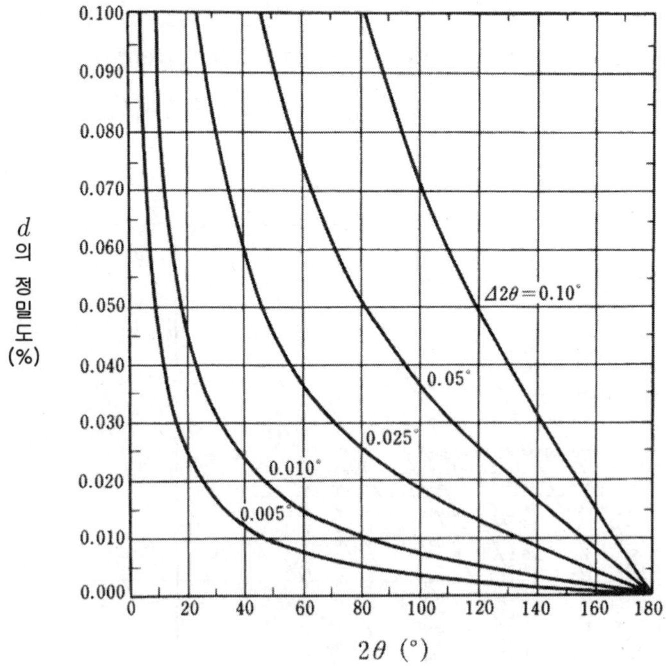

그림 4.5.7 2θ의 측정에 따르는 면간격의 오차[22]

일반적으로 고각도로서 X선의 산란이 감쇠하기 때문에 회절선의 강도가 저하한다. 결정성이 나쁜 시료에서는 회절선이 확산하여 피크의 위치를 정확히 측정하는 것이 어려워진다. 대칭성이 높은 결정이외에서는 수많은 회절선에 정확한 지수를 배당하는 것이 어렵다고 한다. 따라서 현실로서는 측정에 적당한 회절선은 상당하게 제한된다. 고각도에서 면간격을 측정하기 위해 X선의 파장을 바꿔 실험을 할 수도 있다.

실제로는 가급적 높은 각도에서 면지수가 확실하며 겹침이 없고, 비교적 강도가 좋기 때문에 큰 복수의 회절선을 택하여 측정을 한다.

결정성이 좋은 시료에 대해서 격자정수를 ±0.1%의 정밀도로 측정하는 것은 간이형의 X선회절계라도 어렵지 않지만 이것을 ±0.01%의 정밀도로 측정하는 것은 최고 장치를 이용해도 쉽지 않다.

대부분의 무기재료는 온도가 1℃높아지면 0.001%정도 팽창한다. 금속재료의 열팽창은 더욱 커지고 고분자재료에서는 고온이 1℃변하면 치수가 0.01%정도 변화한다. 격자정수를 정밀하게 측정하기 위해서는 항온설비가 필요하며 측정값에 온도를 명시할 필요가 없다.

2) 회절선의 정확한 기록과 독해법(인식)

각회절선의 위치는 $0.01^\circ/2\theta$이상의 정밀도로 측정하는 것이 바람직하다. 리코더를 이용할 때는 $1/4^\circ/\mathrm{min}$ 정도의 속도로 주사할 필요가 있으며, 더욱 정확한 기록은 스텝주시법에 의해서 얻어진다.

① 피크톱법은 피크의 최고값(a), 접선의 교점(b), 방물선근사 값이나 가우스근사의 극대값(c)등을 인식한다.

② 중심법은 피크의 중심각도를 인식한다.

③ 반가폭중점법(d)는 피크의 반이 back ground에 평행한 선을 긋고 그 중점의 각도를 인식한다.

④ 중선법 (e)는 피크높이를 여러 등분으로 하여 back ground에 평행한 선을 긋고 그들의 중점을 맺는 곡선과 back ground와 교차되는 점을 인식한다.

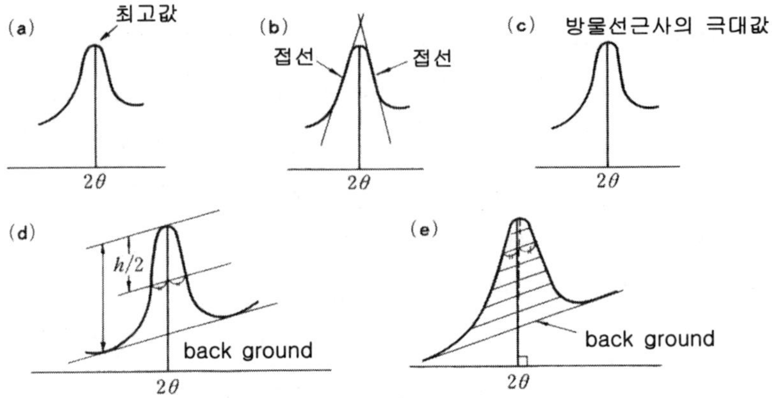

그림 4.5.8 회절각의 독해(인식)법

3) $K\alpha_1$와 $K\alpha_2$의 분리법

$K\alpha_1$와 $K\alpha_2$에 의한 회절선은 고각도측에서는 완전히 분리하고 있지만 저각도측에서는 분리가 나빠지고 있다. 회절이 어느 정도 중복하고 있는 경우에는 Rachinger 의 방법[23]으로 옳은 $K\alpha_1$와 $K\alpha_2$의 위치를 알아낼 수 있다(그림 4.5.9). 이 방법에서는 $K\alpha_2$에 의한 회절선은 $K\alpha_1$에 의한 회절선과 같은 프로파일을 가지며 강도가 1/2로서 각도가 $\Delta 2\theta$만큼 빗나간다. 이 두 가지 피크를 겹쳐 합친 것이 관측되는 프로파일이다.

마이크로프로세서를 설치한 X선회절계에서는 $K\alpha_2$선의 제거, 피크위치의 계산, back ground의 제거 등을 자동적으로 처리하여 회절데이터를 수집한다.

$K\alpha_1$와 $K\alpha_2$를 분리, 측정하는 대신에 필터를 제거하여 측정한 회절도형이 $K\beta$에 의한 회절선을 측정하는 것도 좋을 것이다.

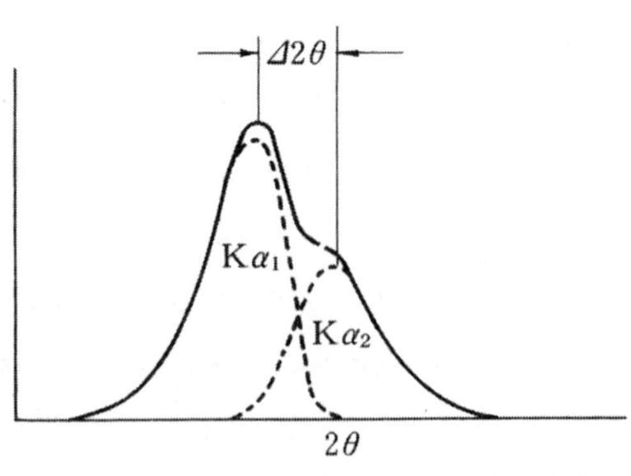

그림 4.5.9 Rachinger의 방법에 의한 $K\alpha$회절선의 분리[23]

4) 장치의 광학계에 의한 측정오차

고니오미터를 사용하는 X선회절계로서 격자정수를 정밀하게 측정할 때는 장치를 완전히 조정할 필요가 있다. 또, 시료의 조제와 측정 · 기록조건에 충분히 주의하여 측정하지 않으면 안된다.

X선회절계에서 광학계가 이상적이지 않으면 회절선의 프로파일은 넓어지기 쉬우며, 또한 비대칭으로 되기 쉽다. 관측되는 회절선의 프로파일은 수수한 회절 프로파일과 weight function, $g(\epsilon)$으로 나타낸다[24].

$g(\epsilon)$는 다음 비함수에서 되고 있다.

g_I : X선원의 프로파일을 나타내는 함수

g_{II} : 시료면이 곡면이 아니라 평면이라는 것을 나타내는 함수

g_{III} : X선다발이 수직방향으로 발산하는 것을 나타내는 함수

g_{IV} : 시료에 의한 X선의 흡수를 나타내는 함수

g_V : 수광슬릿폭의 효과를 나타내는 함수

g_{VI} : 광학계의 조정이 양부를 나타내는 함수

이들의 weight function을 그림 4.5.10에 표시한다. 실험조건에 따라 차이는 있지만 회절선이 비대칭으로 되어 극대한 위치가 빗나가는 것을 알 수 있다.

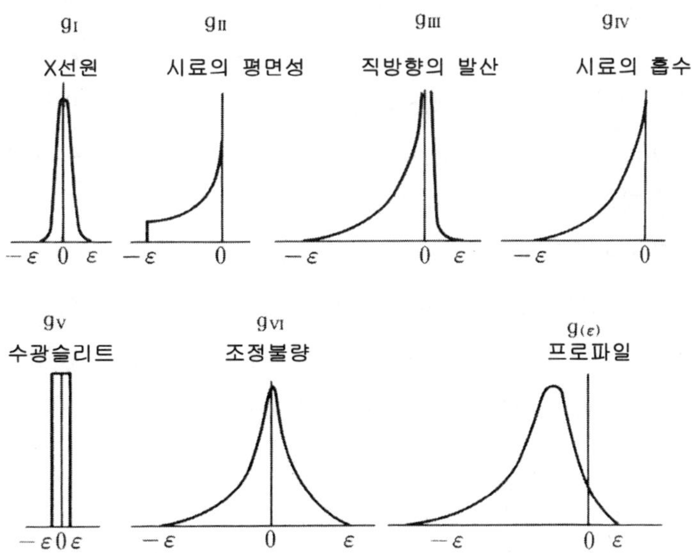

그림 4.5.10 회절선의 프로파일[24]

5) 회절각의 보정

X선회절계로 측정한 회절각에는 반드시 오차가 포함된다. 그러한 종합적 오차를 검정하기에는 입방정계의 표준시료(예를 들어 실리콘)를 이용하는 방법이 있다. 이 방법은 표준시료가 입방정계에 속하는 결정성이 좋은 시료면 격자정수의 값에 관계없이 적용할 수 있다.

격자정수는 고각도의 몇가지 회절선에서 구한 값의 평균을 취하든가 그들의 값을 plot하여 $\theta = 90^\circ$ 까지 외삽시켜 얻어지는 값을 채용한다.

내부표준법은 표준시료를 측정하는 시료에 혼합하여 측정하는 방법으로 각종 오차를 보정할 수 있다. 내부표준에 이용하는 시료는 다음과 같은 조건을 만족시키는 것이 바람직하다.

① 측정각도범위에서 표준시료의 회절선이 미지시료의 회절선하고 겹치지 않게 가급적 가까이에 있어야 한다.

② 표준시료의 X선 흡수계수가 미지시료의 그것과 같아야 한다.

$\alpha - Al_2O_3$등 화학적으로 안정하며 순도가 높은 화합물로서 면간격 값이 정확하게 알고 있다면 내부표준물질로서 채용할 수 있다. 저각도역에서 보정에는 표준물질로서 운모)등을 이용한다.

6) 전용장치에 의한 격자정수의 초정밀측정

반도체산업의 발달에 의하여 실리콘을 비롯한 각종의 단결정이 생겨 그들의 격자정수를 매우 정확하게 측정할 기술이 요구되고 있다. n형이나 p형의 실리콘은 미량한 P나 B를 첨가하여 만들어지지만 그들의 격자정수는 순수한 실리콘에서 약간 변화하고 있다. 또 GaAs 단결정위에 GaAlAs를 epitaxial growth(배향성장)시킬 경우 등은 기판과 epitaxial층과 missmatching를 정확히 측정할 필요가 있다.

이와 같은 목적으로 사용하는 격자정수정밀측정용 X선회절장치가 시판되고 있다(그림 4.5.11). 이 장치는 분말시료의 격자정수정밀측정에도 적용할 수 있다.

격자정수의 절대값을 측정할 때는 특성X선의 파장의 넓어짐과 고니오미터의 측각정도가 문제로 된다. 브래그의 조건에서 식 4.5.12를 얻을수 있다.

$$\frac{\Delta d}{d} = \frac{\Delta\lambda}{\lambda} = \frac{\Delta\theta}{\tan\theta} \qquad (4.5.12)$$

특성X선의 폭이 넓어짐 $\Delta\lambda/\lambda$의 값은 $CuK\alpha_1$에서는 3×10^{-4} 정도로 격자정수의 정밀

측정에는 더욱 단색화 할 필요가 있다. 이 장치에는 특별하게 설계된 4결정 모노크로미터가 사용되고 있다(글미 4.5.12). 이 4결정모노크로미터는 게르마늄단결정을 U자형으로 가공한 2조의 모노크로미터에서 되며 사용하는 X선의 파장이나 측정하는 시료는 자유롭게 선택할 수 있다.

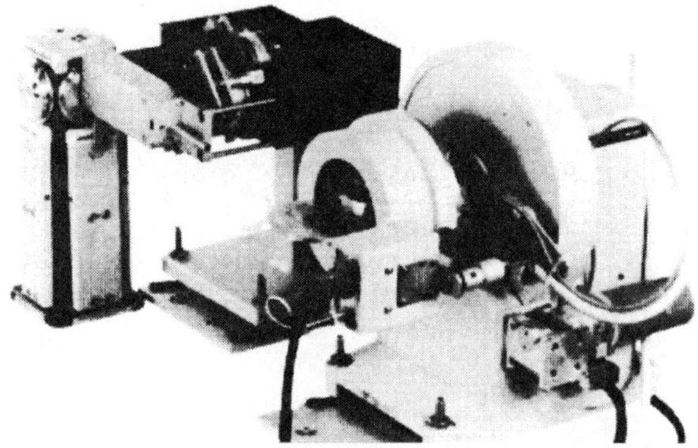

그림 4.5.11 4결정 모노크로미터를 이용한 격자정수의 초정밀 측정장치[3)]

게르마늄의 (400)면에서의 반사를 이용하면 $CuK\alpha_1$선의 넓어짐 $\Delta\lambda/\lambda$를 2.3×10^{-5}에 단색화 할 수 있다. (220)면에서의 반사를 이용하면 $\Delta\lambda/\lambda$는 5.5×10^{-5}로 되지만 강도가 30배로 증가한다.

4.6 분말법에 의한 결정구조해석

결정구조의 해석, 즉 단위격자중에 포함되는 각원자의 좌표를 결정하는 작업은 단결정이 얻어지는 경우에는 제 6장에서 말하는 방법으로 실행하나. 하지만 실용적으로 중요하고 구조해석하지 않으면 안 되는 물질로서 단결정을 육성하지 못하는 물질이 많이 있다. 리이트벨트법은 이와 같은 시료에 적용할 수 있는 유효한 해석수단이다. 다만, 대략 구조를 미리 알아놓는 것이 필요조건이다. 또 회절강도에 관한 정확한 정보가 필요하다.

1. 단위격자중의 화학단위수

단위격자의 모양과 크기를 안다면 단위격자중에 포함되는 화학단위수 Z의 값을 식 4.6.1로 계산할 수 있다.

$$Z = \frac{dV}{0.66M} \tag{4.6.1}$$

여기서 d는 밀도(g/cm^3), V는 단위격자의 제적($Å^3$)으로 격자정수에서 계산할 수 있다. M은 화학단위의 분자량이다. 화학단위수란 분자성 결정에서는 분자를, 이온결정 등에서는 화학조정식을 의미한다. 밀도는 분말시료에 대해서 피크노미터(pycnometer)로 측정한 값 를 이용한다. 식 4.6.1로 구한 Z의 값은 본래는 정수가 아니면 안되지만 시료중에 포함되는 기공 등에 의하여 d_p의 측정값이 약간 작아져서 정확한 정수로 안되는 경우가 많다.

거꾸로 Z와 M이 아는 경우에는 격자정수를 측정하여 식 4.6.2로 X선적인 밀도 d_X를 구할 수가 있다.

$$d_X = \frac{0.66MZ}{V} \tag{4.6.2}$$

2. 분말회절선의 적분강도

결정구조를 해석할 때는 회절선의 강도에 대한 정확한 정보가 필요하다. 회절강도는 시료의 상태(단결정 또는 다결정)나 측정방법(카메라나 회절계의 방식)에 따라 다르다.

1) 데바이-세러환의 적분반사강도

데바이-세러 사진법이나 분말X선회절계에서는 다결정시료가 이용된다. 조사되는 시료의 체적을 v라 하면 시료에서 거의 R(카메라 반경 또는 회절게의 광학반경)의 위치에서 데바이-세러환의 단위길이당 적분강도 I_{hkl}은 식 4.6.3으로 주어진다.

$$I_{hkl} = I_0\left(\frac{e^2}{mc^2}\right)^2 |F_{hjl}|^2 \frac{1}{V^2} \cdot e^{-2m} \cdot \frac{1+\cos^2 2\theta}{2} \cdot \frac{\lambda^3}{16R\sin^2\theta\cos} \cdot nv \tag{4.6.3}$$

여기서 I_0는 입사X선의 강도, e는 전자의 전하, m은 전자의 질량, c는 광속도이다. $(e^2/mc^2)^2$는 1개의 전자에 의한 산란강도에 관계하는 량이며 고전모델로 생각하면 전자의 단면적에 비례할 량이다. F_{hkl}는 결정구조인자, V는 단위격자의 채적, e^{-2M}은 온도인자이다. $(1+\cos^2 2\theta)/2$는 편광인자이며 입사선이 치우침을 갖고 있기에 나타난다. 모노크로미터를 이용할때는 표시가 변한다. $\lambda^3/16R\ \sin^2\theta\ \cos\ \theta$는 분말법의 로오렌쯔인자이며 적분강도에 미치는 실험조건의 영향을 나타낸다. n은 면의 다중도이다.

2) 면의 다중도

하나의 단결정중에는 여러 가지 등가한 면이 존재한다. 입방정계에서는 (100), (030), (001), (100), (010), (001)는 모두 등가 면이며 그것을 합쳐서 {100}로 나타내며 같은 면계(plane form) {100}에 속하고 있다고 한다.

어떤 면계{hkl}에 속하는 등가 면의 수를 면의 다중도(multiplicity factor, 중복도)라고 한다. 다중도는 정계와 면지수에 따라 다르다.

분말법에서는 같은면계 {hkl}에 속하는 등가한 면을 구별할 수 없다. 따라서 등가 면의 수만큼 회절에 이용되고 있다.

3) X선회절계의 흡수인자

X선회절계에서의 평판상의 시료를 사용한다. 충분히 두꺼운 평파상시료에 θ의 각도로 X선이 입사하는 경우에 대해서 생각한다. 입사선의 단면적을 S, 시료의 선흡수계수를 μ, 시료의 단위체적당의 적분강도를 i로 하다면 깊이 x에서의 두께 dx의 층에의 적분반사강도는 식 4.6.4로 주어진다.

$$dI = i\frac{Sdx}{\sin\theta}\exp(-\frac{2\mu x}{\sin\theta}) \tag{4.6.4}$$

적분반사강도 I는 이것을 깊이방향에 적분하여 얻어진다.

$$I = \int_{x=0}^{\infty} dI = i\frac{S}{2\mu} \tag{4.6.5}$$

따라서 X선회절선에서의 흡수는 θ에 무관계이며 식 4.6.3의 V대신에 $S/2\mu$을 넣으면 된다.

X선회절계에서는 회절각에 따라 흡수보정을 할 필요가 없기 때문에 강도의 측정에 적합하다.

3. 말법에 의한 간단한 결정구조의 해석

결정구조가 간단하고 고각도의 회절선까지 정확하게 지수기입할 수 있는 경우에는 분말 X선회절데이터에서 구조해석이 가능하다. X선회절계를 이용하여 측정한 지수 hkl의 회절선의 적분반사강도는 식 4.6.6에서 주어진다.

$$I_{hkl} \propto I_0 \mid F_{hkl} \mid^2 \tag{4.6.6}$$

F_{hkl}는 hkl면의 결정구조인자이며 식 4.6.7로서 주어진다.

$$F_{hkl} = \sum_{n=1}^{N} f_n e^{2\pi i(hx_n + ky_n + lz_n)} \tag{4.6.7}$$

여기서 f_n은 단위격자중의 n번째의 원자의 원자산란인자 x_n, y_n, z_n은 n번째의 원자좌표이다.

따라서 가정한 결정구조에 대해서 계산한 결정구조인자 $\mid F_{cal} \mid$을 실측한 강도에서 구한 결정구조인자 $\mid F_{obs} \mid$와 비교하여 가정한 구조가 옳은가를 알아낼 수 있다. 간단한 예를 다음과 같이 표시한다.

1) 단순격자

한 종류의 원자에서 되는 단순(단위)격자에서는 단위격자의 원점(0,0,0)에 1개의 원자가 위치하고 있다. 이 경우에는 hkl의 모든 조합의 회절선이 관측된다. $F_{hkl} = f$ 이다.

2) 체심격자

한종류의 원자에서 되는 면심격자에서는 단위격자 (0,0,0), (½,½,0), (0,½,½), (½,0,½)에 4개의 원자가 위치하고 있다. 이 경우에는

$F_{hkl} = f[1 + e^{\pi i(h+k)} + e^{\pi i(k+l)} + e^{\pi i(l+h)}]$

h,k,l 이 모두 우수, 혹은 기수일 때만 $F_{hkl} = f$ 로 되어 회절선이 관측된다.

3) 면심격자

1종류의 원자에서 되는 면심격자에서는 단위격자 (0,0,0),(½,½,0),(0,½,½),(½,0,½)에 4개의 원자가 위치하고 있다. 이 경우에는

$F_{hkl} = f[1 + e^{\pi i(h+k)} + e^{\pi i(k+l)} + e^{\pi i(l+h)}]$

h,k,l가 모두 우수, 혹은 모두 기수일 때만 $F_{hkl} = 4f$로 되어 회절선이 관측된다. h,k,l에 기수와 우수가 혼합하고 있다면 $F = 0$으로 되고 회절선은 관측되지 않는다.

4) 섬아연광구조

단위격자중에 2종류의 원자를 포함하는 ZnO구조에서는 Zn원자는 (0,0,1), (½,½,0), (½,0,½), (0,½,½)에 위치하며 S원자는 (¼,¼,¼), (¾,¾,¼), (¾,¼,¾), (¼,¾,¾)에 위치하고 있다. 이 경우에는

$F_{hkl} = [f_{ZN} + f_S \cdot e^{\frac{\pi}{i}(h+k+l)}][1 + e^{\pi i(h+k)} + e^{\pi i(k+l)} + e^{\pi i(l+h)}]$ 로 나타낸다. h,k,l 가 전부 기수 또는 전부 우수이며 게다가

$h+k+l = 4m+2$ 일때는 $F_{hkl} = 4(f_{ZN} - f_S)$

$h+k+l = 4m$ 일때는 $F_{hkl} = 4(f_{ZN} + f_S)$

$h+k+l = 4m \pm 1$ 일때는 $F_{hkl} = 4(f_{ZN} \pm f_S)$

로 되고 이들의 회절선은 관측된다.

h,k,l 에 기수와 우수가 혼재하는 회절선은 $F_{hkl} = 0$으로 되어 관측되지 않는다.

다이아몬드구조에서는 위에서의 Zn과 S의 위치에 C가 들어 $f_{ZN} = f_S = f_C$ 로 된다. 따라서 $h+k+l = 4m+2$일 때는 $F = 0$으로 되어 회절선은 관측되지 않는다.

4. 리이트벨트법에 의한 결정구조해석

리이트벨트법(Rietiveld method)은 분말시료에 대해서 측정한 회절패턴을 계산한 패턴과 비교하여 결정구조를 해석하는 방법으로 프로파일해석법이라고도 불린다. 분말시료밖에 준비할 수 없어도 대략 구조를 알고 있는 경우에는 이 방법으로 구조를 정밀화 할 수있다. 리이트벨트법은 처음에는 중성자 선회절의 분야로 적용되어 수많은 우란(uran)화합물의 구조를 알게 되었다.

리이트벨트법은 각회절선의 적분강도에서 결정구조인자의 관측값 $|F_{obs}|$를 계산한다는 주간과정을 거치지 않는 점이 단결정을 이용하는 결정구조해석과는 크게 다르다. 분말법에도 $|F_{obs}|$ 로 계산해서 구조해석을 하는 것은 가능하지만 피크의 겹침이 많은 복잡한 회절패턴을 갖는 물질에 적용하는 것은 어렵다.

리이트벨트법에 의한 해석결과는 단결정에 비하면 정밀도는 약간 나쁘지만 단결정을 육성하지 못하는 물질이나 단일상을 얻지 못하는 물질에 적용하여 우수한 성과를 올리고 있다. 리이트벨트법은 고온초전도물질의 구조해석[26]에 의하여 유명하게 되었지만 앞으로는

다성분계분말혼합물의 동시구조해석, 표준시료를 필요로 하지 않은 혼합물의 정량, 고온고상반응의 해석 등 ceramics의 분야에서 고도한 이용을 기대할 수 있다.

리이트벨트법에서는 분말X선회절도형의 각회절각 2θ에서의 관측강도 $y_{obs}(2\theta)$와 예상되는 결정구조에서 계산한 강도 $y_{cal}(2\theta)$가 잘 일치하게 격자정수, 원자좌표 및 온도인자 등 결정구조 parameter과 피크나 back ground의 형상관계 등으로 포함되는 프로파일파라미터의 양쪽을 최소제곱법으로 동시에 결정한다.

회절각 2θ에서의 계산강도$y_{cal}(2\theta)$는 브래그 반사강도 $\sum_j y_j(2\theta)$와 back ground강도 $y_{back}(2\theta)$의 화로서 나타낸다.

$$y_{cal}(2\theta) = \sum_j y_j(2\theta) + y_{back}(2\theta) \tag{4.6.8}$$

여기서 j는 브래그반사에 붙인 번호이다. j번째의 회절선의 프로파일은 적분강도 I_j와 피크 형상함수$f(2\theta)$의 적으로 나타낸다.

$$y_j(2\theta) = I_j \cdot f(2\theta) \tag{4.6.9}$$

회절선의 형상은 중성자선회절에서는 가우스함수로서 나타낼 수 있지만 분말X선회절에서는 매우 복잡한 피크형상함수를 이용하지 않으면 관측값과의 일치가 안 좋다.

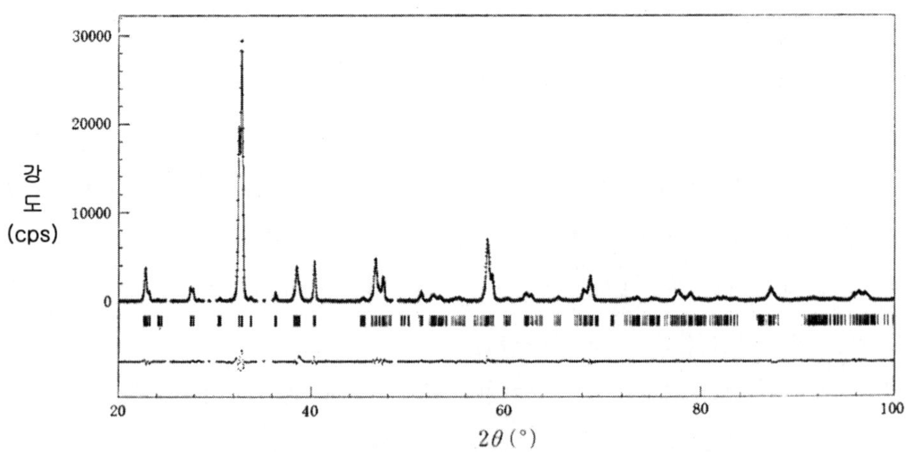

그림 4.6.1 $YBa_2Cu_3O_{7-x}$의 X선리이브벨트회절패턴[26)]

피크의 형상함수의 예를 다음에 표시한다.

① 가우스 함수(Gaussian)

$$f(2\theta)=\frac{2\sqrt{\ln 2}}{\sqrt{\pi}W}\cdot\exp\left[-\frac{2\cdot\ln 2}{W^2}(2\theta-2\theta_j)^2\right] \tag{4.6.10}$$

② 로우렌쯔함수(Lorentzian)

$$f(2\theta)=\frac{2}{\pi W}\left[1+\frac{4}{W^2}(2\theta-2\theta_j)^2\right]^{-1} \tag{4.6.11}$$

③ 피아송 Ⅶ 함수 (Pearson type Ⅶ)

$$f(2\theta)\frac{2\sqrt{2^{1/n}-1\Gamma(n)}}{\sqrt{\pi\Gamma}(n-\frac{1}{2})W}\left[1+\frac{4(2^{1/n})}{W^2}(2\theta-2\theta_j)^2\right]^{-n} \tag{4.6.12}$$

④ 의 포이드함수 (Pseudo-Voigt)

$$f(2\theta)=A[\eta L(2\theta)+(1-\eta)G(2\theta)] \tag{4.6.13}$$

식 4.6.10에서 $2\theta_j$는 피크의 중심위치, W는 피크의 반가폭(Full-Width at Half Maximum, FWHM)이다. 식 4.6.12에서 n은 피크의 감쇠율이다. 식 4.6.13에서 $G(2\theta)$는 가우스함수 $L(2\theta)$는 로우렌쯔함수, A와 η는 그들의 양비에 관한 파라미터이다. 최근은 perasonⅦ함수가 잘 이용된다.

X선프로파일은 일반적으로 비대칭이며 저각도측으로 넓어지고 있는 경우가 많다. 그래서 한가지피크를 저각측과 고각측으로 나누어 각각 독립한 파라미터를 이용하여 중심에서 연결시키는 등의 연구를 하고 있다.

back ground의 원인은 복잡하며 이론적으로 충분히 해결하지 않고 있기 때문에 라이트벨트법에서는 경험적으로 다음 식을 사용한다.

$$y_{back}(2\theta)=B_1+B_2\exp(-B_3\cdot 2\theta) \tag{4.6.14}$$

여기서 $B_{1,}B_2,B_3$는 최소제곱법으로 결정하는 파라미터이다.

실제 해석에서는 $0.01-0.1°/2\theta$의 간격으로 스텝주사하여 수집한 회절데이터의각 스텝의강도 $y_{obs}(2\theta_n)$로 나타낸다. 결정구조 파라미터와 프로파일 파라미터에 적당한 초기값을 가정하여 각 스텝의 강도 $y_{cal}(2\theta_n)$를 계산하여 최소제곱법으로 식 4.6.15를 최소로 하며 파라미터의 식을 나타낸다.

$$\Delta = \sum_n \omega_n [y_{obs}(2\theta_n) - y_{cal}(2\theta_n)]^2 \quad (4.6.15)$$

여기서 ω_n는 중가이다. 결과의 정도는 R인자 또는 무게를 붙인 $R\omega$인자로 평가된다.

$$R = \frac{\sum_n |y_{obs}(2\theta_n) - y_{cal}(2\theta_n)|}{\sum_n y_{obs}(2\theta_n)} \quad (4.6.16)$$

$$R\omega = \frac{\sum_n \omega_n [y_{obs}(2\theta_n) - y_{cal}(2\theta_n)]^2}{\sum_n \omega_n y_{obs}^2(2\theta_2)} \quad (4.6.17)$$

리이트벨트법의 계산은 종래 대형계산기로 해 왔지만 근년에 들어서 소형계산기에 프로그램이 이식되었다.

$Ba_2SmCu_3O_{7-x}$의 X선 리이트벨트 회절패턴을 그림 4.6.2에 표시한다.

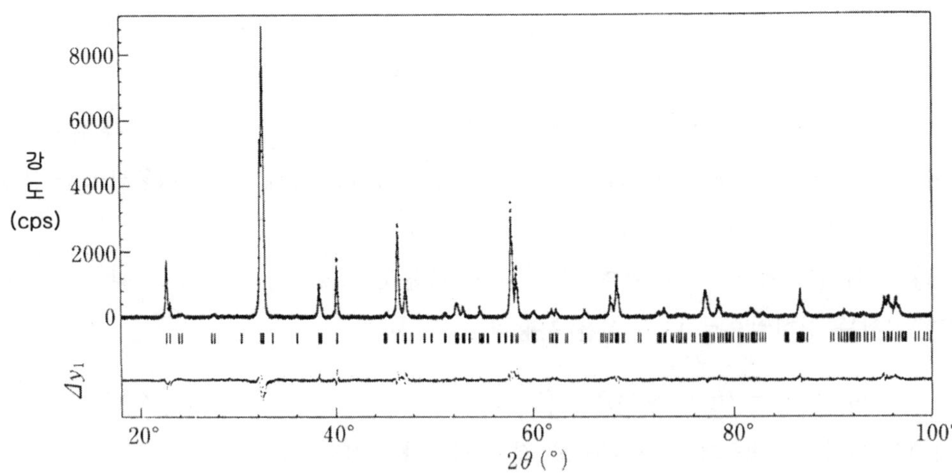

그림 4.6.2 $Ba_2SmCu_3O_{7-x}$의 X선리이트벨트 회절패턴[27)]

4.7 결정자의 크기와 불균일 뒤틀림

X선회절계의 조정이 완전하고 시료의 평균크기가 0.2-20㎛정도의 결정성이 좋은 1차입자의 무질서한 집합체라면 회절선은 선명하며 고각도에서 $K\alpha 2$중선이 분리하여 관측된다. 분말입자를 구성하고 있는 단결정으로 볼 수 있는 1차입자 즉 결정자(crystallite)가 0.2㎛(2000Å)보다도 작아지면 회절선의 폭은 확산된다. 그리고 이것이 20Å정도이하로 되면 이른바 비정질의 회절도형을 표시한다. 따라서 결정자가 중간크기이면 회절선의 폭을 측정하여 결정자경을 구할 수 있다.

분말 내지 다결정체의 입자는 일반으로 복수의 결정자의 집합체이므로 전자현미경 등으로 관찰되는 입경에 비해서 작을 경우가 많다.

회절선폭이 넓어지는 원인으로서는 그 외에도 결정자의 불균일 뒤틀림(random strain, ununiform distortion)이 있다. 결정자가 국소적으로 다른 뒤틀림을 받으면 격자면간격이 random으로 변화하여 회절선의 폭이 확산된다. 이 효과는 회절각이 클수록 현저하며 회절선의 넓어지는 각도의존성을 결정자의 불균일 뒤틀림의 크기로 알아낼 수 있다.

회절선 폭의 넓어짐에서 결장자의 크기나 불균일 뒤틀림을 구하는 방법은 정밀도는 높지않지만 손쉽고 또한 비파괴적으로 측정할 수 있다는 점이 장점이다. 이 방법에서는 입경분포 측정할 수 없다. 또, 다른 물질의 입경이나 불균일 뒤틀림을 비교하는 것은 어렵지만 같은 물질에 대해서 열처리했을 때의 변화를 조사할 경우에 유효하다.

1. 결정자의 크기

Scherrer는 결정에 뒤틀림이 없고 결정자의 크기가 균일하며 회절선의 폭의 넓어짐이 결정자의 크기만에 의거한다고 가정해서 식 4.7.1을 유도한다.

$$D_{hkl} = \frac{K\lambda}{\beta \cos \theta} \tag{4.7.1}$$

여기서 D_{hkl}은 (hkl)면에 수직방향의 결정자의 크기(Å), λ는 X선의 파장(Å), β는 회절선폭(rad), θ는 회절각(°)이다. K는 정수이며 β에 반가폭 $\beta_{1/2}$를 이용하면 0.9, 적분폭 β_i를 이용하면 1이다. 층상부정격자에서는 0.84로 한다. 반가폭은 회절선의 높이의 반위치에서 측정한 회절선폭이다. 적분폭은 회절선의 높이와 같으며 면적이 같은 직사각형의 폭을 의미하고 있다.

회절선의 폭의 넓어짐은 광학계에 의한 넓어짐도 포함되고 있어 실제로 관측한 회절선의 B에서 광학계에 의거하는 넓어짐 b를 보정할 필요가 있다. 그러기위한 표준시료로서는 측정시료와 같은 물질로서 결정자가 크고 (25-50㎛)불균일 뒤틀림없는 시료가 얻을 수 있다면 이상적이다. 그것이 무리하다면 예를 들어 $\alpha-$석영의 분말을 800℃로 소순시킨 곳 등을 이용한다.

시료의 크기가 500Å보다도 작은 경우에는 측정한 회절선폭B에서 표준시료의 회절선폭 b를 차감한 값을 β로 두어도 된다.

$$\beta = B - b \tag{4.7.2}$$

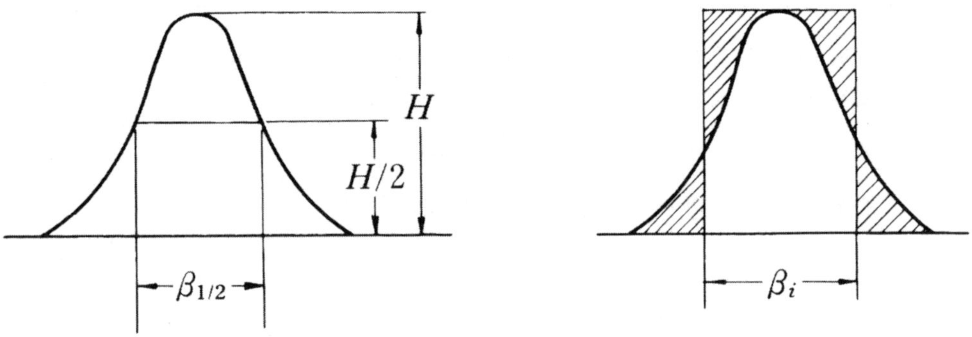

그림 4.7.1 반가폭과 적분폭

시료의 결정자의 크기가 500Å보다도 커지면 회절선폭의 측정값 B가 표준시료의 회절선폭b에 접근한다. 이 영역에서는 측정오차가 증가하므로 $K\alpha_1$과 $K\alpha_2$ 2중선의 보정을 필요로 한다. 2000Å보다도 작은 영역에서는 피크와 back ground를 분리하는 것이 어려워지므로 사실상 측정할 수 없다.

6방정계의 우르쯔광구조를 취하는 베릴리아(BeO)를 각온도로서 열처리한것에 대해서 측정한 X선회절도형[28]를 그림4.7.2에 이것에서 구한 결정자경과 열처리온도와의 관계[28]를 그림4.7.3에 표시한다.

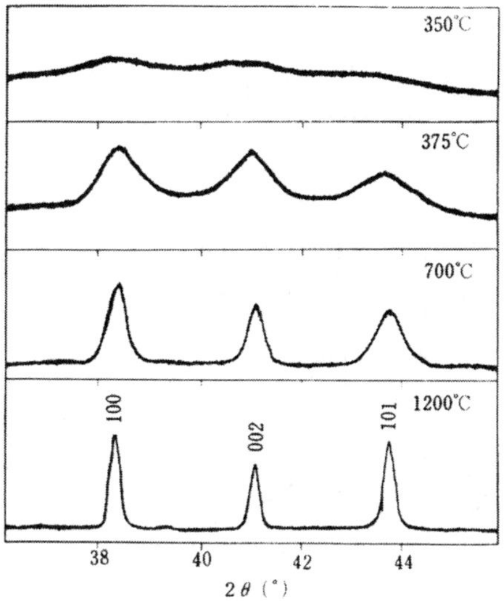

그림 4.7.2 가열처리에 의한 BeO의 회절도형의 변화[28]

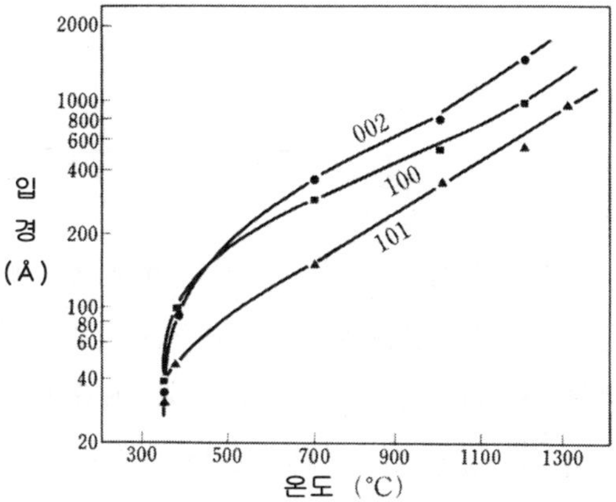

그림 4.7.3 가열처리에 의한 BeO의 입성장[28]

4.8 비정질의 구조해석

유리나 겔(gel)등 비정질의 상태에서는 장거리의 구조질서가 결정의 경우와 같은 3차원적인 단위로 되는 단위격자는 존재하지 않는다. 결정과 비정질과의 사이에는 확실한 경계선이 있는 것이 아니라 여러 가지 상태가 존재한다. 그러한 특징을 그림 4.8.1에 도해한다. (a)는 직경 γ_0의 원자에서 되는 결정 (b)는 같은 원자에서 되는 준결정상태 (c)는 비정질 (d)는 기체이다. (a'), (b'), (c'), (d')는 가로축으로 거리를 취하며 원자의 존재 확률을 표시하는 동경밀도분포함수 $P(\gamma)$를 나타내고 있다.

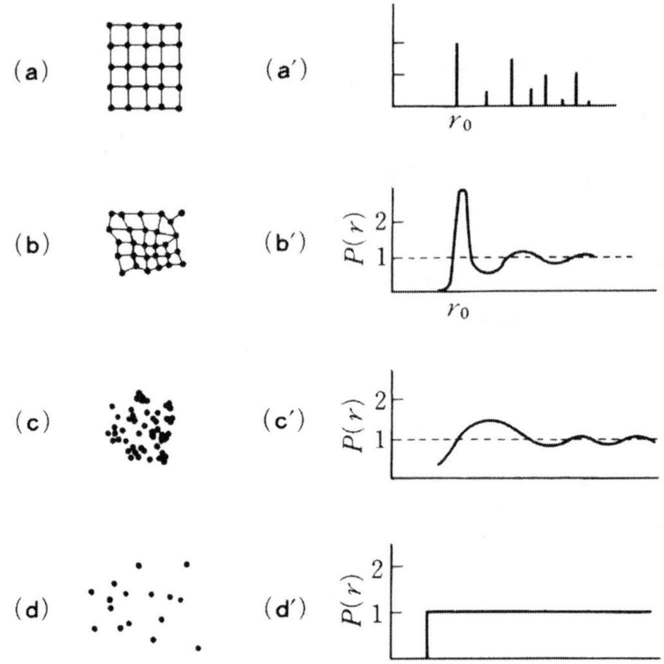

그림 4.8.1 동결밀도분포함수와 원자의 집합상태

결정성이 상당히 나쁜 물질은 broad한 헬로(halo) 즉, 산만산란에서 되는 X선회절도형을 준다. 이와 같은 물질에 대해서도 정확한 X선회절도형을 측정하여 동경분포함수를 계산하면 근거리질서 즉, 근거리의 원자배열에 관한 정보를 얻을 수 있다.

액체나 용융체에 대해서도 이 방법을 적용할 수 있다.

1. 동경분포함수 (radial-distribution function)

한 종류의 원자에서 비정성물질에 의한 간섭성산란(coherent scattering)의 강도 I_{co}는 식 4.8.1로서 주어진다.

$$I_{co} = Nf^2\left\{1+4\pi\int_0^{\infty}\gamma^2(\rho(\gamma)-\rho_0)\ \frac{\sin\ s\gamma}{s\gamma}dr\right\} \tag{4.8.1}$$

여기서 N은 산란에 기여하는 원자의 총수, f는 원자구조인자, $\rho(r)$은 어떤 원자의 주위에 있는 원자밀도, ρ_0는 시료전체의 평균원자밀도이며 $s=4\pi\ \sin\ \theta/\lambda$의 관계가 있다.

I_{co} 는 1개의 전자에 의한 산란강도 I_e를 단위로서 표시하고 있다.

이 식의 프리에적분의 정리를 적용하여 식 4.8.2와 같이 변환할 수 있다.

$$4\pi\gamma^2\rho(\gamma) = 4\pi\gamma^2\rho_0 + \frac{2\gamma}{\pi}\int_0^\infty si\,(s)\sin\ \gamma s \cdot ds \tag{4.8.2}$$

여기서 $i(s)$는 식 4.8.3으로 주어진다.

$$i(s) = \frac{I_{co}}{Nf^2} - 1 \tag{4.8.3}$$

측정강도 I_{co}에서 $i(s)$를 계산하여 원자의 동경분포함수(radial distribution function) $4\pi\gamma^2\rho(\gamma)$를 구할 수 있다.

m종류의 원자를 포함하는 계에서도 비슷한 방법으로 식 4.8.4가 유도된다.

$$4\pi\gamma^2\sum_m K_{m\rho_m(\gamma)} = 4\pi\gamma^2\rho_0\sum_m K_{m+\frac{2\gamma}{\pi}\int_0^\infty si\,(s)\sin\, s\gamma \cdot ds} \tag{4.8.4}$$

여기서 $\rho_m(\gamma)$은 m원자에서 γ되는 거리에 있는 전자밀도이다. f_m을 m원자의 원자구조인자 f_e를 1전자당의 평균한 구조인자, K_m을 원자의 유효전자수로 하면 다음과 같은 관계가 성립된다.

$$f_m = K_{mf_e} \tag{4.8.5}$$

$$i(s) = \left(\frac{I_{co}}{N} - \sum_m f_m^2\right)/f_e^2 \tag{4.8.6}$$

이 계에서도 측정한 간섭성산란의 강도 I_{co}에서 $i(s)$를 계산하여 동경분포곡선을 구할 수 있다.

2. 산란강도의 측정

비정질물질에 의한 broad한 헬로(halo)를 back ground에서 분리하여 정확하게 측정하는 것은 실제로는 상당히 어렵다.

비간섭성산란(incoherent scattering) 즉, 컴프턴(compton)산란은 각도가 클수록 또한 경원소일수록 그 영향이 크다. 컴프턴산란의 파장은 입사X선의 파장보다 장파장쪽으로 빗나가고 있어 반도체검출기와 다중파고분석기를 병용하면 제거가 가능하다.

연속X선이나 $K\beta$선, 그리고 시료의 형광X선등을 제거하기 위해서는 모노크로미터 등을 이용할 필요가 있다.

거리분해능이 좋은 동경분포곡선을 얻기 위해서는 $s = 4\pi \ \sin\theta/\lambda$의 넓은 범위에서의 정확한 강도가 필요하다. 그러기 위해서는 $MoK\alpha$선이 사용된다. s가 작은 영역을 $CuK\alpha$선으로 큰 영역을 $MoK\alpha$선으로 측정하여 연결하기도 한다.

비정질에 의한 산란강도는 약하기 때문에 스텝주사법으로 시간을 걸어 정확하게 측정할 필요가 있다.

측정한 산란강도 $I_{obs}(\theta)$에는 다음과 같은 보정항이 포함된다.

$$I_{osb}(\theta) = N\{I_{co}(\theta) + I_{\in co}(\theta)\}P(\theta) \cdot A(\theta) \cdot G(\theta) \cdot B(\theta) \qquad (4.8.7)$$

여기서 $I_{co}(\theta)$는 간섭성산란의 강도 $I_{\in co}(\theta)$는 비간섭성산란의 강도, N은 규격화정수, $P(\theta)$는 편광인자 $A(\theta)$는 흡수인자, $G(\theta)$는 광학계의 보정, $B(\theta)$는 back ground인자이며 공기에 의한 산란이나 자연계수를 포함한다.

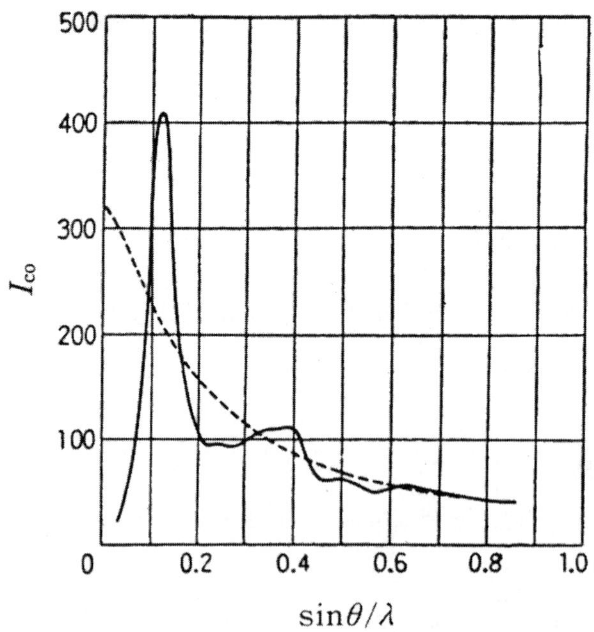

그림 4.8.2 실리카유리의 산란강도

이러한 보정으로 정확한 산란강도 I를 얻을 수 있다.

$$I = I_{co} + I_{\in co} \quad (4.8.8)$$

이 다음에 파라미터를 $s = 4\pi \ \sin\theta/\lambda$로 계산한다. 그림 4.8.2에 표시한바와 같이 s가 큰 위치에서는 원자상호의 간섭에 의한 산란을 무시할 수 있어 이 영역의 산란강도로서 규격화정수 N을 결정한다. 규격화한 산란강도에서 비간섭성산란의 강도 $I_{\in co}(\theta)$를 차감하면 간섭성 산란의 강도 $I_{co}(\theta)$를 얻을 수 있다.

3. 동경분포곡선의 측정예

Warren들은 실리카유리에 대해서 동경분포곡선을 측정하여[30] (그림 4.8.3), Zachariasen가 추정한 무수규산의 흐트러진 그물코구조 (random network structure)31)와 잘 일치하는 것을 알 수 있다(그림 4.8.4).

그림 4.8.3에서 최초의 산(山)은 $\gamma = 1.62\,\text{Å}$ 에 있어 이것은 SiO_4 4면체의 $Si-O$의 거리에 해당한다. $1.62\,\text{Å}$ 는 석영의 $Si-O$거리 $1.60\,\text{Å}$ 과 잘 일치하고 있다.

이 방법에서 흥미있는 점은 곡선의 면적에서 원자의 배위수가 알 수 있는 점이다. 이곳 Si에 대한 최근방 O원자의 수를 n로 하면 SiO에 대한 최근방 원자의 수는 $n/2$가 아니면 안된다. $K_{si=16},\ K_{o=7}$로 가정하여 $\gamma = 1.62\,\text{Å}$ 에서의 곡선의 산면적 A는 $K_m,\ \rho_m(\gamma)$의 물리적 의미에서가 아니면 안된다.

$A = 16 \times n \times 7 + 7 \times n/2 \times 16 \times 2$

그림에서 A는 970전자이므로 $n = 4.3$으로 한다. 이것은 Si의 4면체구조의 배위수 4와 오차의 범위와 일치하고 있다.

그 때의 $O-O$의 간격은 $1.62 \times \sqrt{8/3} = 2.65\,\text{Å}$ 로 될 것이다. 곡선의 2번째 산을 주의해서 분리하면 $2.65\,\text{Å}$ 에 극대한 산과 $3.2\,\text{Å}$ 에 극대한 산으로 나누어져 후자는 $Si-Si$의 결합에 대응하고 있다.

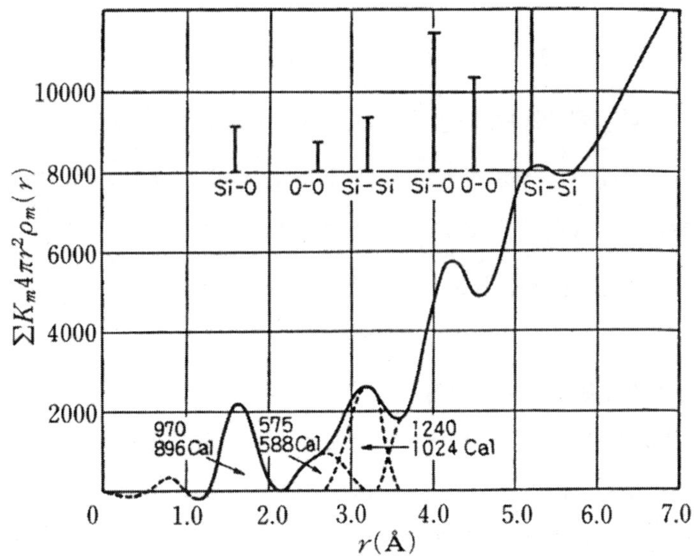

그림 4.8.3 실리카유리의 동경분포 곡선[30)]

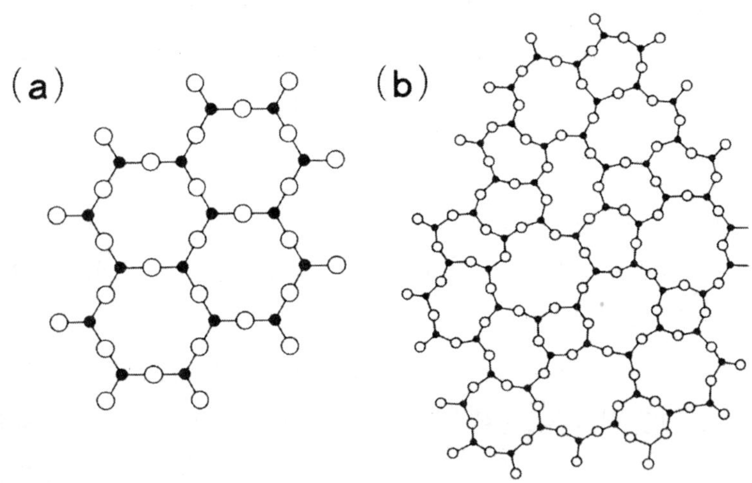

그림 4.8.4 SiO_2에서의 (a) 규칙적인 그물코 구조와 (b) 흐트러진 그물코 구조[31)]

5.1 특수한 조건하에서의 분말 X선회절

고온, 저온, 고압, 진공, 부식성분위기중등 특수한 조건하에서 X선회절실험이 가능하다면 상온, 상압하에서의 측정으로는 얻지 못하는 유익한 정보를 입수할 수 있다. 예를 들면 각온도에서 측정한 X선회절도형을 그림 5.1.1과 같이 입체표시하면 변화하는 모습을 잘 이해할 수 있다.

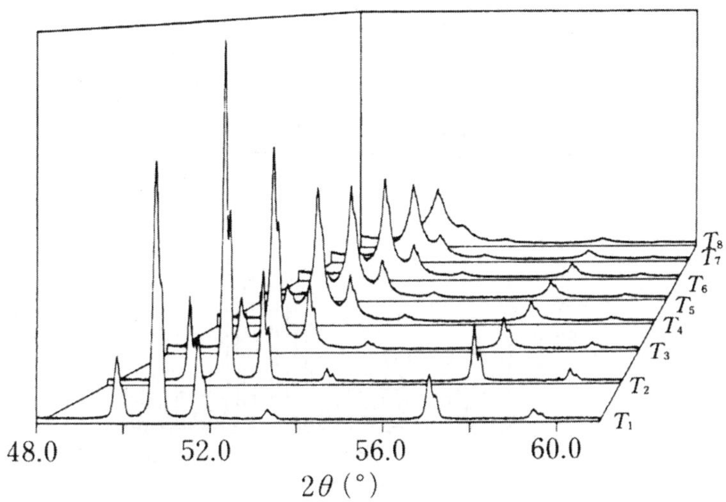

그림 5.1.1 각 온도로 측정한 X선회절도형의 입체표시

1. 고온분말 X선회절

ceramics의 대부분은 원료를 고온으로 열처리해서 만들어진다. 높은 온도로 사용되는 일이 많기 때문에 고온구조에 대한 정보는 중요하다. 고온X선회절에 의하여 고체의 구조변화, 예를 들어 열팽창, 상전이, 고용, 결정화, 유리화, 융해, 탈수, 열분해, 산화, 고상반응 등에 대한 중요한 지견을 얻을 수 있다.

1) 고온분말 X선회절계의 측정방식

고온분말 X선회절계에서 회절도형을 측정할 때는 두 가지 방법이 있다.

① 정해진 온도로 유지하며 회절도형을 기록한다.

② 일정한 속도로 승온(강온)시키면서 일정한 각도범위를 되풀이 주사하여 회절도형의 변화를 추적한다.

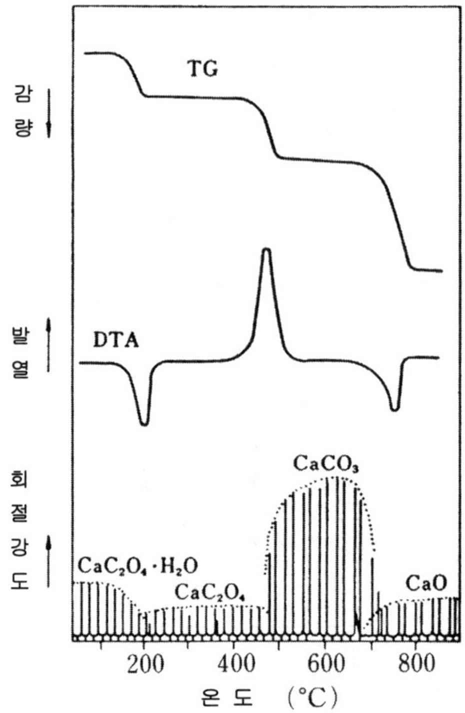

그림 5.1.2 수산칼슘의 열분해과정

후자는 결정구조에 현상 변화를 연속적으로 추적하는데 이용된다. 이 방법은 열중량분석이나 시차열분석과 마찬가지로 범용성이 큰 열분석법이다. 따라서 사용하기 쉬운 장치가 개발되면 ceramics,의 연구에 널리 이용될 것은 틀림없다.

수산칼슘을 공기 중에서 가열 했을 때 일어나는 열분해의 과정을 측정한 결과를 그림 5.1.2에 표시한다. 공기 중에서 가열 했을 때 일어나는 열분해의 과정을 측정한 문제해결에 상당히 유효하다는 것을 알 수 있다.

$$CaC_2O_4 \cdot H_2O \xrightarrow{-H_2O} CaC_2O_4 \xrightarrow{-CO} CaCO_3 \xrightarrow{-CO_2} CaO$$

열량계(DSC) 및 질량분석계(MS)와 동시측정을 할 수 있는 고온 X선회절장치가 만들어지고 있다(그림 5.1.3). 이 장치는 위치민감형비례계수관(PSPC)과 멀티채널 애널라이저를 설치하고 있다. 25°/2θ의 각도범위를 수분간으로 주사하며 실온에서 600℃ 온도까지 사용할 수 있다.

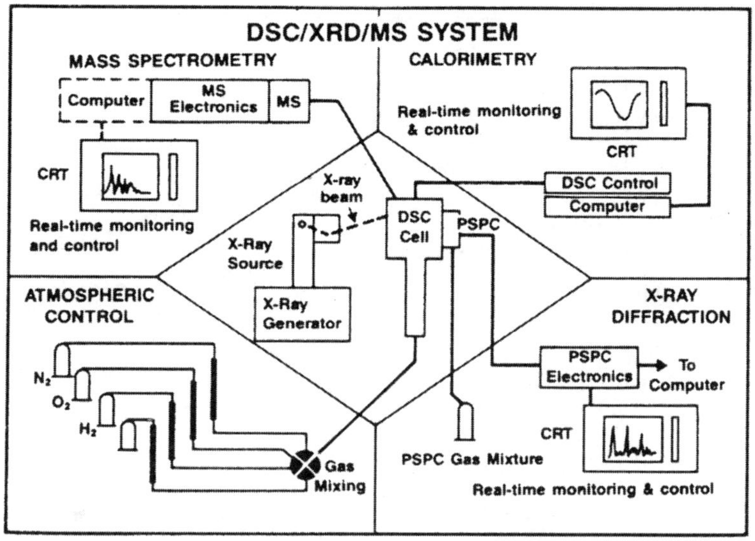

그림 5.1.3 DSC/XRD/MS 열분석장치[1)]

이 장치를 이용하여 폴리에틸렌에 대해서 고온의 비정질상태에서 냉각하여 결정화할 과정의 X선회절도형의 변화를 그림 5.1.4에 표시한다. 그림5.1.5는 같은 시료에 대해서 가열과정과 냉각과정에서 측정한 DSC곡선이다.

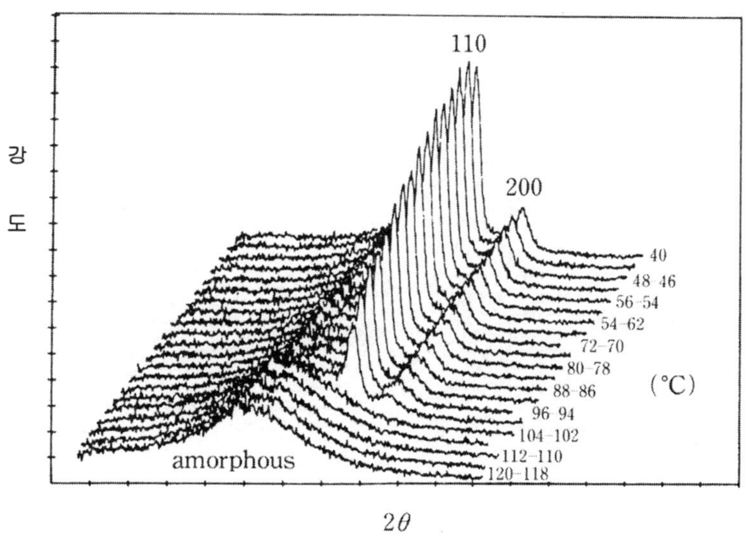

그림 5.1.4 냉각과정의 각 온도에서의 폴리에틸렌의 회절도형[2)]

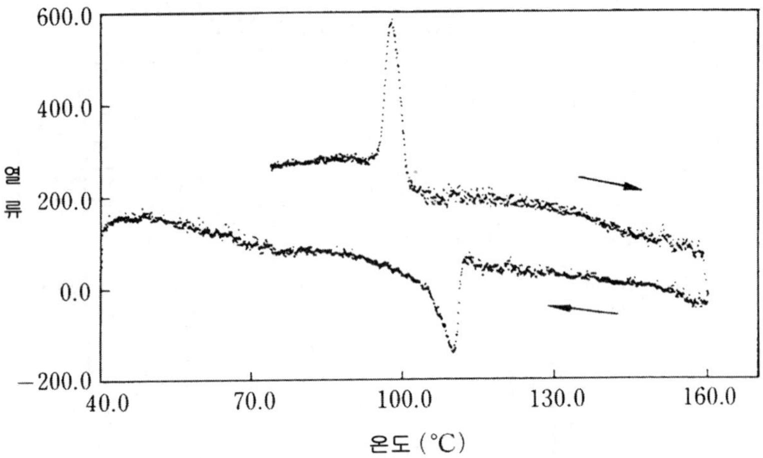

그림 5.1.5 폴리에틸렌의 DSC곡선[2)]

같은 장치를 이용하여 CuO를 시료로 하고 5%의 H_2를 포함하는 H_2가스를 흐르면서 각 온도에서 측정한 회절도형을 그림 5.1.6에 표시한다. 그림에서 CuO는 280℃ 이상의 온도에서 Cu에 환원되는 것을 알 수 있다. DSC의 측정결과[1)]도 이것과 잘 대응하고 있다(그림 5.1.7).

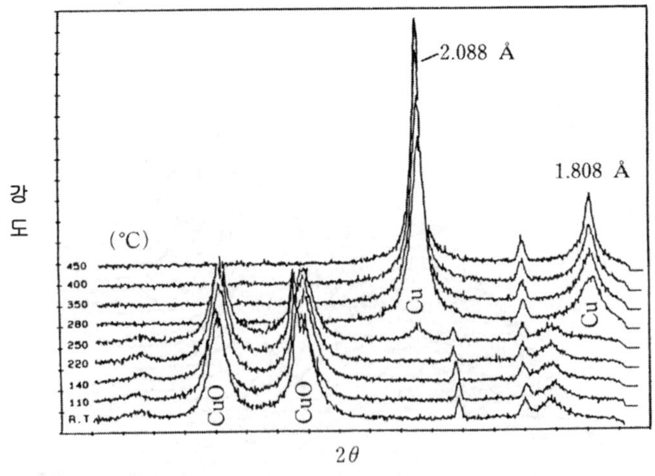

그림 5.1.6 환원분위기의 각 온도에서 측정한 X선회절도형[1)]

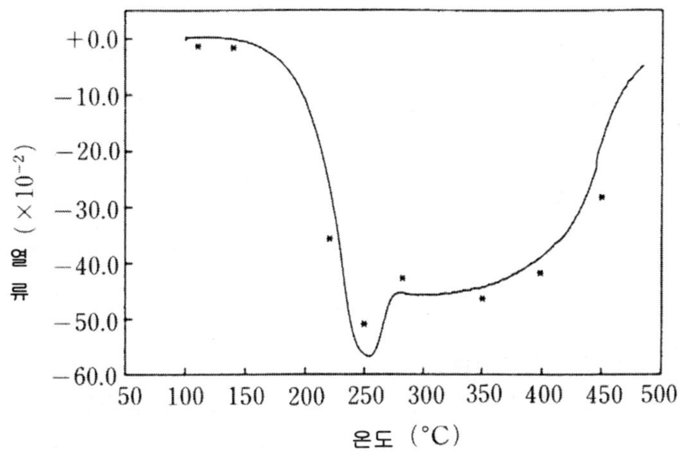

그림 5.1.7 같은 시료에 대한 DSC곡선[1)]

2) 고온 X선회절 장치에 요구되는 성능

고온분말 X선 회절장치에 요구되는 일반적인 성능은 다음과 같다.

① 가능한 한 높은 온도까지 측정할 수 있다.

② 시료의 온도가 균일하며 안정을 취하고 있다.

③ 시료의 온도를 정확히 측정할 수 있다.

④ 가열했을 때 시료의 위치가 변하지 않는다.

⑤ 시료를 교환했을 때 항상 같은 위치에 있어야 한다.

⑥ 측정할 수 있는 각도범위가 가능한 커야한다.

⑦ 회절강도가 약해지면 안 된다.

⑧ 임의의 분위기중에서 측정할 수 있어야 한다.

⑨ 시료의 교환이나 장치의 조정이 안이하며 사용하기 쉬워야 한다.

⑩ 고장이 적으며 안전기구가 완비되고 있어야 한다.

현실에서는 이런 조건의 모든 것을 만족시키는 정치를 설계 · 제작하는 것은 불가능하다. X선회절계에서는 $1cm^2$이상의 상당히 큰 시료면을 균일의 고온도로 가열할 필요가 있어 X선이 입사 · 회절하는 쪽에는 흡수가 큰 창문은 사용할 수 없다.

시료의 가열방식은 다음과 같이 크게 나눌 수 있다.

① 저항발열체를 이용한 소형전기로에 의한 주위에서의 간접가열방식.

② 납땝질 할 때 쓰는 인두와 같은 가열시료대에 분말을 담지하여 측정하는 방식.

③ 백금판 등에 분말을 발라 직접 전기를 통하여 가열하는 방식.

④ 적외선이나 레이저광을 이용하는 가열방식.

⑤ 유도가열방식.

⑥ 화염에 의한 가열방식.

⑦ 그 외의 가열방식.

3) 시료가열장치와 측정법의 문제점

고온 X선회절계의 고니오미터로서는 세로형의 고니오미터가 적합하다. 가로형의 고니오미터는 시료면이 수직이며 가열했을 때 시료가 벗겨지기 쉽다는 단점이 있다. 용융상태에서의 측정에는 시료면을 수평으로 고정해서 X선관구와 검출기가 동시에 작동하는 시료수평형 고니오미터를 사용하지 않으면 안된다.

기계적으로 구동하는 고니오미터를 설치하지 않은 에너지분산형 X선회절계와 강력한 X선원이 있다면 시료의 급속한 구조변화를 추적하는 것이 가능하다. 그렇지만 고상반응이나 개편형상전이가 진행하기에는 상당한 시간을 필요로 하므로 이 장치가 항상 유효하다고 말할 수는 없다. 가열에 의해서 회절강도는 거의 저하하지 않기 때문에 (고각도에서는 약해진다.) 가열장치의 창문에 흡수가 큰 재료를 사용하지 않으면 보통 X선회절계로서 충분히 측정이 가능하다.

열팽창을 정확하게 측정할 때는 특히 문제로 되는 것이 시료면의 편위이다. 측정중에 시료가 작동하는 것은 문제이외이지만 시료를 교환했을 때 항상 같은 위치에 오게할 필요가 있다.

시료분말은 시료와 반응하지 않은 지지판, 예를들어 백금판에 도포(칠)하여 측정한다. 그 때는 백금판의 표면에 작은 凹凸를 붙어 이것에 시료분말을 매우 얇게 칠하여 측정하는 것이 [요령]이며 초크로 흑판에 글씨를 쓸 정도로 도포(칠)하면 측정이 가능하다. 시료를 두껍게 도포(칠)하면 가열했을때 [논이 갈라져 터지다]에 비슷한 현상이 일어나 시료가 벗겨진다. 대부분의 시료는 가열하면 시료 지지판에 강하게 부착한다. 따라서 측정 할 때마다 시료 지지판을 제거하여 산으로 씻을 필요가 있다.

고온 X선 회절에서는 분위기를 바꿔 측정할 수 있는 것이 중요하다. 진공 중에서 고온으로 가열하면 시료가 휘발하는 일이 많기 때문에 그 대신에 불활성기체를 흘리면서 측정하는 것이 좋다. 시료용기의 기밀을 유지하기에는 창문에 얇은 폴리에스텔 필름을 사용하는 일이 많지만 발열체의 열용량이 크면 기체의 대류에 따라 창문이 용융한다. 폴리이미도 필름은 내열성이 있어 X선이 흡수가 적기 때문에 폴리에스텔필름의 창문 내쪽으로 설치하면 유효하다. 창문에 Ni등의 금속박을 이용하면 회절강도가 저하한다. Be박은 X선의 흡수가 적지만 값이 비싸다.

1962년쯤에 저자가 시작한 시료가열장치[3]을 이용하여 실험한 고온X선회절도형을 그림 5.1.8 - 그림 5.1.17에 표시한다. 이 장치는 백금시료판에 시료를 도포(칠)하여 대전류를 직접통하여 가열한다. 실온에서 1550℃까지의 온도로 사용할 수 있다.

4) 열팽창의 측정

분말시료에 대해서 각 온도로 격자정수를 측정하여 각각의 축방향의 열팽창을 구할수 있다. V_2O_5 는 사방정계에 속하는 결정($a_0 = 11.5\,\text{Å}$, $b_0 = 4.37\,\text{Å}$, $c_0 = 3.56\,\text{Å}$)이며 c 축방향의 결합이 약하고 이것이 산화 촉매로서의 활성과 관계있다는 것을 알 수 있다. 각 온도에서 측정한 회절도형(그림 5.1.8)에서는 002회절선만이 크게 이동하고 있어 c축방향의 열팽창이 다른 방향에 비해서 현저한 것을 알 수 있다[4] (그림 5.1.9).

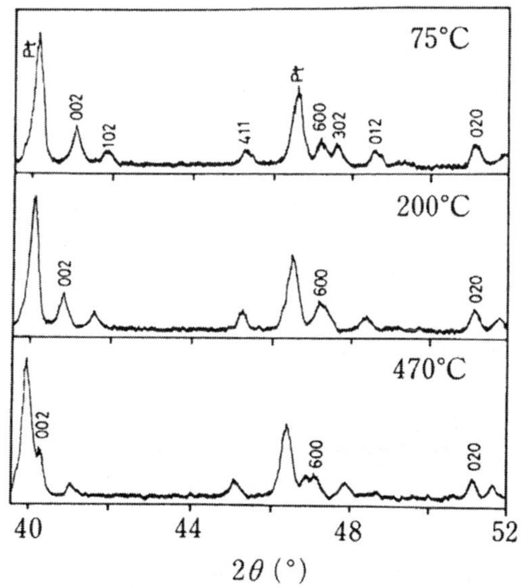

그림 5.1.8 각 온도에서의 V_2O_5의 회절도형[4]

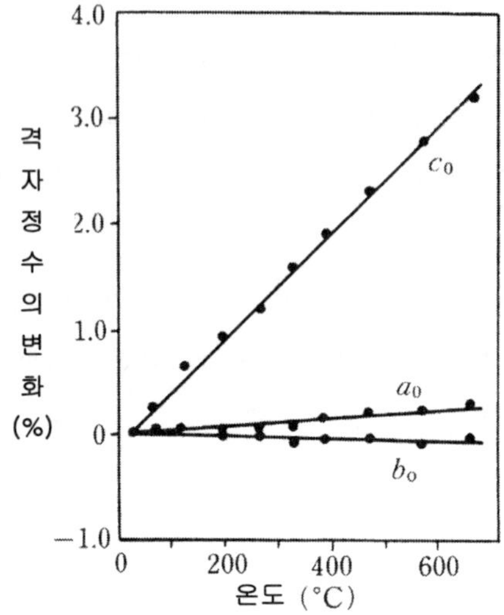

그림 5.1.9 V_2O_5의 격자정수의 온도변화[4)]

5) 딱딱한것의 측정

고온 X선 회절에서 고용체의 구조, 고용도, 고용 속도 등을 알아 볼 수 있기 때문에 상태도의 연구 등에 유력한 정보를 제공한다. NaCl과 KCl은 같은 구조를 가지며 고온에서는 완전히 고용하지만 실온에서는 전혀 고용하지 않는다. NaCl과 KCl속에 고용하는 것, 고용의 진행과 함께 각 회절선의 면간격 값이 변화하는 것, 고용도중에서 결정성이 나빠지는 것을 알 수 있다.

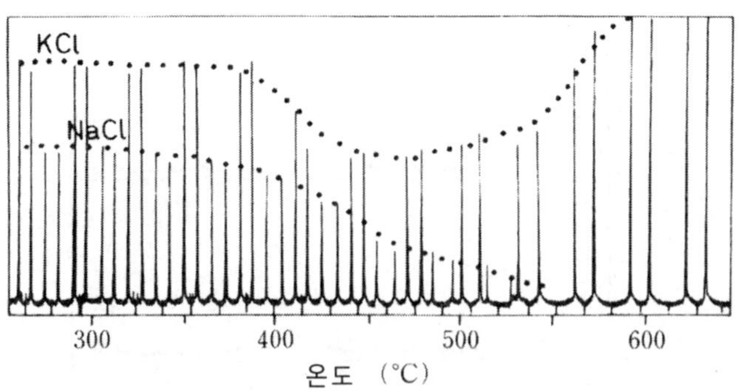

그림 5.1.10 NaCl - KCl 혼합물의 승온 X선회절도형

승온속도 : 5℃/min, $2\theta = 27.0 - 32.5°$ 의 범위를 왕복주사해서 측정하였다.

6) 상전이의 측정

가열상태만으로 존재하는 고온상이나 가역적인 상전이를 연구하는데 고온X선회절은 불가결의 수단이다. 백류석 (Leucite, $KAlSi_2O_6$)은 실온에서는 정방계, 고온에서는 입방정계에 속하는 광물이며 675℃에서 가역적으로 상전이 한다. 백류석의 승온 X선 회절도형을 그림 5.1.11에 표시한다. 저온형의 004 및 400회절선이 고온형의 400회절선으로 이행하는 과정을 알아 볼 수 있다.

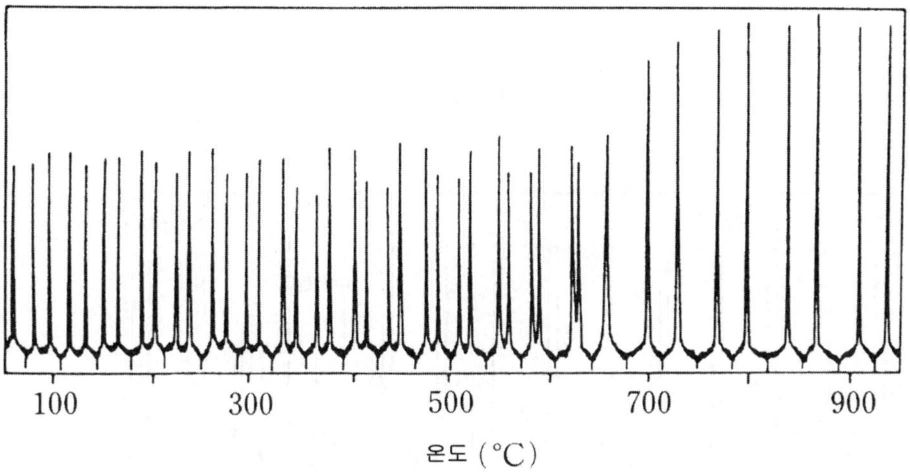

그림 5.1.11 백류석의 승온X선회절도형

7) 열분해반응의 추적

금속원소의 탄산염이나 초산염등을 가열하면 고온으로 열분해한다. 2개이상의 원자가를 갖는 금속원소의 산화물을 가열하거나 고온상태에서 냉각하면 산화 또는 환원반응이 일어난다. 산화 · 환원반응은 분위기의 산소분압의 영향을 현저하게 받는다.

MnO를 공기중에서 가열해서 얻어지는 상승X선회절도형을 그림 5.1.12에 표시한다. 그림에서 MnO_2가 Mn_2O_3, Mn_3O_4, MnO로 단계적으로 열분해하는 것을 알 수 있다.

등색의 Pb_3O_4를 공기중에서 상승가열하면(그림 5.1.13) 열분해로서 최초로 생성하는 것은 정방정의 빨간색 PbO이며 더욱 상승하면 직방(사방)정의 노란색 PbO로 상전이하는 것을 알 수 있다.

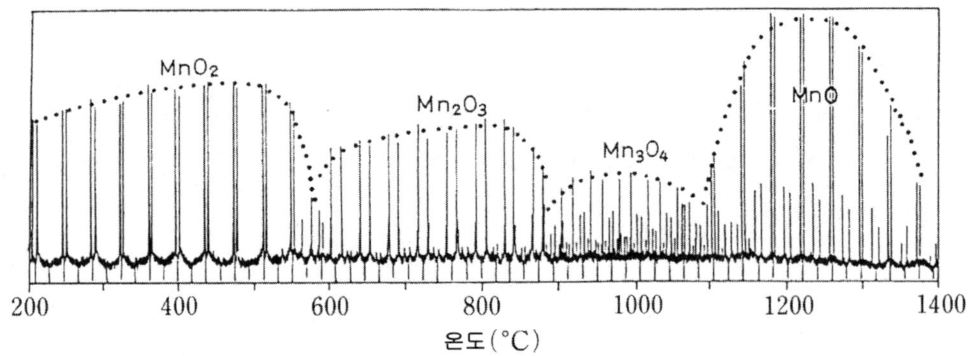

그림 5.1.12 MnO_2의 승온 X선회절도형

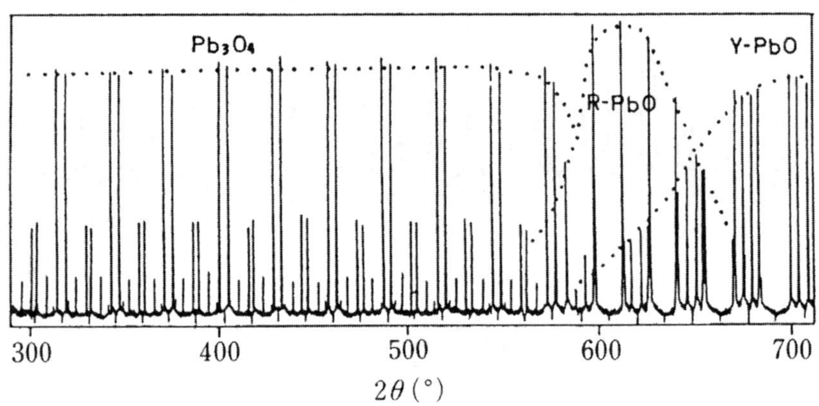

그림 5.1.13 Pb_3O_4의 승온 X선회절도형

8) 고상반응의 추적

원료혼합물을 전기로서 각 온도로 가열한 후 실온으로 X선회절도형을 측정하는 방법과 비교해서 고온X선회절법은 작은 노력으로 고상반응에 대한 정확한 정보를 얻을 수 있다.

$BaCO_3$와 TiO_2사이에는 여러 가지 화합물이 생성한다. $BaCO_3$와 루틸형 TiO_2과의 mol 혼합물의 승온X선회절도형[5)]을 5.1.14에 표시한다.

그림에서 저온형의 $\gamma - BaCO_3$가 고온형의 $\beta - BaCO_3$로 전이하는 온도부근에서 Ba_2TiO_4가 생성하고 고온에서는 그것이 분해하여 $BaTiO_3$로 되는 것을 알 수 있다.

고상반응에서는 분위기가 중요한 역할을 하고 있는 경우가 많다. 위에서와 같은 시료에 대해서 CO_2가스중에서 측정한 승온X선회절도형[5]을 그림 5.1.15에 표시한다. 이와 같은 그림에서 $BaCO_3$의 전이가 CO_2가스분압의 영향을 안받고 또한 CO_2가스중에서 Ba_2TiO_4의 생성이 현저하게 저해되는 것을 알 수 있다.

$BaCl_2$와 $TiCl_4$의 등 mol 혼합수용액에서 침전제(암모니아와 $(NH_4)_2CO_3$의 혼합용액)을 이용하여 공침시킨 시료의 승온X선회절도형[5]을 그림 5.1.16에 표시한다. 그림에서 $BaTiO_3$가 생성하는 온도가 그림 5.1.14에 비해서 약 300℃ 낮으며 Ba_2TiO_4나 $\beta-BaCO_3$가 생성하지 않은 것을 알 수 있다.

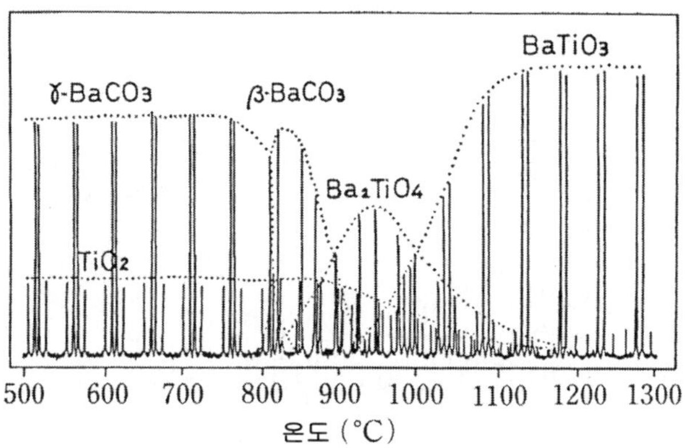

그림 5.1.14 $BaCO_3$와 TiO_2의 고상반응(공기중)

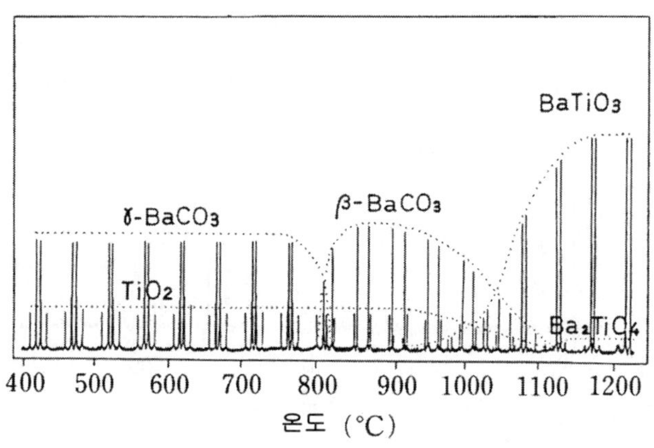

그림 5.1.15 $BaCO_3$와 TiO_2의 고상반응(CO_2가스중)[5]

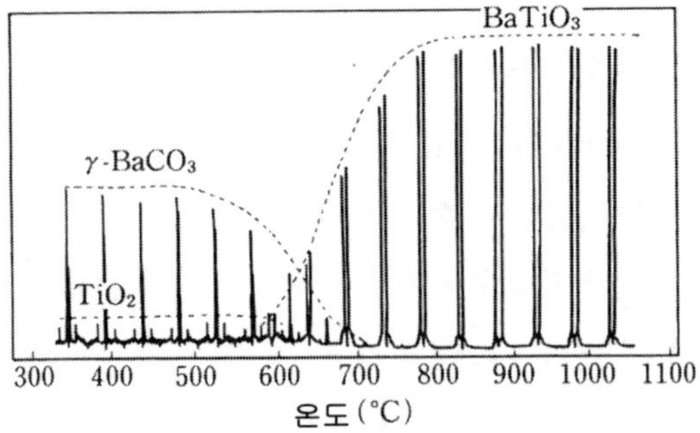

그림 5.1.16 *Ba*와 *Ti*의 공침시료의 승온X선회절도형[5)]

CoO와 TiO_2의 고상반응을 원료분말의 혼합비를 바꿔 조사한 결과[6)]을 그림 5.1.17에 표시한다. 그림에서 다음과 같은 것을 알아 볼 수 있다.

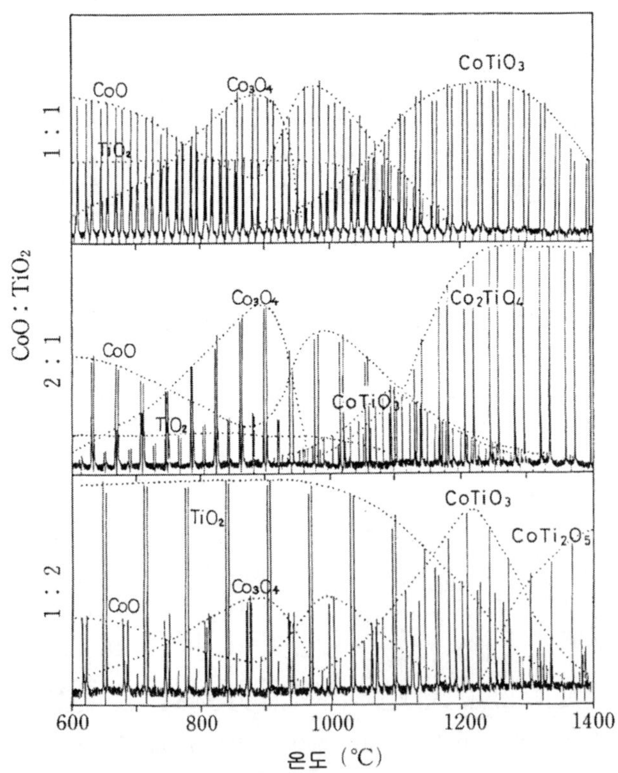

그림 5.1.17 혼합비를 바꿔 측정한 CoO – TiO_2계고상반응[6)]

① 최정생성물은 CoO와 TiO_2의 혼합비가 1:1에서는 이루메나이트구조의 $CoTiO_3$, 2:1에서는 스피넬구조의 Co_2TiO_4, 1:2에서는 의브루카이트구조의 $CoTi_2O_5$이다.

② 어떤계에서도 500℃정도에서 CoO가 산화하여 Co_3O_4로 되지만 950℃정도로서 다시 분해한다.

③ 어떤 혼합비에서도 최초로 생성하는 복산화물은 $CoTiO_3$이다.

2. 저온분말 X선회절

분말 X선회절계에 시료냉각장치를 설치하여 격자정수나 상전이를 측정할 수 있다. 액체질소를 사용하여 냉각하는 장치가 각 회사에서 공급되어 있어 실온에서 -190℃까지 측정할 수 있다. 저온하에서 측정할 때 아주 주의해야 할 점은 시료나 광학계에 서리가 내리지 않게 해야할 점이다.

저온에서 고온까지 측정할수 있는 분말X선회절장치의 예[7]를 그림 5.1.18에 표시한다. 이 정교한 장치는 액체헤륨을 사용하여 12K에서 700K 까지의 온도액에서 측정할 수 있다.

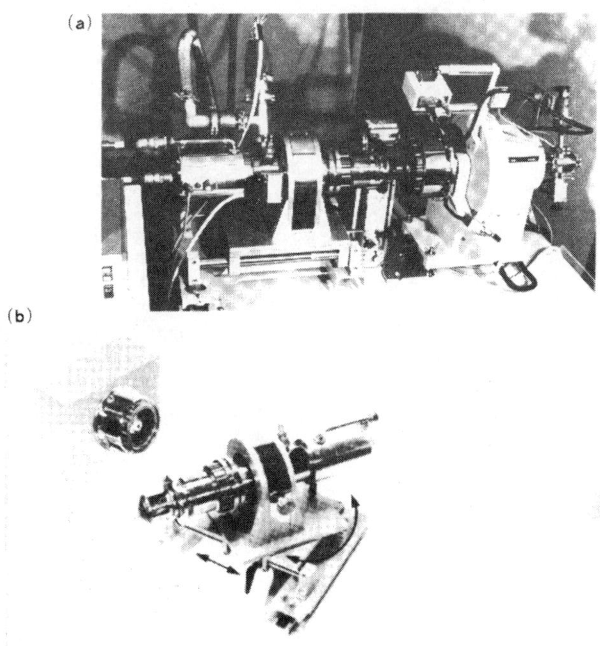

그림 5.1.18 (a) 저온-고온 X선회절계 (12-700K)[7]
(b) 시료를 꺼내어 회전시킴

저온에서 잡음이 감소하여 신호/잡음비율이 향상하여 회절선의 측정강도가 두드러지게 증가한다. Si, PbTe, BaF2 및 Cu에 대해서 이 장치로 강도를 측정한 결과[7]를 그림 5.1.19에 표시한다. 또 그림 5.1.20은 분자 빔 epitaxiy법 (MBE)로 KCl기관상에 작성한 PbTe/PbSnTe 초격자 박막에 대해서 측정한 X선회절도형[7]이지만 많은 위성피크(satellite peaks)가 확실히 분리해서 관측할 수 있다.

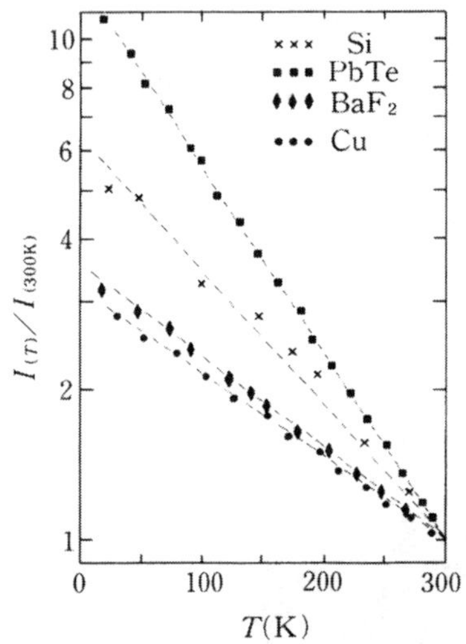

그림 5.1.19 저온에서의 X선회절선의 강도[7]

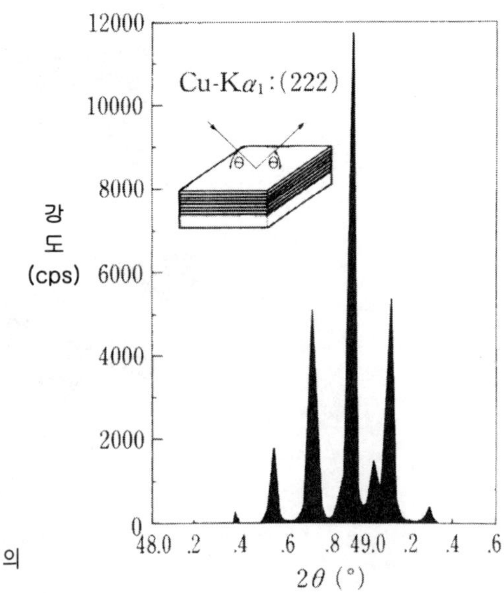

그림 5.1.20 $PbTe/PbSnTe$ 초격자 박막의 X선회절도형[7]

3. 고압에서의 X선회절

장치의 진보에 의하여 초고압하에서의 X선회절 실험을 하여 물질의 체적변화나 상변화 측정이 가능하게 되었다.

1) 다이아몬드 anbill 일축가압장치

두개의 다이아몬드 anbill 사이에 시료를 끼고 스프링으로 가압하는 것으로서 간단하게 초고압을 얻을 수 있는 일축가압장치가 시중에서 판매되고 있어 350℃, 8GPa까지의 온도 · 압력으로 실험을 할 수 있다 (그림 5.1.21). X선은 다이아몬드 anbill을 쉽게 통과하므로 데바이 세러-카메라나 precession camera에 설치하여 고압으로 회절도형을 기록할 수 있다[8].

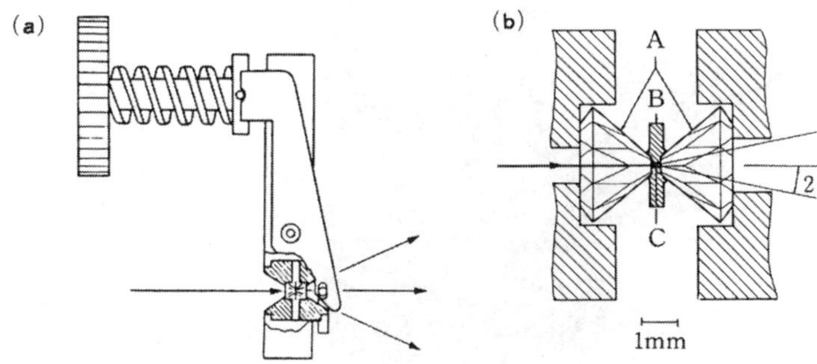

그림 5.1.21 다이아몬드 anbill를 이용하는 일축가압장치[8]
(a) 스프링을 이용하는 가압장치
(b) 다이아몬드 anbill의 세부
A : 다이아몬드 anbill
B : 가스캣 C : 가압용기

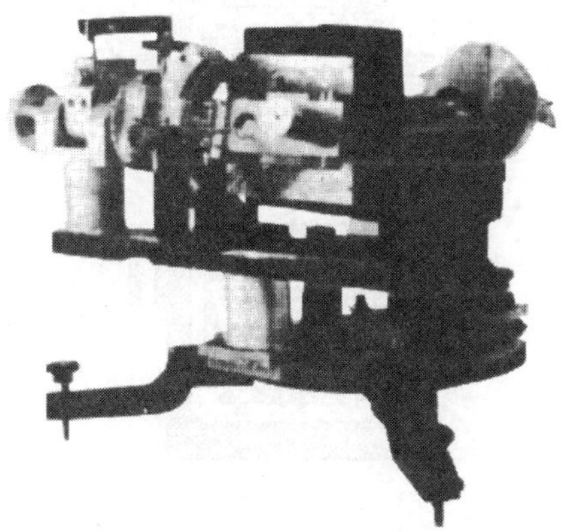

그림 5.1.22 다이아몬드 anbill일축가압장치를 설치한 precession camera

2) 에너지 분산형 X선회절장치에 의한 고온 · 고압하에서의 실험

연속 X선을 광원으로 하여 고체검출기와 멀티채널 애널라이저에서 되는 에너지 분산형 X선검출기(energy dispersive X-ray detector, EDXD)를 설치한 X선회절장치는 가동기구가 있는 고니오미터를 필요로하지 않으므로 고온 · 고압상태로 실험하는데 적합하다.

10MPa까지의 고압가스 (H_2O, CO_2, CO, H_2· CH_4, NH_3, H_2S 등)중에서 1000℃까지의 고온으로 측정할 수 있는 X선회절장치가 만들어지고 있다[9](그림 5.1.23, 그림 5.1.24).

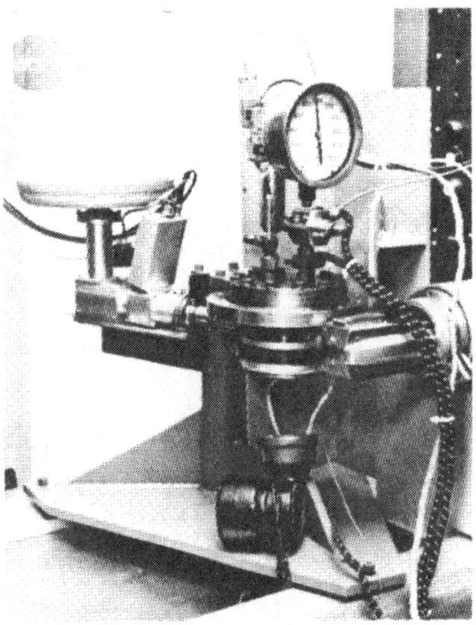

그림 5.1.23 고온 · 고압용에너지 분산형 X선회절장치[9]

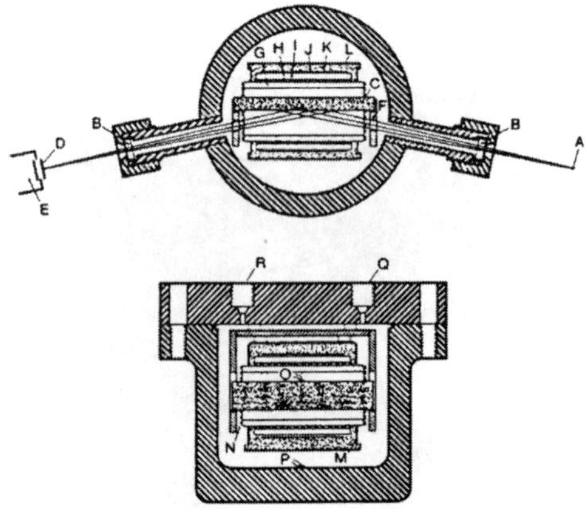

그림 5.1.24 고온 · 고압용기의 단면[9]

A : X선원 B : B_4C의 창

C : 시료 D : 수광슬리트

E : 검출기 F : 발산슬리트

O : 그대로 입력

이 장치로서 베마이트(AlOOH)를 고압수증기중에서 각온도로 가열하여 측정한 X선회절도형[9]을 그림 5.1.25에 표시한다. 다만, 용기의 벽은 H_2O가 의축하지 않은 온도 (7MPa, 285℃)로 유지할 필요가 있다. 베마이트(boehmite)는 고온에서 $\alpha - Al_2O_3$로 분해한다.

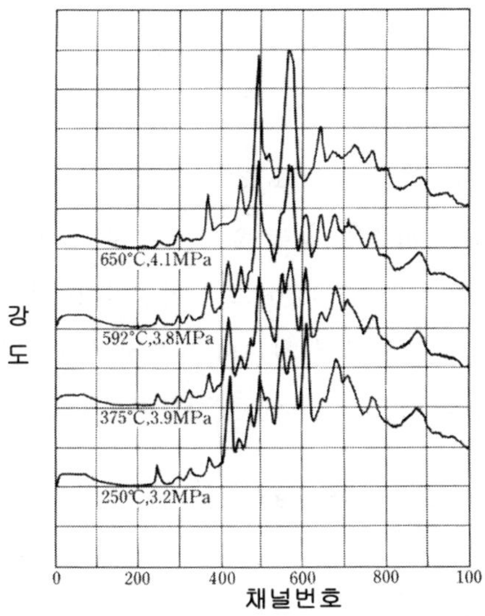

그림 5.1.25 고온 · 고압의 수증기중에서 측정한 boehmite의 X선회절도형[9]

3) SOR광을 이용한 고압실험

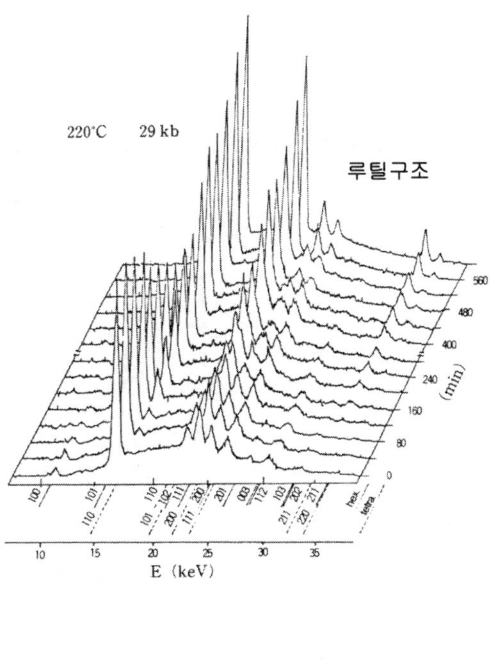

그림 5.1.26 ≥ O_2의 상전이의 추적[10]

SOR광은 보통 X선관구에서는 측정할 수 없는 대상, 예를 들어 현저하게 빠른 동적현상의 관찰 등으로 적합하고 있다. α – 석영구조(3방정계)의 $\geq O_2$는 고온 · 고압에서는 루틸구조 (정방정계)로 상전이한다. 다이아몬드 anbill를 갖춘 에너지 분산형 X선회절장치를 이용하여 SOR광을 광원으로 하여 220℃, 29kb로 측정한 회절도형의 시간적변화[10]를 그리 5.1.26에 표시한다.

4. 수열반응 추적용 X선회절카메라

수열반응의 과정을 X선회절사진법으로 추적한 예[11]을 그림 5.1.28에 표시한다. 시료의 알티나이트 ($MgCO_3 \cdot Mg(OH)_2 \cdot 3\,H_2O$)를 외경 0.5mm의 얇은 실리카 유리 모세관에 봉입한다. 이것을 고온 Weissenberg camera에 설치하여 250℃(3.9MPa)로 가열한다. 회절선을 충선스크린으로 제한하여 필름카셋트를 시간의 경과와 함께 천천히 작동시켜 X회절도형을 기록한다. 측정한 각 화합물의 시간적인 변화를 그림 5.1.28에 표시한다.

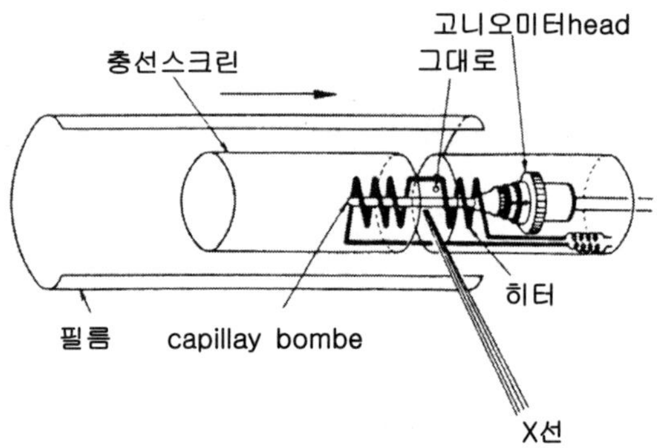

그림 5.1.27 Weissenberg camera를 이용한 수열반응추적용 X선회절카메라[11]

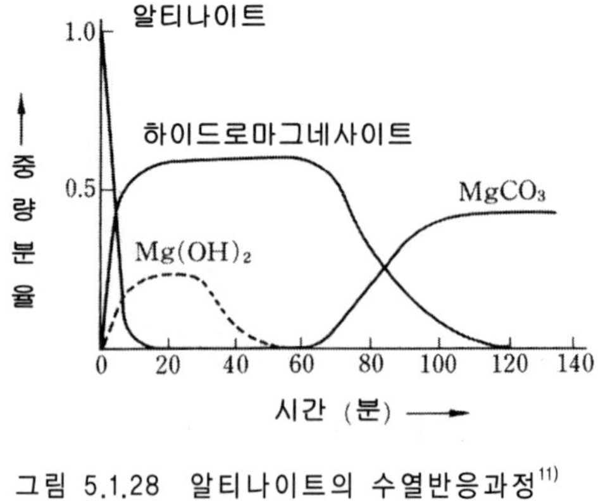

그림 5.1.28 알티나이트의 수열반응과정[11]

5. 조습하에서의 X선회절

점토광물의 장면간격특징회절선은 습도나 glycol처리에 의하여 현저하게 영향을 받을 것이 알려져 있다(4.2.2 참조). smectite는 몬모릴로나이트의 일종이지만 층간이온을 Na나 Ca등의 양이온으로 치환시킬 수 있다. X선회절계의 시료실온도와 상대습도를 제어하여 Na-smectite와 Ca-smectite에 대해서 2θ의 저각도에서의 습도의존성을 측정한 결과[12]를 그림 5.1.30에 표시한다.

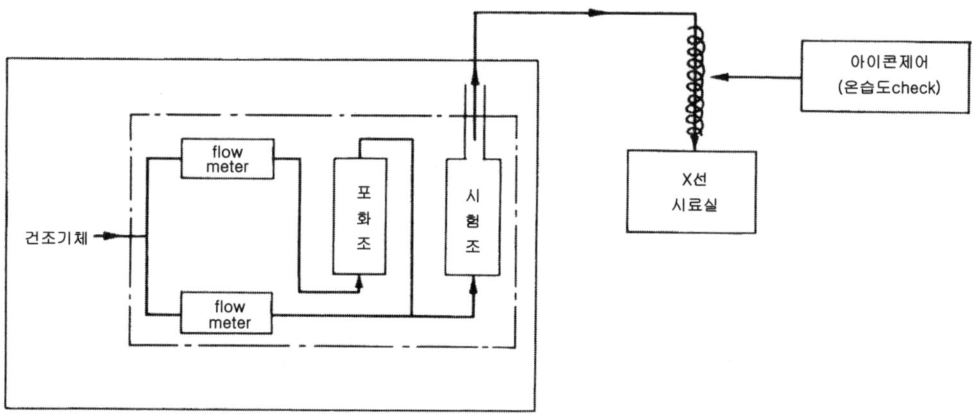

그림 5.1.29 온습도제어장치[12]

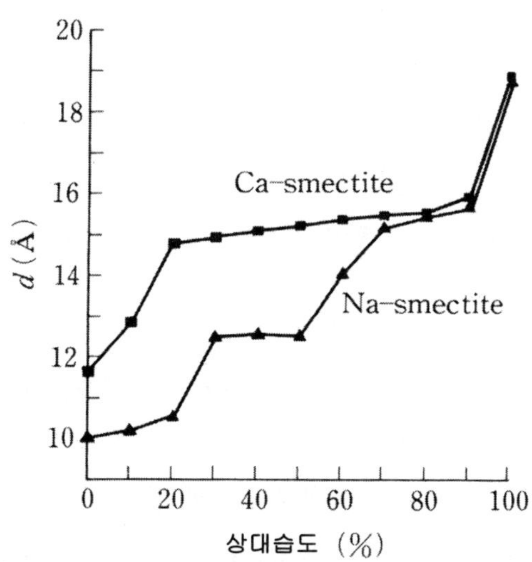

그림 5.1.30 smectite의 저각도 반사의 습도의존성[12]

6. 유동시료 연속측정용 X선회절장치

광산이나 공장에서 유동하고 있는 분체나 이장중의 특정성분을 연속적으로 측정 · 감사할 경우가 있다. 이와 같은 목적에 적합한 X선 회절장치[15]가 가동하고 있다(그림 5.2.3). 장치의 원리는 간단하며 유동하고 있는 시료의 표면에 X선을 조사하여 측정하는 물질의 회절각에 고정한 검출기로 연속적으로 기록한다. X선회절과 동시에 형광X선 분석을 할 수 있다. 측정한 회절선의 면간격은 최강선의 3.12Å이며 측정시간은 100초이다. 이장의 농도를 7%, 11%, 15%로 바꿔 측정한 결과와 화학분석 값과 잘 일치하고 있다.

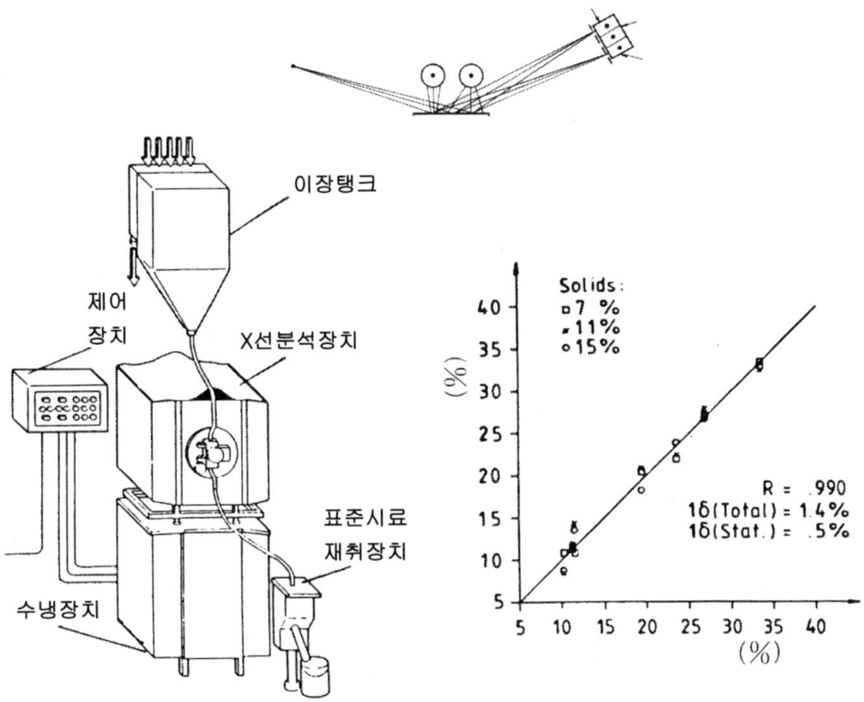

그림 5.2.3 유동시료 연속 측정용 X선회절장치[15]

7. 문화재용 X선회절계

X선회절계에서는 분말 또는 표면이 평평한 다결정시료를 준비할 필요가 있다. 큰 물체에 대해서 보통 X선회절계로 측정하는 것은 불가능하다.

조상, 기물, 회화등 귀중한 문화재에 대해서 비파괴적으로 X선회절 실험을 할 수 있는 X선회절계가 국립역사민속박물관에 설치되고 있다. 이 장치[16]는 가태위에 놓은 고니오미터를 시료가까이에 옮겨 공작망원경으로 측정위치를 결정하여 X선회절도형을 측정할 수 있다(그림 5.2.5). 이 장치의 고니오미터는 평행빔방식을 채용하므로 분해능력은 약간 뒤떨어지지만 凹凸가 있는 시료라도 측정이 가능하다(5.5참조).

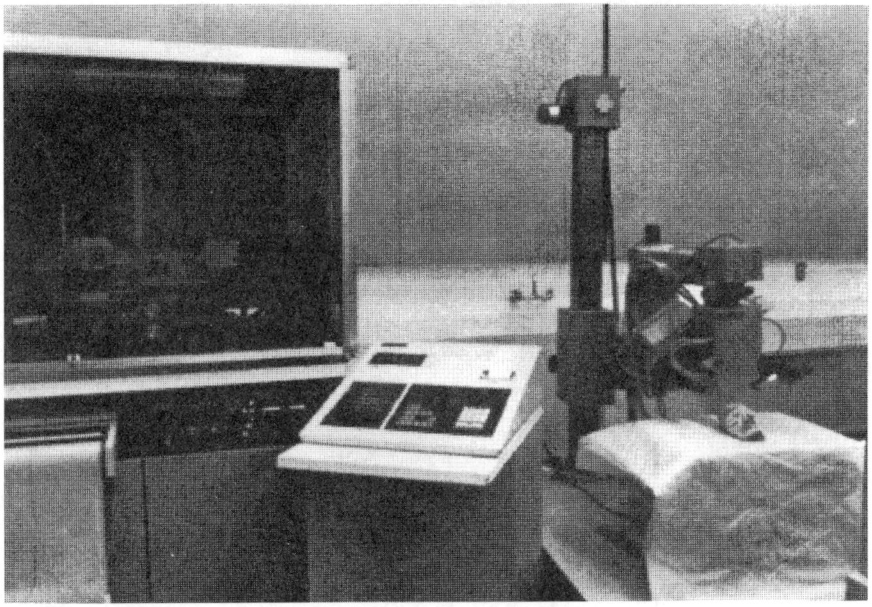

그림 5.2.5 문화재용 X선회절계[16)]

그렇게 귀중하지 않은 대형 기물에 대해서 측정할 경우에는 소량의 시료를 어떻게든 sampling해서 알아본다. 예를 들어, 고도기의 표면안료를 조사 할 경우에는 그 부분을 굵은 바늘 등으로 [딱다구리]와 같이 쿡쿡 찔러 얻어지는 미량의 분말에 대해서 측정하면 된다.

8. 미소영역측정용 X선회절계

재료중에 개재하고 있는 미세한 이물을 동정(identification)할 경우가 있다. 이와 같은 이물을 재료에서 분리하지 않고 측정할 수 있는 마이크로 diffract meter가 판매되고 있다. 이 장치17)는 광학현미경으로 측정부분의 위치를 결정하여 만곡형 PSPC검출기로서 회절도형을 기록한다(그림 5.2.6). $\phi 30 \mu m$의 콜리미터(collimator)를 이용하여 측정한 실리콘 미분말의 X선회절도형을 그림 5.2.7에 표시한다.

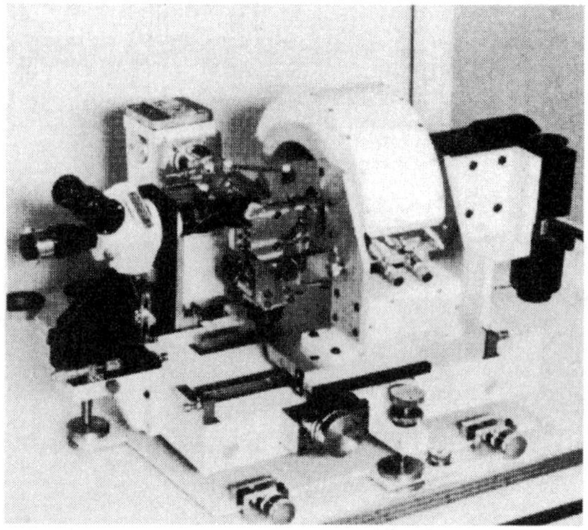

그림 5.2.6 미소영역측정용 고니오미터[17)]

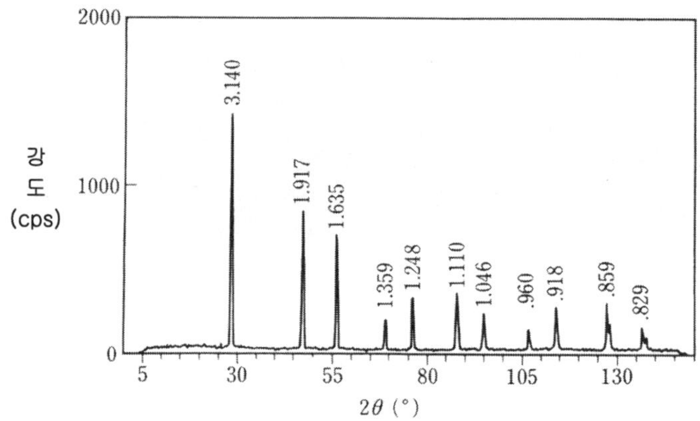

그림 5.2.7 실리콘 미분말의 X선회절도형

9. 박막용 X선회절계

박막기술의 진보와 함께 보통 X선회절계에서는 검출이 어려운 상당히 얇은 막에 대해서 X선회절을 할 필요가 생겼다. 보통 X선회절계에서는 막의 두께가 얇아짐에 따라 회절강도가 약하게 되며 또 기판의 회절도형이 겹쳐 관측되므로 양자를 분리할 필요가 있다. 박막측정용 X선회절계는 시료면에 대해서 상당히 작은 각도 α로서 X선을 입사시켜 X선의 침입깊이를 감소시키는것과 동시에 막에서의 회절 X선을 효과적으로 검출한다(그림 5.2.9, 그림 5.2.10). 이 장치로서 100Å정도의 박막X선회절도형을 기록할 수 있다.

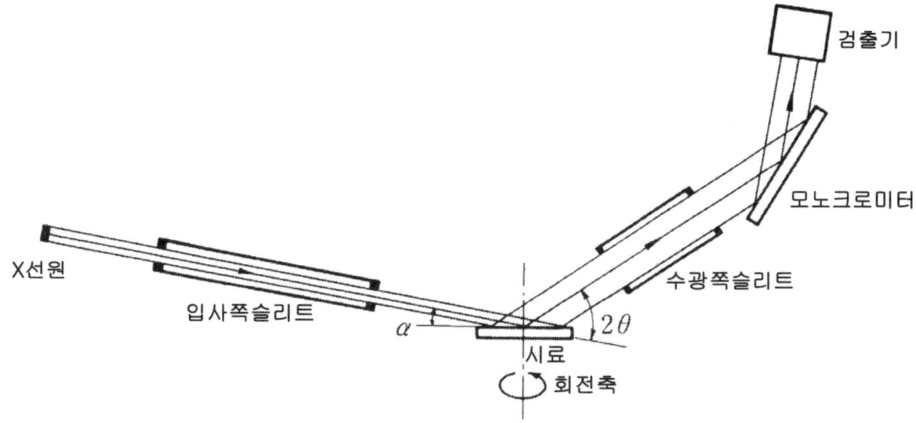

그림 5.2.9 박막용 X선회절계의 원리

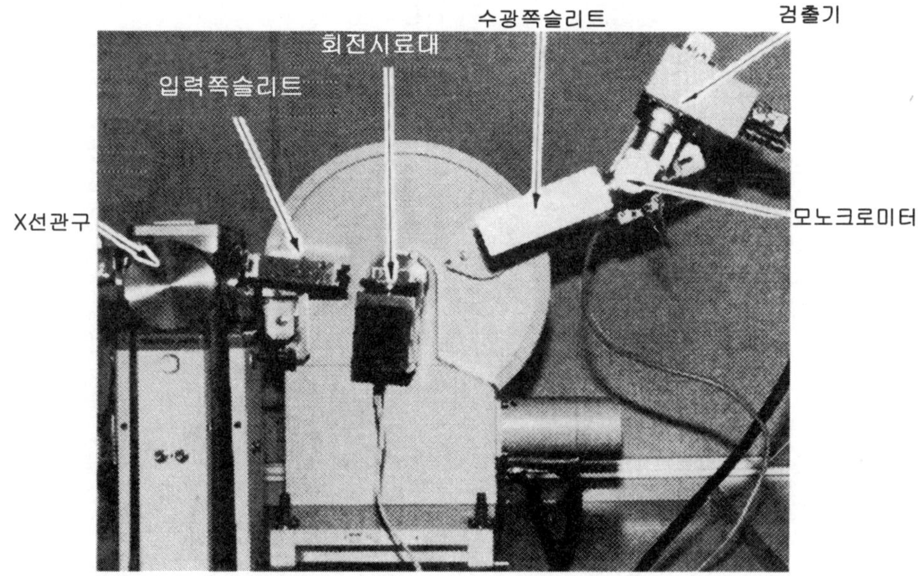

그림 5.2.10 박막용 X선 고니오미터[18)]

그림 5.2.11에 표시한 바와 같이 단결정 실리콘 기판상에 작성한 다층막시료[19)]에 대해서 입사각 α를 바꿔 측정한 X선회절도형[19)]를 그림 5.2.12에 표시한다. 그림에서 $a < 0.4^{\circ}$는 기판의 회절선은 나타나지 않은 것을 알아볼 수 있다.

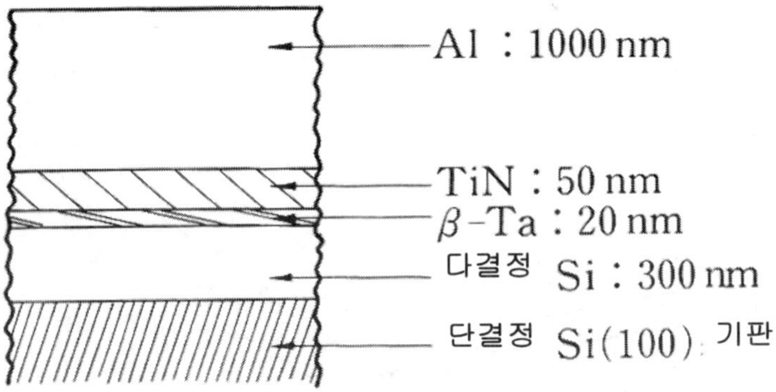

그림 5.2.11 단결정 실리콘 기판상에 작성한 다층막[19)]

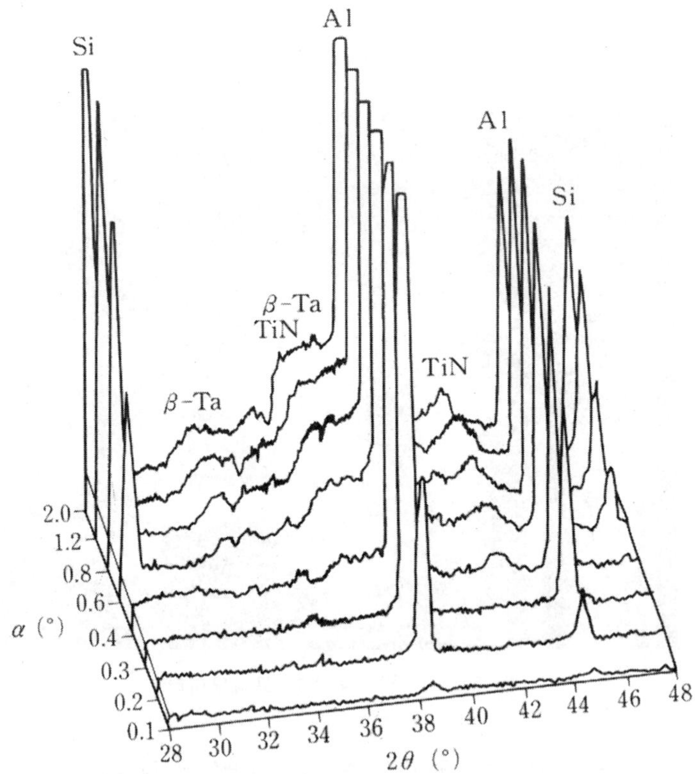

그림 5.2.12 입사각을 바꿔 측정한 다층막의 X선회절도형[19)]

10. 결정입경 자동 측정장치

오스테나이트(austenite)계 스테인레스는 일반으로 1000-1100℃로 그때 입자가 커지기 쉬우므로 입경을 엄밀하게 관리하는 것이 필요하다. 스테인레스 강판의 입경측정은 일반적으로 경면연마한 재료를 etching하여 현미경 관찰하는 것에 의하여 실행된다.

데바이 세러-환의 폭이 넓어짐을 측정하는 방법은 0.2㎛정도이하의 입경을 측정하는데 적합하다.

이 장치[20]원리는 데바이 세러-환의 X선강도의 상대표준편차를 측정하여 입경을 구하는 방법이며 수십㎛정도의 입경측정에 적합하다. 이 장치에 의하여 스테인레스 강판의 소순·산세공정중에서 신속하게 입경을 측정할 수 있다. 장치의 오식도를 그림 5.2.13에 정치의 광학계를 그림 5.2.14에 표시한다.

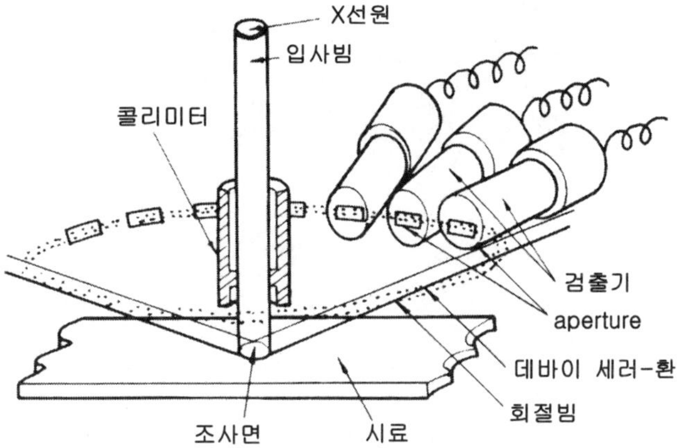

그림 5.2.13 결정입경 자동 측정장치의 모식도[20]

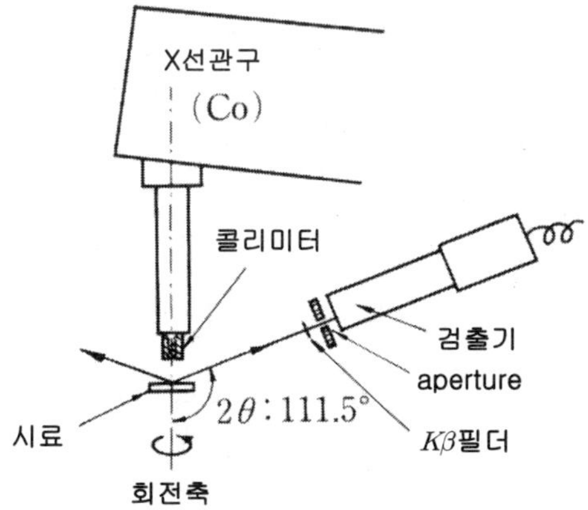

그림 5.2.14 결정입경 자동 측정장치의 광학계[20]

장치는 X선원에 $CoK\alpha$를 이용하여 0.8mm의 콜리미터를 통하여 시료를 조사한다. 20개의 검출기가 (311) 면의 데바이 세러-환에 따라 배치하고 있다. 각 검출기의 operature는 적어도 몇 개의 반점이 들어가게 9.4mm×2.6mm의 크기이다. 각검출기로 회절강도를 측정하여 계수치의 상대표준편차 D_m를 구한다. sampling수를 많이 하기 위해서 시료의 위치를 옮겨 다시 측정하여 이 조각을 10회 되풀이 한다. 측정한 D_m과 입경 d사이에는 글미 5.2.16에 표시하는 좋은 상관관계[20]가 있다.

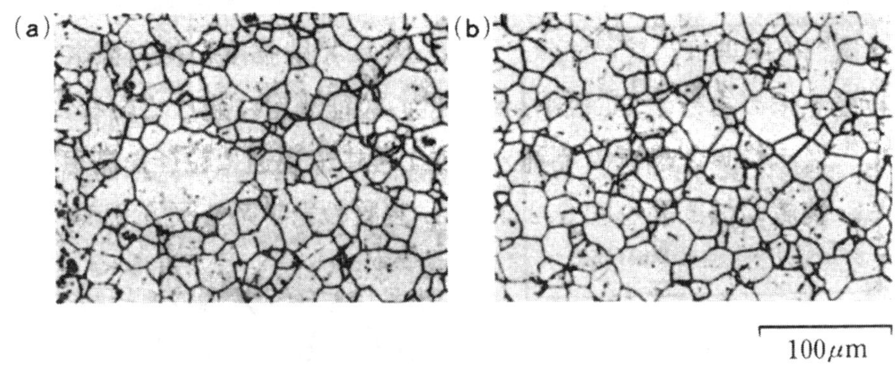

그림 5.2.15 측정시료의 형미경사진예[20]

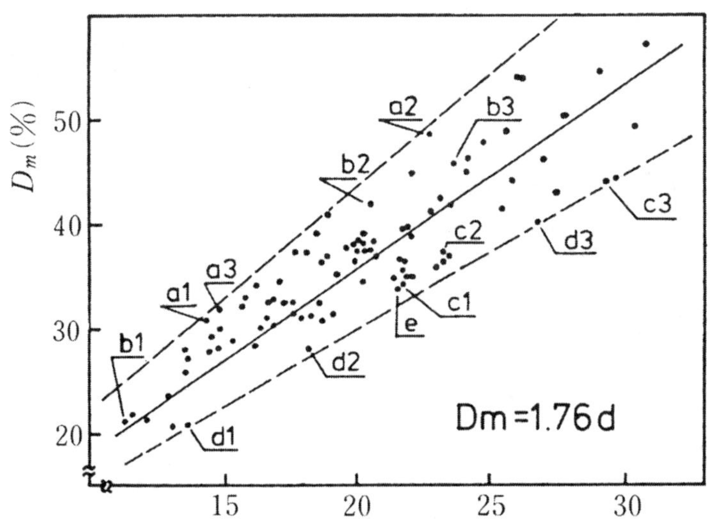

그림 5.2.16 계수치의 상대표준편차와 입경과의 상관성[20]

5.2 소각산란

10-2000Å 정도의 상당하게 미세한 입자에서 되는 계나 이것에 상당하는 크기의 밀도가 불균일한 영역을 갖는 재료를 단색 X선이 통과하면 입사 X선의 방향이 작은 각도(0.5° /2θ)에 산만산란을 생기게 한다. 이 산란현상은 물질중의 미소한 불균일 영역의 기하학적구조에 대응하고 있어 산란상을 해석하여 미립자의 크기, 형상 그리고 집합상태에 대한 정보를 얻을 수 있다.

단백질과 같이 격자면 간격이 매우 큰 물질에서는 브래그 반사가 소각의 영역에 나타난다. 최근에서는 반도체초격자가 각종의 데바이스에 이용하게 되었지만 이러한 시료도 소각에 산란을 생기게 한다. 이런 반사는 본래의 소각산란하고는 다르지만, 엄밀하게 구별하는 것이 어렵기 때문에 양쪽을 포함하여 소각산란(small angle scattering)라고 일컫는다.

소각산란의 대상으로서 되는 시료는 고체계에서도 액체계에서도 좋고 결정, 비결정이라도 지장이 없다. 소각산란을 생기게 하기위해서는 산란체와 매질 사이에 밀도(정확하게는 평균핵외전자밀도)의 차이가 있으면 좋고, 구성원자의 종류에는 관계없이 입자의 크기나 외형 등 기하학적조건에 따라 결정된다.

소각산란법에서는 산란체의 모델을 가정하여 산란강도를 분포계산하여 실측한 산란강도 곡선과 비교하여 분산계의 구조를 해석한다.

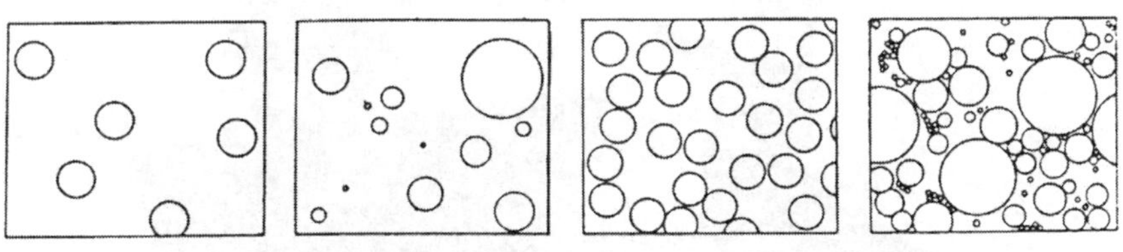

(a) (b) (c) (d)

그림 5.3.1 소각산란을 생기게 하는 전형적인 콜로이드 계
(a),(b)는 희박한계 (c),(d)는 밀집한 계
(a),(c)는 균일계 (b),(d)는 불균일계

예를 들어 그림 5.3.1에 표시한 구성미립자의 분산계에서는 밀도가 희박하면 각도와 함께 단조롭게 감쇄하는 산란곡선으로 된다. (그림 5.3.2(a)). 그리고 미립자의 분포밀도가 높아짐에 따라 인접입자와의 상호영향이 나타나 극대값을 생기게 한다. ((b), (c)).

소각산란의 측정은 긴 슬리트계를 이용한 평행성이 좋은 X선 다발을 시료에 조사하여 작은 각도의 산란을 필름이나 검출기로 측정한다. 공기에 의한 산란을 방지하기 위해 광로는 진공으로 하여 모노크로미터를 병용한다. 소각산란 측정장치의 외관을 그림 5.3.3에 표시한다.

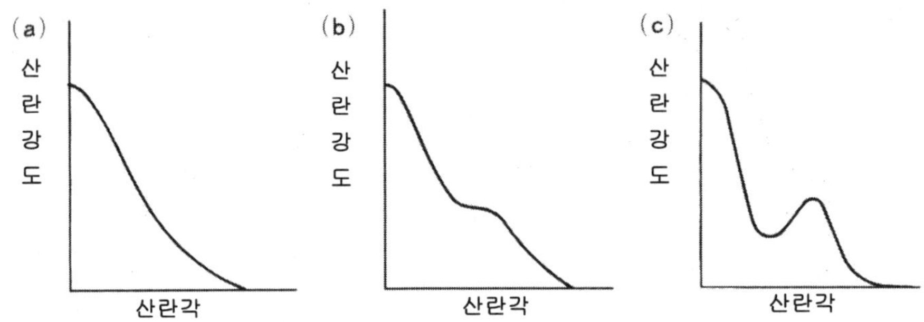

그림 5.3.2 전형적인 소각산란강도곡선
(a) 희박계, (c) 밀집계

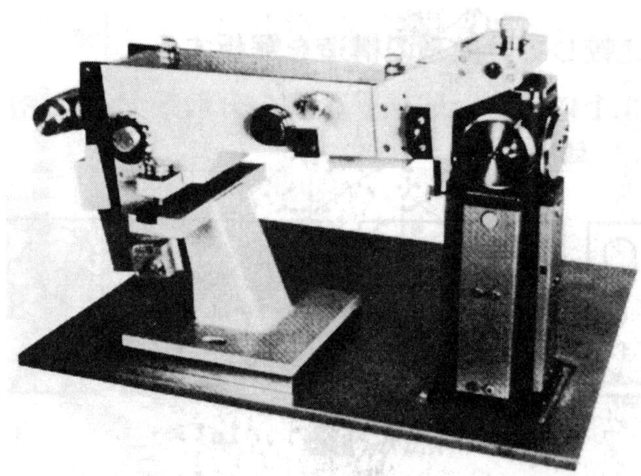

그림 5.3.3 소각산란 측정장치[7)]

Ti alkoxide를 잘 제어한 조건하에서 가수분해하면 입경이 0.5μ정도로서 입경이 상당히 잘 갖추어진 산화티탄의 단분산미립자를 얻을 수 있다(그림 5.3.4). 그 반응의 초기에 생성하는 입자는 전자현미경으로 측정할수 없을 정도로 작다. 반응초기의 현탁액(aqueous suspension)을 샘플링하여 이소프로필알콜을 10배로 희석하여 반응의 진행을 정지시켰다. 시료를 실리카유리세루(1×1×10cm)에 넣어 $MoK\alpha$선을 이용하여 0.5-2° 의 각도범위의 산란강도를 scintillation counter로 100초간 측정하였다. 얻어진 입경과 반응시간과의 관계 21)를 그림 5.3.5에 표시한다. 그림에서 반응개시 후 60초로서 약 100Å로 110초후로서 약 400Å로 성장하는 것이 알 수 있다.

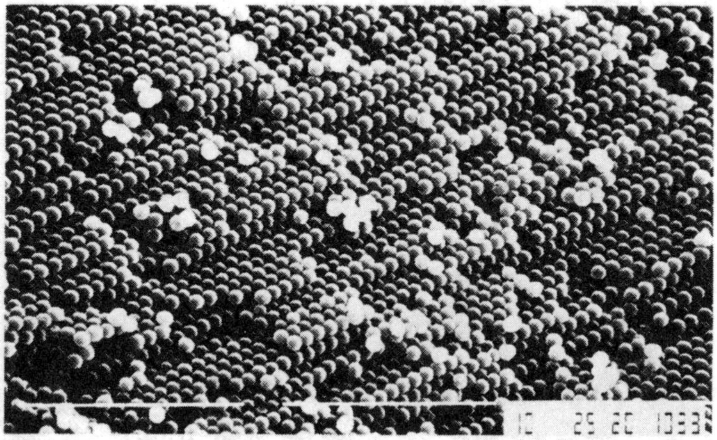

그림 5.3.4 산화티탄의 단분산미립자

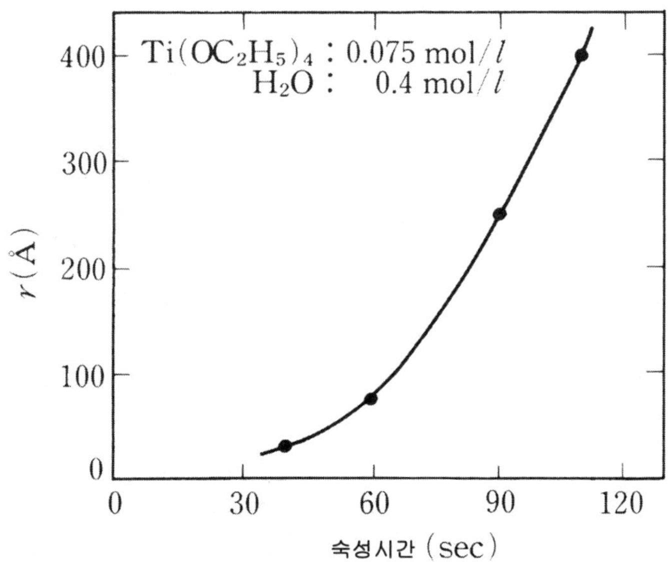

그림 5.3.5 가수분해의 반응시간과 산화티탄 미립자의 입경과의 관계[21]

5.3 집합조직

미세한 결정이 random으로 나란히 하고 있는 다결정체의 데바이 세러-환은 균일하다. 이러한 미결정이 특정한 방향으로 나란히 하면 호상(활상태)의 데바이 세러-환이 나타난다. 이와 같은 다결정체는 선택배향(preferred oriention)하거나 집합조직(texture)를 갖는다고 한다.

선택배향의 예는 많이 있다. 예를들어, 냉간선을 끌은 철사에서는 각각 결정의 대부분은 철사에 평행으로 배열하고 있다. 냉간압연한 금속판에서는 압연방향으로 입자가 나란히 하고 있다. 이와 같이 냉각가공된 재료를 여러 차례 다른 선택배향의 재결정조직으로 한다.

선택배향은 주물, 증착막, 전착층등에도 나타난다. 금속이외에도 암석, 플라스틱, 합성섬유 등에도 널리 볼 수 있다. 다결정재료는 다소 배향하고 있는 게 당연하다.

선택배향은 극점도(극점도형, pole figure)로 나타내면 알기 쉽다. 결정을 중심으로 하는 구와 결정면의 법선과의 교점을 극이라 한다. 극점도는 특정한 결정면의 극의 분포를 스테레오 투영한 것이며, 극의 배향과 그 밀도의 변화를 표시하고 있다. 판상시료의 (100)극점도를 그림 5.4.1에 모식적으로 표시한다. (a)는 각 결정알맹이가 아무렇게나 분포하고 있는 상태를 나타내고 있다. (b)는 각결정 알맹이의 (100)면이 판의 표면에 거의 평행으로 되고 또한 [001]방향이 압연방향과 평행으로 되고 있는 것을 표시하고 있다. 이러한 조직

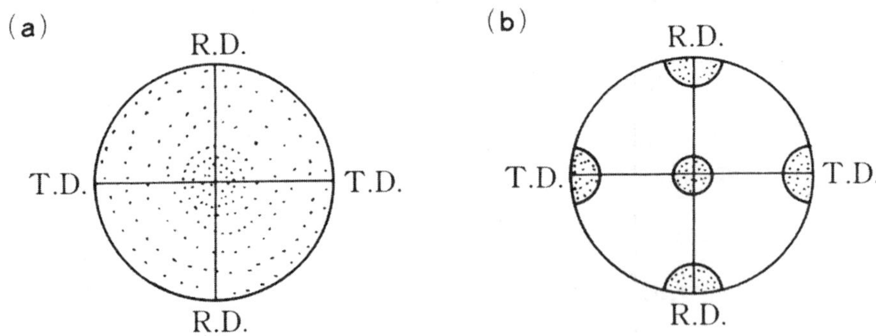

그림 5.4.1 모식적으로 표시한 판상태로된 시료의 (100)극점도
(a) 결정알맹이가 아무렇게나 분포하고 있는 상태
(b) 결정알맹이의 [100]방향이 압연방향으로 배향하고 있는 상태
R.D. : 압연방향 T.7D : 그것에 수직한 방향

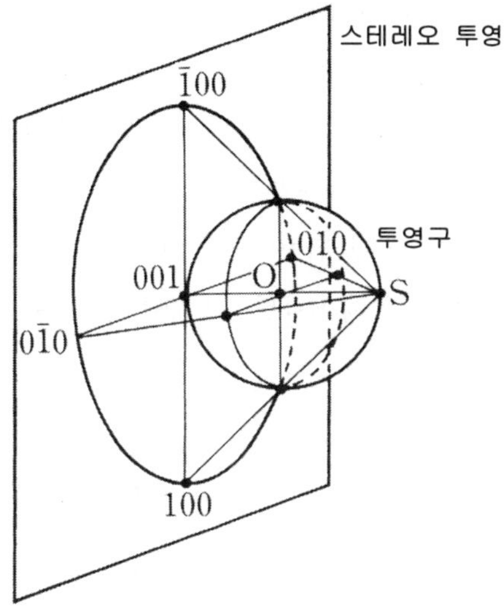

그림 5.4.2 스테레오 촬영방법

은 적당한 가공과 열처리를 받은 면심입방금속에 자주 볼 수 있다. 스테레오 투영의 방법을 그림 5.4.2에 표시한다.

극점도의 측정은 전용부속품을 X선회절계에 설치하여 실행 한다(그림 5.4.3).

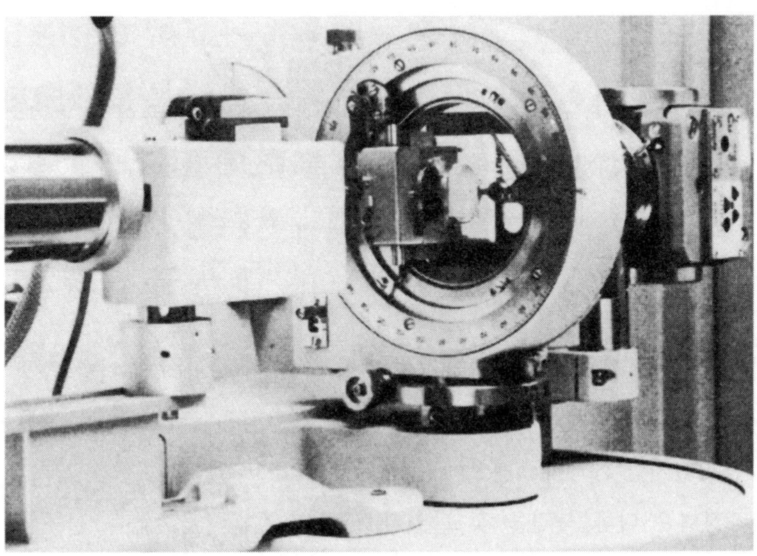

그림 5.4.3 극점도의 측정장치[18]

극점도의 측정방법을 그림 5.4.4에 표시한다. 우선 알아보고 싶은 시료의 hkl 회절선에 대해서 회절조건을 만족할 수 있게 입사X선과 회절X선의 방향을 고정한다. 그 다음에 시료가 ϕ축 부근에서 360° 회전하는 동안에 ψ축 부근에서 몇도씩 회전하게 장치를 설정하여 회절강도를 측정 · 기록한다. 시료중의 미세한 결정의 각각 방위가 완전히 random한다면 회절강도는 ϕ과 ψ의 값에 관계없이 일정하다. 시료가 배향하고 있는 경우에는 회절강도를 극점도에 plot하여 회절면의 3차원적인 배향상태를 알아볼 수 있다.

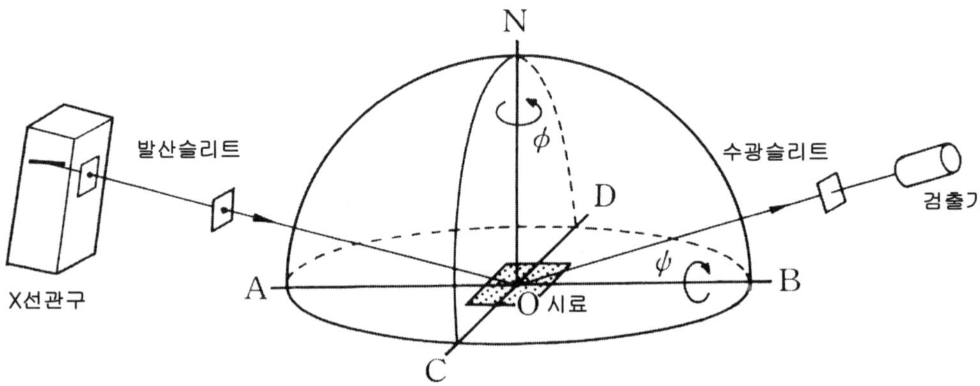

그림 5.4.4 극점도의 측정방법

5.4 응력측정

다결정재료에 탄성한계 내에서 외력을 가하면 응력이 생겨 응력의 크기에 비례하여 격저면간격 d의 값이 변화한다. 이 뒤틀림 $\Delta d/d$ 는 균일뒤틀림이며 외력을 해제한 후에도 뒤틀림이 남아있는 경우에 잔류응력이 있다고 한다. 인장응력이 움직이는 경우에는 응력방행의 d값이 커져 응력에 수직한 방향의 d값은 작아진다. 압축응력이 움직일 때는 그 반대로 된다.

X선응력측정법은 X선회절에서 면간격의 변화량 즉, 뒤틀림의 크기를 측정하고 탄성력학을 사용하여 응력을 산출하는 방법이다. X선응력측정법은 금속재료의 잔류응력의 측정에 널리 이용되고 있지만 ceramics재료에 응용도 시작하고 있다.

X선응력측정법은 다음 특징을 갖고 있다.

① 비파괴적으로 응력을 측정할 수 있다.

② 얇은 표면층 (10㎛정도)의 응력을 측정할 수 있다. 따라서 전기분해나 약품처리에 따라 표면층을 조금씩 제거하여 측정하면 깊이 방향의 응력분포를 구할 수 있다.

③ 작은면적(0.1-10mm^2)의 응력을 측정할 수 있다.

④ 두가지이상의 상에서 되는 재료에서는 각각 상에 대해서 응력을 측정할 수 있 다. 다결정재료가 소성적으로 변형했을때는 알맹이마다 또한 알맹이 부분에 따라 다른 불균일 뒤틀림이 생긴다. 이 불균일뒤틀림은 회절선의 폭이 넓어지는 원인으로 된다. 측정하는 재료의 표면에 붙어 측정하는 전기저항식 뒤틀림 게이지는 탄성변형에 의한 뒤틀림과 소성변형에 의한 뒤틀림을 동시에 측정한다.

뒤틀림의 크기는 θ가 90° 에 가까울수록 정확히 측정할 수 있다. 따라서 각각 재료에 대해서 측정하는 회절면이나 사용하는 X선의 파장을 적당히 선정하여 고각도에서 측정을 한다. $CrK\alpha$나 $CoK\alpha$도 자주 사용된다. 측정은 보통 집중빔식 X선회절계로서 할 수도 있지만 시료에 凹凸가 있거나 시료가 큰 경우에는 측정이 어렵다. 그래서 凹凸가 있는 시료라도 측정오차가 적은 평행빔식 X선응력 측정장치가 사용되고 있다(그림 5.5.1).

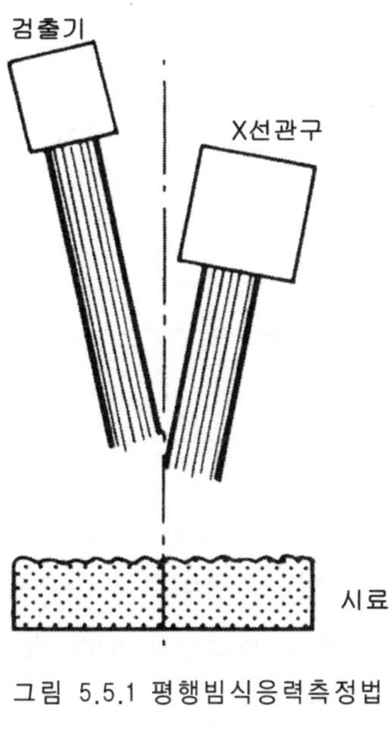

그림 5.5.1 평행빔식응력측정법

고니오미터의 구동방식에는 병경법과 측경법이 있지만 측경법에 대해서 설명한다. 그림 5.5.2에서 측정하는 격자면의 법선OP는 시료면의 법선ON에서 각도 ψ만큼 기울이고 있다. 두개의 법선을 포함하는 측정방향면에 직교하는 주사명상에서 입사X선과 계수관의 OP에 대해서 대칭으로 $\theta-\theta$주사한다. 측정방향의 σ_x는 식 5.7.1로 계산할수 있다.

$$\sigma_x = K\frac{\Delta(2\theta)}{\Delta(\sin^2\psi)}$$

$$K = \frac{-Ecot\theta_0}{2(1+\nu)} \tag{5.7.1}$$

여기서 K는 측정하는 재질과 X선의 파장에 따라 결정하는 응력정수이다. E는 youngs 율, υ는 포아송비, θ_0는 뒤틀림이 없는 시료에 대해서 측정한 회절각이다.

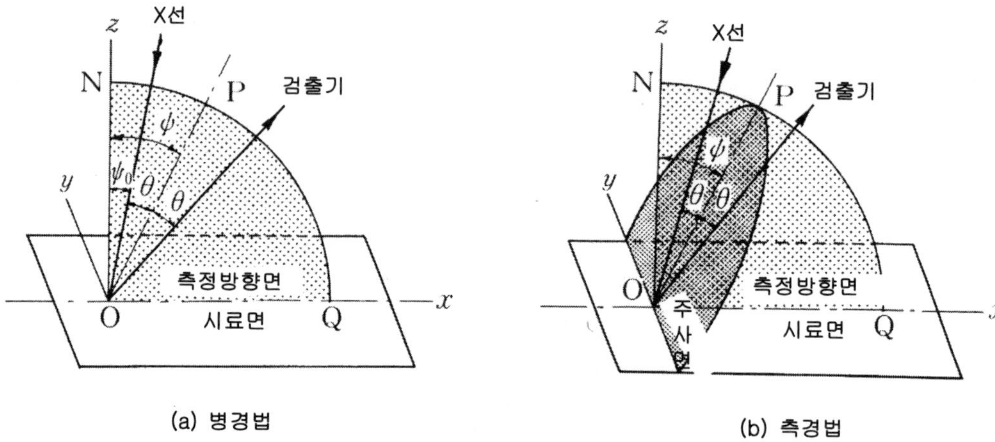

그림 5.5.2 응력측정 고니오미터의 구동방식

여러 가지 격자면에 대응하는 ψ의 위치에 주사면을 고정하여 $\theta-\theta$주사를 한다. 측정값을 사용하여 $2\theta-\sin^2\psi$ 그림을 그려 최소제곱법으로 배향을 구한다. 구배가 정이라면 압축응력, 부라면 인장응력이다. 가반형응력측정장치의 사진[23]을 그림 5.5.3에 표시한다.

상압소결 Si_3N_4의 연삭면에 대해서 lapping와 sputterling로 표면층을 조금씩 제거하여 측정한 잔류응력[24]를 그림 5.5.4에 표시한다.

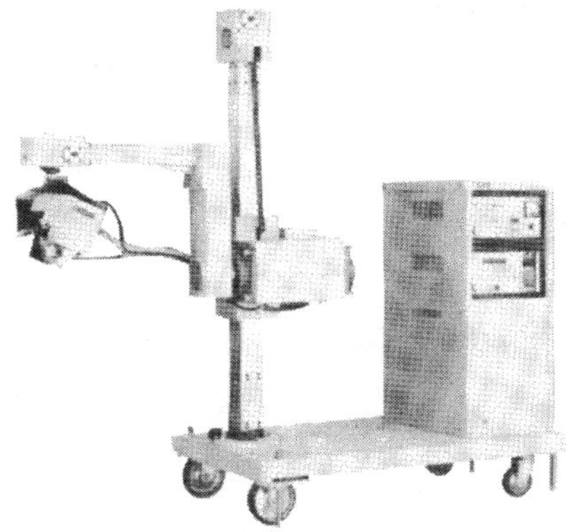

그림 5.5.3 가반형X선 응력측정장치[23]

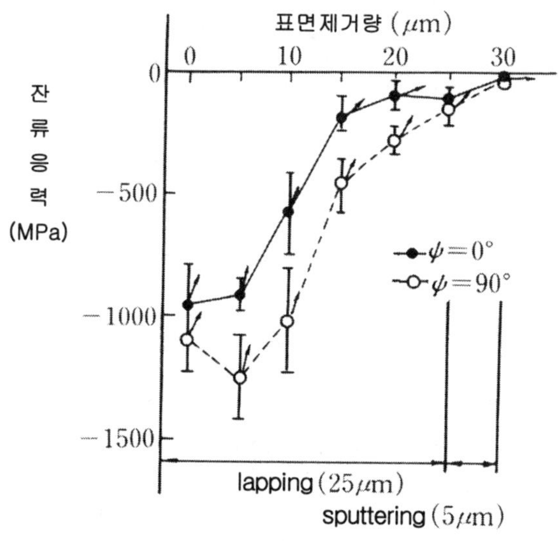

그림 5.5.4 상압소결 Si_3N_4의 연삭 가공면의 잔류응력[24]

6.0 단결정에 의한 X선회절

단결정을 사용하여 행하는 실험은 이 책의 수비범위가 아니므로 간단하게 말한다. 결정구조를 해석하기에는 직경이 1mm이하의 단결정을 필요로 한다. 큰 단결정의 방위를 결정하기에는 우라에카메라가 자주 이용된다. 초 LSI등 집적회로용의 단결정재료는 결합이 적은 재료가 요구된다. 이와 같은 재료의 결함을 알아보기 위해서는 X선 topography 법이 있다.

반도체의 기판 등 완전함에 가까운 단결정재료에 대해서 격자정수의 절대값을 지극히 높은 정밀도로 측정할 수 있는 장치가 판매되고 있다.

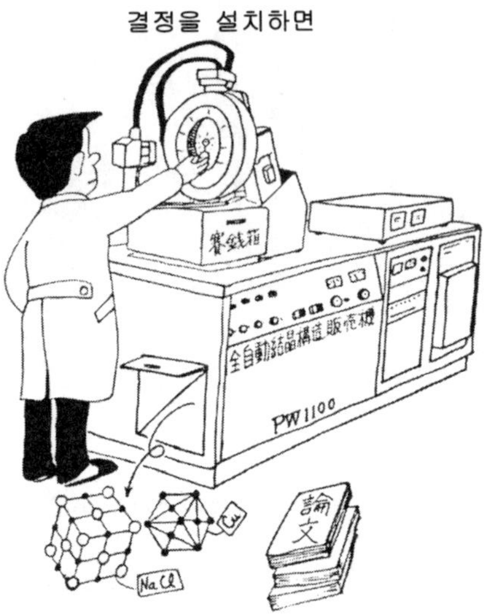

그림 6.0.1 X선결정 구조해석

6. 1 단결정 구조해석

결정구조를 해석하는 전통적인 연구법은 단결정시료에 대해서 측정하는 방법이다. 단결정구조해석을 하기 위해서는 weissenberg camera나 precession camera, X선발생장치, 4축형 X선회절계, 그리고 계산기와 구조해석프로그램을 준비하지 않으면 안된다. 또한 구조해석 경험이 있는 지도자가 필요하다.

결정구조해석은 측정장치와 컴퓨터의 발달에 의하여 정밀하고 또한 신속하게 처리할수 있게 되었다. 1935년부터 1969년까지의 35년간에 약 4500종의 결정구조가 해석되었다. 최근에는 매년 약 4500종의 구조해석결과가 보고되고 있다. 실제로 행하고 있는 구조해석의 대부분은 유기화합물분자의 구조식을 결정하는 목적으로 하고 있다. X선 결정구조해석에서는 분자의 입체구조와 결정 내에서의 분자상호의 배열을 동시에 알아볼 수 있다. 또한 외각전자의 분포에 대한 정보나 화학결합이나 전자상태에 대한 지견까지 얻을 수 있다.

단결정시료에 대해서 구조해석하여 얻어지는 정보량은 분말시료에 대해서 얻어지는 정보량에 비해서 훨씬 많다. 그렇지만 단결정을 인공적으로 육성할 수 있는 물질은 제한되어 있다. 또, 실용재료의 대부분은 다결정질이기 때문에 우수한 성능을 표시한다. 따라서 단결정 X선회절법과 분말 X선 회절법의 우열을 의논하는 것은 의미가 없다.

결정구조해석에는 크게 나누어 두가지 작업이 있다. 제 1의 작업은 결정의 단위격자의 모양과 크기, 그리고 공간군을 결정하는 것이다. 제 2의 작업은 단위 격자속에 포함되고 있는 각원자의 좌표를 결정하는 것이다.

1. 단결정시료의 준비와 회절데이터의 수집

단결정구조해석에서 정밀도가 높은 결과를 얻기 위해서는 [좋은 단결정시료]를 준비할 수 있는가에 달려있다고 해도 좋다. 좋은 시료는 쉽게 얻을 수 있는 것은 아니다. 4축 X선 회절계의 시료로서 무기화합물에서는 직경이 0.1 - 0.5mm정도의 구형이며 또한 적당한 모자이크구조를 갖는 [X선적으로 이상적인 단결정]것이 좋다. 이와 같은 시료를 이용하면 X선에 대한 흡수나 소쇠 효과의 보정이 쉽게 된다.

1) 단결정시료의 구형가공

작은 결정을 구형으로 정형하기에는 Bond의 장치[1] (그림 6.1.1)을 이용한다. 이 장치는 압축공기에 따라 지석(숫돌),(sandpaper를 뭉쳐서 사용한다)의 내벽에 따라 결정이 고속 회전하므로 모서리가 깎아져 둥글게 한다. 다이아몬드 지석을 이용한 미소구형시료 정형장치의 외관을 그림 6.1.2에 표시한다.

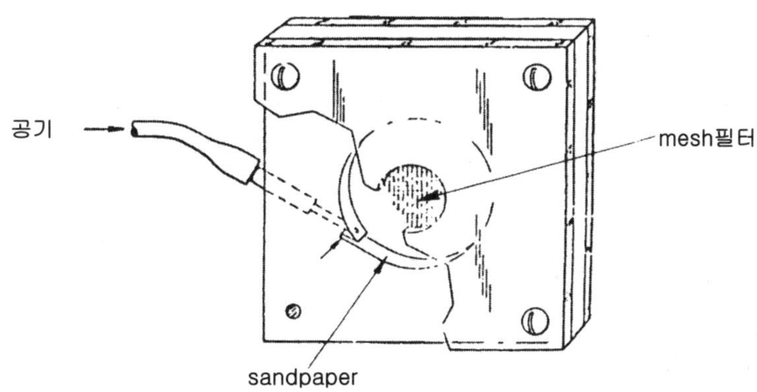

그림 6.1.1 작은결정을 구형으로 정형하는 Bond의 장치[1]

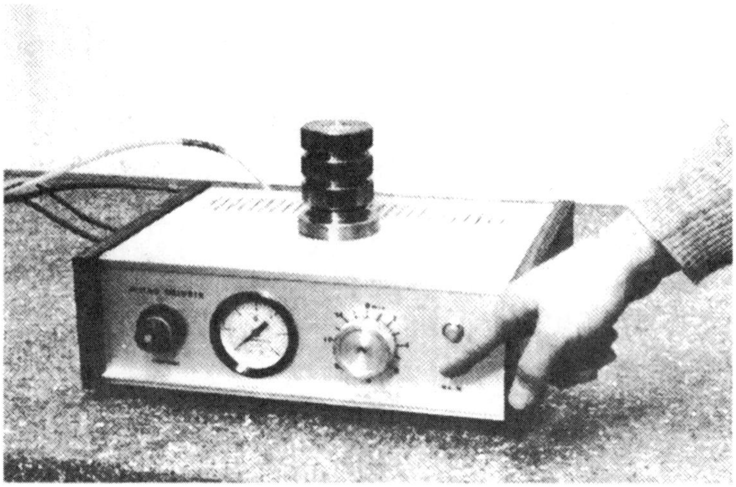

그림 6.1.2 시작한 미소극형시료정형장치

2) Weissenberg camera와 precession camera

[좋은단결정]을 찾기 위해서는 와이젠베르그 카메라(Weissenberg camera) 또는 프리세션 카메라(precession camera)를 이용한다. 우선 단결정을 적당한 접착제로 가느다란 유리관끝에 접착하여 이것을 고니오미터 헤드에 설치한다(그림 6.1.3). 고니오미터헤드는 X축, Y축, Z축방향과 헤드 위쪽의 결정위치를 중심으로 하여 호상(활상태)으로 미조정하는 것이 가능하다.

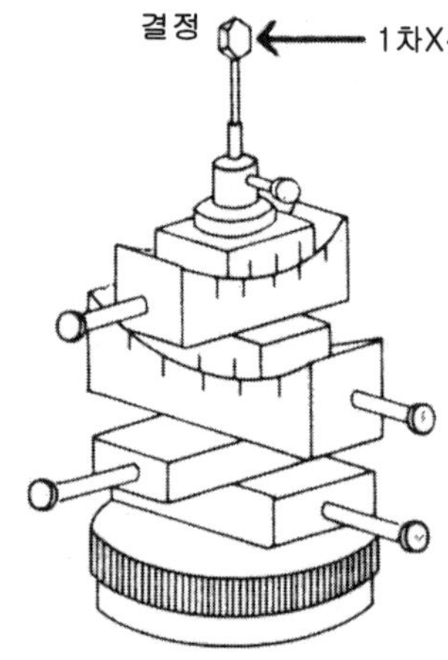

그림 6.1.3 고니오미터 헤드

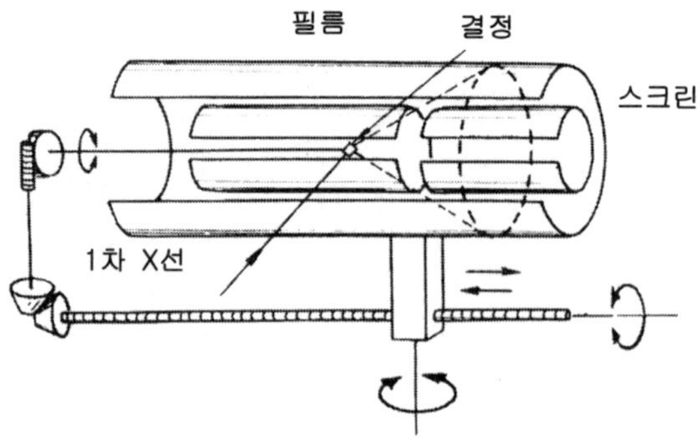

그림 6.1.4 Weissenberg camera의 기구

Weissenberg camera의 기구를 그림 6.1.4에 표시한다. 우선 고니오미터헤드에 설치한 결정을 원통필름의 회전중심에 세트한다. 결정의 회전과 동시에 축방향으로 왕복운동시킨다. 또한 원통형의 스크린을 필름과 결정사이에 두고 환상의 슬리트를 통과하는 회절반점만을 필름에 기록한다. Wessinberg camera에 의하여 임의의 층선 즉, 적도선 $(hk0)$, 제 1층선 $(hk1)$, 제 2층선 $(hk2)$... 의 회절사진이 얻어진다.

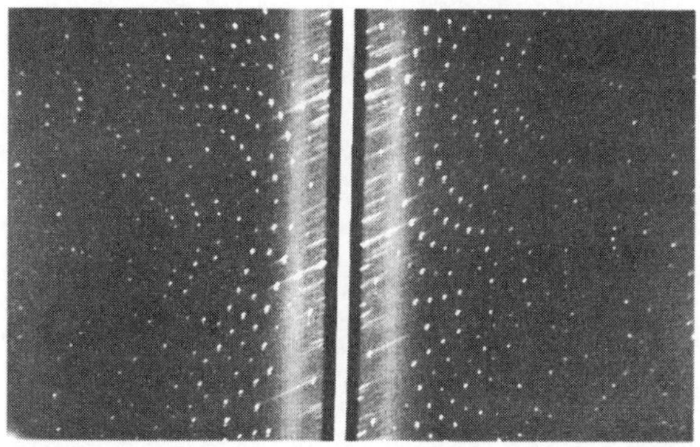

그림 6.1.5 Weissenberg 사진의 예
회절반점이 깨지고 있어서 [좋은결정]이 아니다.

precession camera의 구동기구는 상당히 복잡하며 실물에 접촉하지 않고 이해하는 것은 어렵다(그림 6.1.6). 고니오미터 헤드에 붙인 결정을 카메라에 설치하여 결정의 운동과 연동하여 평판필름을 세차운동 시킨다. 또 필름과 시료사이에 평판스크린을 두고 평판필름과 똑같이 세차 운동시킨다. 스크린에는 환상의 솔리트가 있어 그것을 통과하는 회절반점만이 필름에 기록된다.

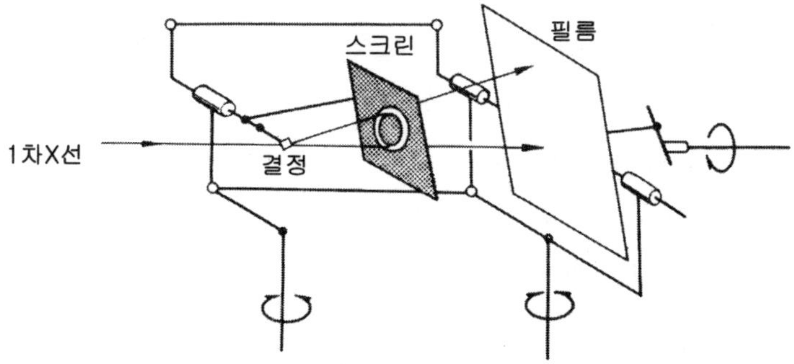

그림 6.1.6 precession camera의 기구

precession사진의 한 예를 그림 6.1.7에 표시한다. 이러한 장치를 사용하면 결정의 한 가지 역격자그물면을 1장의 필름에 찍어낼 수 있다. Weissenberg 사진은 역격자 그물면의 뒤틀어져서 찍어지지만 고각의 반사까지 기록할 수 있다.

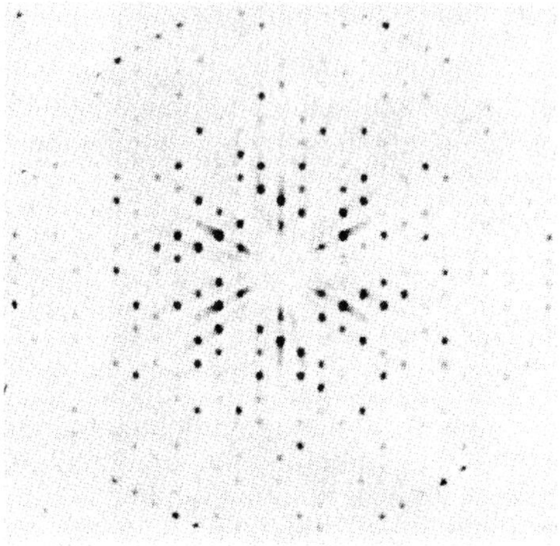

그림 6.1.7 precession사진의 예

precessio camera는 역격자 그물면이 뒤틀어지지 않기 때문에 초격자구조나 산만산란의 해석에 조건은 좋지만 촬영 할 수 있는 각도범위가 좁아서 장치의 구조가 복잡하다는 단점이 있다. 두 가지 장치의 사용하기 쉬운점이나 유효성에는 큰 차이는 없기 때문에 어느 쪽인가의 장치를 준비할 필요가 있다.

사진법으로 얻어지는 결정의 역격자에 관한 정보에서 격자의 병진주기와 대칭성을 알아보고 쌍정이나 초구조의 존재를 검토하여 결정성의 양부나 산란의 유무를 확인한다. 공간군은 역격자점의 소멸치를 알아보고 임의적으로 결정할수 있는 경우도 있지만 일반적으로는 여러 가지 가능한 공간군으로 줄이는 것뿐이다. 초전기나 압전기, 그 외의 물리적 성질을 알 수 있다면 대충중심의 유무나 공간군의 결정에 유효하다. 격자정수에서 구한 단위격자의 크기와 밀도, 화학조성에서 단위격자내의 화학단위수가 구해진다.

Weissenberg사진이나 precession사진은 한번 찍으면 된다는 것은 아니다. 회절반점이 분열하고 있거나 쌍점일경우가 많으므로 결정해석에 적합한 [좋은 단결정]을 찾아내는 것은 그렇게 간단하지 않다. 좋은 결정을 찾을 수 있어도 그 결정의 정대축을 카메라의 회전축에 일치시키는데에 사진을 찍을 필요가 있다. 따라서 Weissenberg camera나 precession camera로서 한 가지 시료에 대해서 대충 데이터를 수집하는데 약 1주일간의 실험이 필요로 한다. 좋은 결정을 찾을 수 있다면 다음에 4축형 X선회절계를 이용하여 데이터를 수집한다.

3) 4축형단결정 X선회절계

단위격자내에서의 각 원자 좌표를 구하기 위해서는 수천에 달하는 회절반점의 적분강도를 측정할 필요가 있다. 그러기 위해서는 X선회절계

(fourcircle X-ray diffactometer)를 이용하는 (그림 6.1.8 그림 6.1.10). 이 장치는 4가지 회전축을 갖춘 고니오미터 고압발생장치 계수기록회로 및 제어용 컴퓨터로 된다. X선원으로서는 $MoK\alpha$선이 검출기로서는 섬광계수기(scintillation counter)가 사용되는 것이 많다. 고니오미터헤드의 결정을 4개의 회전축중심에 설치하여 정확하게 조정하며 직경 0.5-1mm정도의 조사 X선 다발로 완전히 쐬게 한다. start단추를 누르면 장치가 자동적으로 일정한 공간을 주사하여 주요한 회절반점을 검출하고 격자정수를 산출한다. 그 값을 Weissenberg camera등으로 구한 값과 비교하여 타당하다면 데이터수집 작업으로 옮긴다. 경우에 따라서는 결정격자를 변환을 한다. 장치는 모든 가능한 치수의 반사에 대해서 적분강도를 정확하게 또한 자동적으로 측정, 기록한다. 이 장치는 다음 특징을 갖고 있다.

① 입사 X선, 결정 및 검출기에서는 적도면상에서 측정하므로 모든 반사에 대해서 측정의 기하학적 조건이 같다.

② 회절조건을 만족시킬 수 있게 결정을 회전할 때 ω, χ, ϕ의 한 가지에 자유도가 있어 동일한 반사를 그 반사 백터의 주위에 회전시켜 측정하는 것이 가능하며 다중반사등을 검출할 수 있다.

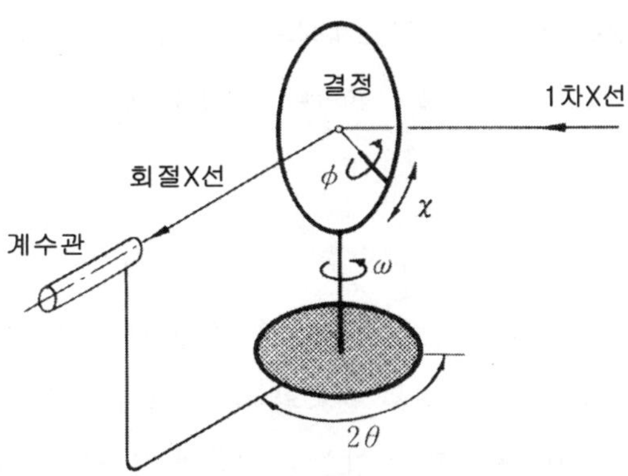

그림 6.1.8 4축형 X선회절의 기구

2. 결정구조의 결정

결정구조해석에서는 4축형 X선회절계에 의한 각 회절반점의 적분강도 I_{hkl}의 측정이 실험의 최종단계이다. 나머지는 계산기에 의한 데이터처리이다.

우선 6.1.1에서 관측한 결정구조인자 F_{hkl}의 절대값을 계산한다.

$$| F_{hkl} | = k\left(\frac{I_{hkl}}{L \cdot P \cdot A \cdot Y}\right)^{\frac{1}{2}} \qquad (6.1.1)$$

여기서 L은 로오렌쯔인자, P는 편광인자, A는 흡수인자, Y는 2차 효과를 보정하는 인자(extinction factor), k는 치수인자(scale factor)이다. Y와 k는 최소제곱법에 의한 구조의 정밀화단계에서 구하는 값이며 여기서는 1로 두면 된다.

결정내의 전자밀도분포와 결정구조인자 사이에는 식 6.1.2의 관계가 있다.

$$F_{hkl} = V \int\int\int \rho(xyz) \exp\ \{2\pi i(hx + ky + lz)\} dxdydz \qquad (6.1.2)$$

$\rho(xyz)$는 단위격자내의 위치 xyz에서의 전자밀도, V는 다누이격자의 체적이다. 이 식을 역 푸우리에 변환하면 식 6.1.3에 표시하는 급수의 회로가 된다.

$$\rho(xyz) = \frac{1}{V}\sum_h\sum_k\sum_l F_{hkl} \quad \exp\ \{-2\pi i(hx + ky + lz)\} \qquad (6.1.3)$$

따라서 F_{hkl} 를 알면 $\rho(xyz)$를 계산 할 수 있다. 측정한 적분강도에서 식 6.1.1에서 구해지는 값은 $| F_{hkl} |$이다. F_{hkl} 와 $| F_{hkl} |$ 사이에는 식 6.1.4의 관계가 있다.

$$F_{hkl} = | F_{hkl} | \exp\ \{i\varphi(xyz)\} \qquad (6.1.4)$$

이 $\varphi(xyz)$를 알아놓는 것이 결정구조해석의 열쇠이다. 위상문제는 기계적으로는 계산할수 없어 구조해석에 있어서 최대의 난관이다. 이것을 해결하기 위한 수법을 아래에서 설명한다.

1) 중원자법

단위격자내에 비교적 무거운 원자를 여러개 포함하는 결정에서는 우선 패터슨함수(Patterson function)로 계산하여 무거운 원자의 대략 위치를 구한다. 다음에 이것에 의하여 결정되는 위상을 사용하여 푸우리에 합성을 행하여 가벼운 원자의 위치를 차례로 결정

해 나간다. 패터슨 함수 $P(xyz)$는 $|F_{hkl}|^2$를 계수로 하는 푸우리에 합성의 계산으로 구해진다.

$$P(xyz) = \frac{1}{V}\sum_h\sum_k\sum_l |F_{hkl}|^2 \cos\{2\pi(hx+ky+lz)\} \qquad (6.1.5)$$

전자운이 확대함을 안가진다고 가정한다면 패터슨 함수는 원자번호의 적을 중가로 하는 미러 원자간 백터의 집합이라고 볼 수 있다.

이것이 결정구조를 해명하는 실마리로 된다.

2) 직접법

patterson함수에서는 우선 중원자의 위치를 추정하고 이것에서 간접적으로 위상 φ를 구한다. 이것에 대해서 직접법은 처음부터 위상을 결정하려고 한다. 지수 hkl가 있는 특별한 관계를 갖는 구조인자의 한쌍에는 그런 위상사이에 0이나 $\pi/2$등의 간단한 관계가 있다. 최초는 몇 개의 반사의 위상으로 차례로 다른 반사의 위상을 추정한다. 이렇게 하여 될 수 있는 한 많은 반사의 위상을 서로 모순없이 설명할 수 있으면 이러한 반사를 이용하여 푸우리에 합성을 행하여 원자위치를 구한다. 직접법은 유기화합물의 구조해석에는 상당히 유효하며 현재로서는 세계중에서 구조해석의 논문의 약 40%가 직접법의 프로그램 MULTAN을 이용하고 있다고 한다.

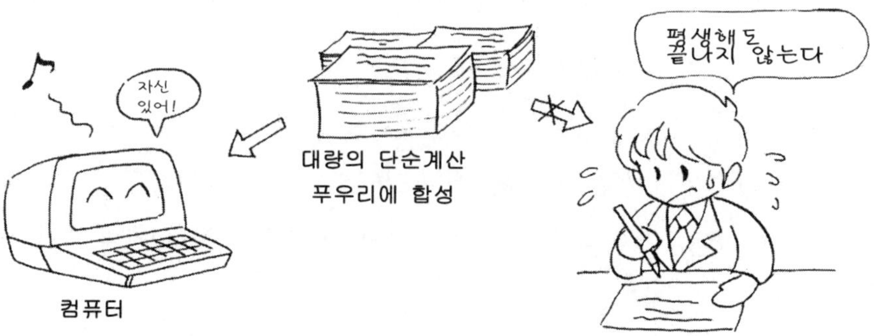
자신 있어!
대량의 단순계산
푸우리에 합성
평생해도 끝나지 않는다
컴퓨터

그림 6.1.9 단순계산을 좋아하는 컴퓨터

직접법은 대칭성이 높은 간단한 구조에 대해서는 성공하지 못할 수가 있다. 의대칭을 갖는 구조에서는 더욱 곤란하다. 또 패터슨 함수법으로 해석 할 수 없는 구조는 직접법이라도 해석하기 어렵다고 한다.

3. 결정구조의 정밀화

개략의 결정구조가 결정되면 최소제곱법으로 구조파라미터의 정밀화를 나타낼수 있다. 최소로 하는 것은 다음 값이다.

$$\Delta = \sum \omega\left\{k \mid F_O \mid - \mid F_c \mid ^2\right\} \qquad (6.1.6)$$

여기서 k는 치수인자, ω는 각반사에 대한 중가, F_o와 F_c는 각반사의 구조인자의 관측값과 계산값이며 전반사에 의해서 집계한다. hkl반사의 F_c는 식 6.1.7로 계산한다.

$$F_c = \sum_{n=1}^{N} f_n T_n \ \exp\left\{2\pi i(hx + ky + lz)\right\} \qquad (6.1.7)$$

여기서 f_n 와 T_n는 단위격자내의 n번째 원자의 원자산란인자와 온도인자이다. 식 6.1.7은 단위격자내의 N개의 전원자에 대해서 식을 구한다.

원자산란이자 f는 원자의 종류와 $\sin\theta/\lambda$에 의하여 결정되며 이상분산항도 고려하면 식 6.1.8로 나타낸다.

$$f = f^0 + \Delta f' + i\Delta f'' \qquad (6.1.8)$$

여기서 f^0은 $\sin\theta/\lambda$의 함수이지만 $\Delta f'$과 $\Delta f''$는 이용한 X선의 파장과 시료중의 원자의 종류에 따라 결정되는 정수이다.

원자의 열진동이 등방성이라고 가정한다면 온도인자 T는 식 6.1.9로 나타낸다.

$$T = \exp(-B \cdot \frac{\sin^2\theta}{\lambda^2}) \qquad (6.1.9)$$

$$T = \exp\left\{-(h^2B_{11} + k^2B_{22} + l^2B_{33} + 2hkB_{12} + 2klB_{23} + 2lhB_{13})\right\} \qquad (6.1.10)$$

여기서 $B, B_{11}, B_{22}, \ldots..$는 최소제곱법에 의하여 정밀화된 온도인자의 파라미터이다.

신뢰도인자

가정한 개략의 구조가 옳다면 신뢰할 수 있는 프로그램을 이용하여 올바른 순서로 계산하면 최소제곱의 과정에서 문제가 일어나는 일은 거의 없다. 얻어지는 결과의 정도는 신뢰도인자 (reliability factor, R인자)라고 불리는 식 6.1.11의 갑을 기준으로 평가한다.

$$R = \frac{\sum||F_0| - |F_c||}{\sum|F_o|} \tag{6.1.11}$$

R값을 구할 때는 측정범위에 본래 존재해야할 모든 반사에 대해서 식을 세우는 것이 옳다. 그러나 관측된 반사에 대해서는 화를 취할 때도 있다.

중가를 이용할 경우에는 무게를 붙인 신뢰도인자 R_ω를 이용한다.

$$R\omega = \left\{ \frac{\sum\omega(|F_0| - |F_c|)^2}{\sum\omega|F_0|^2} \right\}^{\frac{1}{2}} \tag{6.1.12}$$

간단한 구조의 무기결정(독립한 반사수가 100개정도, 파라미터수가 10개 전후) 최종적인 R인자의 값은 1-3%이다. 복잡한 결정(독립한 반사수가 1000개정도, 정밀화하는 파라미터수가 50개 전후)에서 8%이하이다. R원자의 값이 이것보다 큰 것은 아래와 같은 이유에 의해서이다.

① 파라미터의 값을 완전히 수렴하지 않고 있다.

② 초기값으로 입력한 구조모델에 잘못이 있다.

③ 최소제곱의 프로그램, 또한 그 사용법에 잘못이 있다.

④ 결정에 무엇인가의 구조를 부정할 수 있다.

해석결과를 R인자만으로 평가하는 것은 적당하지 않다. 얻어진 최종 $F_0 - F_c$표를 점검하여 이상하게 큰 차이가 있는 반사를 조사하거나 $|F_0| - |F_c|$를 계수로 하는 차는 푸우리의 합성도에서 잔존피크의 유무를 알아내는 것도 중요하다. 논문중의 구조해석정밀도를 평가할 때는 파라미터의 수, 얻어진 파라미터의 오차의 크기 등을 고려하여 종합적으로 판단할 필요가 있다.

4. 단결정의 구조해석 예

1) $Sr_2Ta_2O_7$의 결정구조

$Sr_2Ta_2O_7$는 $T_c = -107℃$의 강유전체로 1975년에 발견되었다.

precession camera와 Weissenberg camera로 여러 각도의 방향에서의 회절사진을 찍은 결과 $a = 3.937\,Å$, $b = 27.198\,Å$, $c = 5.692\,Å$의 직방정계라는 것을 알 수 있었다. 회절

반점의 소멸칙이 hkl반사에 대해서 $h+k=2n$, $h0l$반사에 대해서 $l=2n$라는 것에서 가능한 공간군은 $Cmc2_1$, $C2cm$, $Cmcm$의 3종류로 좁혀있다. 실온에서 상유전상이어야 하며 저온에서는 c축방향으로 자발분극하여 $Cmc2_1$로 된다고 예상되는 점에서 $Cmcm$가 타당한 공간군 일 것이라고 추정된다.

이 결정은 b축에 평행으로 쉽게 벽개하므로 수십개의 시료에 대해서 회절사진을 찍어 매우 좋은 시료 ($0.166\times0.024\times0.166mm^3$)를 선별하였다.

미량의 접착제를 이용하여 직경 $0.1mm$의 유리모세관의 앞끝에 시료를 고정하여 4축형 X선회절계로 회절강도데이터를 측정하였다. graphite 모노크로미터로 단색화한 $MoK\alpha$선을 이용하여 $2\theta<100°$의 영역으로 $|F_o|>3\sigma(|F_o|)$되는 독립반사 697개를 얻었다.

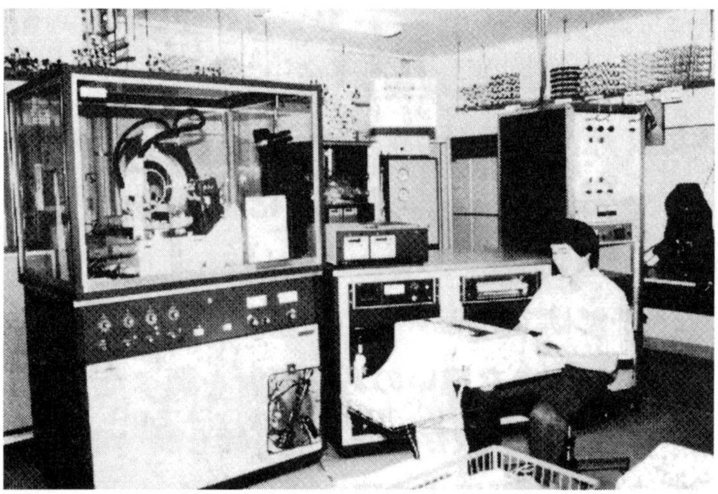

그림 6.1.10 4축형 단결정 X선회절계의 전경
(1000℃로 격자정수를 측정중)

각 반사에 로렌쯔 인자와 편광인자를 보정하여 시료의 외형을 고려한 흡수보정을 했다.

$2\theta<60°$의 독립한 반사를 이용하여 $|F_o|^2$를 계수로 하는 패터슨 합성을 하여 중간원자(Sr, Ta)의 위치를 구했다. 얻어진 중eks원자의 위치를 입력하여 F_c를 계산하여 R원자로서 0.18을 얻었다. 다음에 F_o와 F_c와의 차이를 계수로 하는 차푸우리에 합성을 하여 산소원자의 위치를 구했다.

최소제곱법을 이용하여 모든 원자의 좌표 파라미터와 중원자의 등방성온도인자를 정밀화한 결과 R인자는 0.10으로 되었다. 중원자에 이방성온도인자를 적용하여 R인자는 0.06으로 되었다. 또한 등방성의 2차 소쇠효과를 보정하여 최종 R인자로서 0.036을 얻었다. 완전 매트릭스 최소제곱법으로 정밀화한 파라미터의 수는 9개의 독립된 원자의 위치좌표가 10, 4개의 중원자의 이방성온도인자가 12, 5개의 산소의 온도인자가 5, 소쇠파라미터 1, 치수인자(scale factor) 1의 합계 29이다.

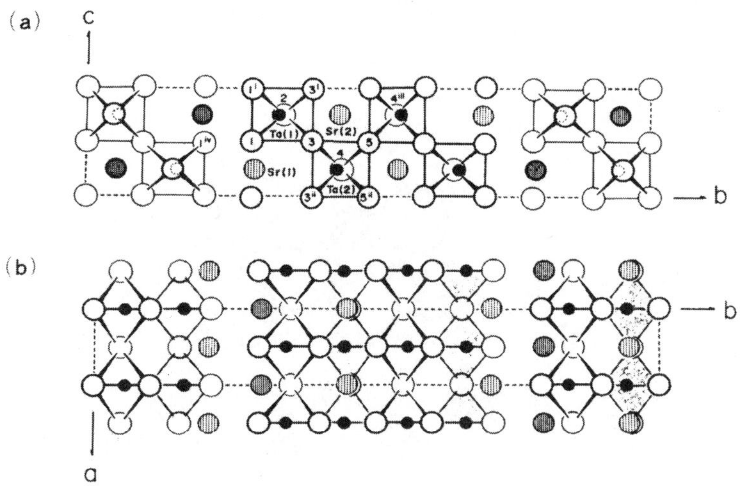

그림 6.1.11 $Sr_2Ta_2O_7$의 결정구조[2)]

(a) a축 방향에서 투영한 구조

(b) b축 방향에서 투영한 구조

이 구조는 perovskite구조를 취하는 층이 b축에 수직으로 되어 있어 초전도성을 표시하는 구조와 유사성이 있다.

해석한 $Sr_2Ta_2O_7$의 구조[2)]를 6.1.11에 표시한다.

2) 2173K에 있는 $\alpha-Al_2O_3$의 결정구조

4축형 X선회절계에 마이크로버너를 설치하여 $\alpha-Al_2O_3$의 고온구조를 해석한 결과를 소개한다.

베르누이(Bernoulli's)법으로 육성한 단결정에서 0.4mm, 길이 15mm의 원주를 잘라내어 연마한 시료이다. 고니오미터헤드에 설치한 시료 끝을 프로판-산소혼합가스를 이용한

마이크로버너로서 2173K로 가열하여 회절데이터를 측정하였다. 실험결과[3)]을 그림 6.1.12와 표 6.1.1에 표시한다.

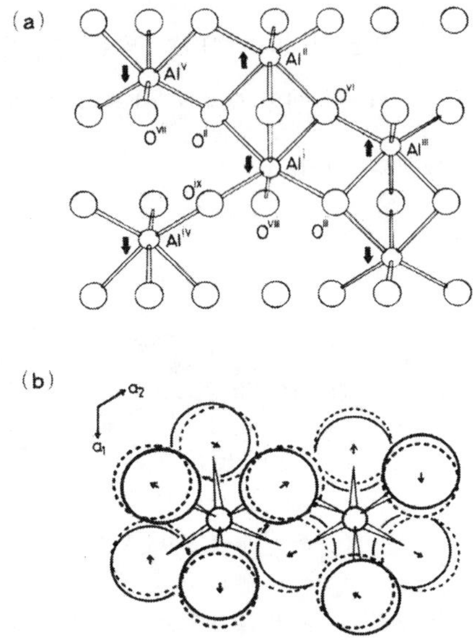

그림 6.1.12 $\alpha - Al_2O_3$결정의 온도변화[3)]
고온에서는 화살표방향으로 원자가 이동한다.

표 6.1.1 $\alpha - Al_2O_3$의 격자정수와 원자파라미터[3)]

		300K	2170K
	a	4.754 (1) Å	4.884 (2) Å
	c	12.99 (2)	13.27 (2)
Al	z	0.35228 (5)	0.3533 (2)
	U_{11}	0.0051 (2) Å^2	0.0299 (22) Å^2
	U_{33}	0.0019 (2)	0.0255 (22)
	B_{iso}	0.32	2.25
O	x	0.3064 (3)	0.307 (1)
	U_{11}	0.0051 (3) Å^2	0.0282 (28) Å^2
	U_{22}	0.0051 (4)	0.0290 (37)
	U_{33}	0.0025 (3)	0.0275 (33)
	U_{23}	0.0007 (2)	0.0046 (24)
	B_{iso}	0.33	2.22

고온에서 Al원자는 근접하는 Al-Al원자간 거리를 균등화하는 방향으로 움직이고 있다. 이것에 대해서 O원자는 밀집하게 충전하고 있는 면에서는 O-O원자간 거리를 균등화하는 방향으로 조금 움직이고 있다. Al원자와 O원자의 이와 같은 움직임에 의하여 Al를 둘러싸여 O의 배위 8면체에서는 2종류의 Al-O결합의 길이 비가 실온에 비해서 훨씬 크게 되고 있다.

5. 절대구조의 결정

오른손과 왼손처럼 경면대칭의 관계에 있어서 서로 겹쳐 합칠수 없는 구조가 있다. 그림 6.1.13과 같이 겹쳐 합칠 수 없는 분자는 물질은 광학활성에서 선광성을 표시한다. 유기화합물에서는 그리셀알데히드의 우선성이성체에서 합성할 수 있는 화합물의 절대배치를 $D-$로 좌선성이성체에서 합성할 수 있는 화합물의 절대배치를 $L-$로 기술하고 있다. D와 L은 실제 화합물의 우선성, 좌선성하고는 무관하다. 광학활성체의 절대배치를 결정하는 것은 보통 X선결정구조 해석에서는 불가능하지만 X선의 이상분산을 이용하면 가능하다.

프리델(Friedel)의 법칙에 의하면 결정의 반사강도는 변의 앞(hkl)과 뒤(hkl)가 같다. 따라서 대칭중심이 없는 화합물의 경우에도 회절상은 대칭중심이 있는 것처럼 거동한다.

$$I(hkl) = I(\overline{hkl}) \tag{6.1.13}$$

그리고 회절강도의 관찰만으로는 극축의 방향을 판정하는 것은 불가능하며 $D-$체와 $L-$체의 구별을 할 수 없다.

그렇지만 입사X선의 파장이 결정내에 있는 어떤 원자의 흡수단(끝부분)의 파장보다도 약간 짧으면 그 원자중의 전자가 여기되어 이상분산이 일어난다. 그 결과 산란되는 X선은 약간 위상차가 생겨 식 6.1.13은 성립하지 않게 된다. 그래서 주어진 원자배치에 대해서 $I(hkl)$과 $I(\bar{h}\bar{k}\bar{l})$를 계산해 놓고 실측값과의 대소관계를 비교하여 절대배치를 알아 볼 수 있다.

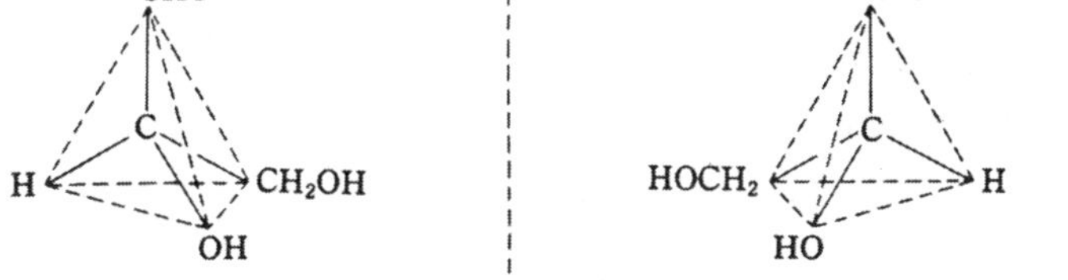

$D-(+)-$그리셀알데히드 $L-(-)-$그리셀 알데히드

그림 5.1.13 키라루 분자의 예

6.2 단결정의 방위결정

단결정의 방위를 결정하는 것은 단결정을 육성할 때나 단결정에서 필요한 결정면을 잘라낼때 필요한 기술이다. 단결정의 방위를 결정할 때는 빛을 이용하는 방법과 X선을 이용하는 방법이 있다. 광상법은 결정표면을 에칭(etching)하여 현미경으로 부식공의 반사를 관찰하는 방법이다. 잘 발달한 평면으로 둘러싸여있는 결정이나 벽개하기 쉬운 결정은 광학적 고니오미터로 방위를 결정할 수 있다. 코노스코프나 간섭상을 이용하는 방법도 있다.

X선을 이용하는 방위결정은 작은 결정에서는 Weissenberg camera나 precession 투과라우에법은 결정이 얇은 경우에 적용할 수 있지만 배면반사라우에법은 두꺼운 시료에 대해서도 특별한 준비없이 측정할 수 있는 점에서 우수하다. 잘라낸 면이 결정면에서 얼마나 빗나가고 있는가를 검사하는 전용기(cut 면 검사기)도 판매되고 있다.

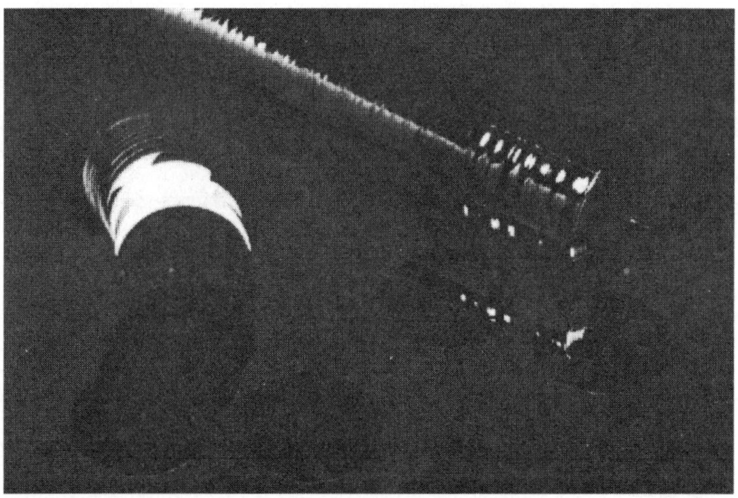

그림 6.2.1 반도체용 실리콘 단결정과 실리콘 웨이퍼(silicon wafer)

1. 배면반사 라우에법에 의한 방위결정

라우에법에서는 연속 X선을 사용한다. 일반으로 W양극의 X선 관구를 이용하지만 Mo나 Cu양극의 X선관구로서 측정할 수도 있다.

라우에법에서는 연속 X선의 파장범위 $(\lambda_1 - \lambda_2)$에 대응하여 반경이 $1/\lambda_1$과 $1/\lambda_2$의 에왈드(P.P.Ewald)구의 사이에 있는 영역의 역격자 점에서 회절이 일어난다(그림 6.2.2). 하나의 정대에 속하는 모든 면의 반사는 정대축을 축으로 하는 원추면상에 있다. 또한 원추의 반정각은 정대축 X선빔을 이루는 각 ϕ과 같다9그림 6.2.3). 따라서 그들의 반사는 필름상에서는 쌍곡선상의 점으로 기록된다. 배면반사라우에 사진의 해석에는 Greninger의 도표4)가 이용된다(그림 6.2.4).

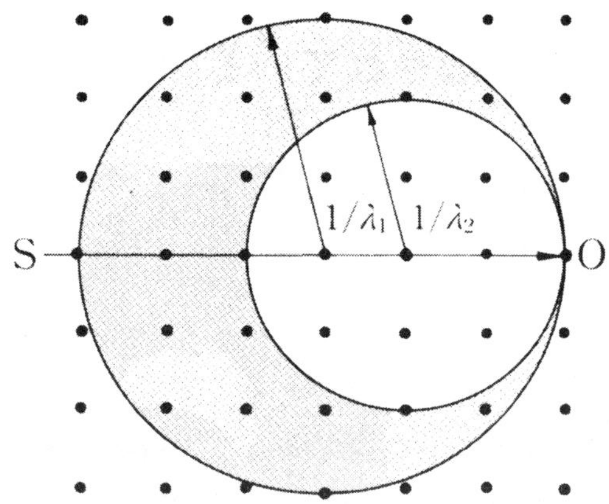

그림 6.2.2 회절이 일어나는 역격자공간

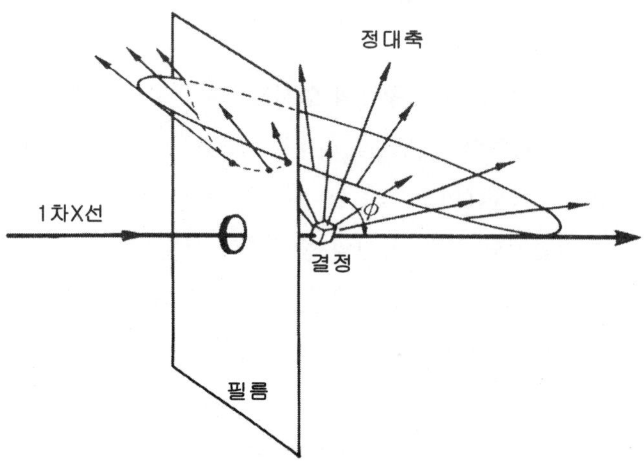

그림 6.2.3 배면반사라우에법의 회절조건

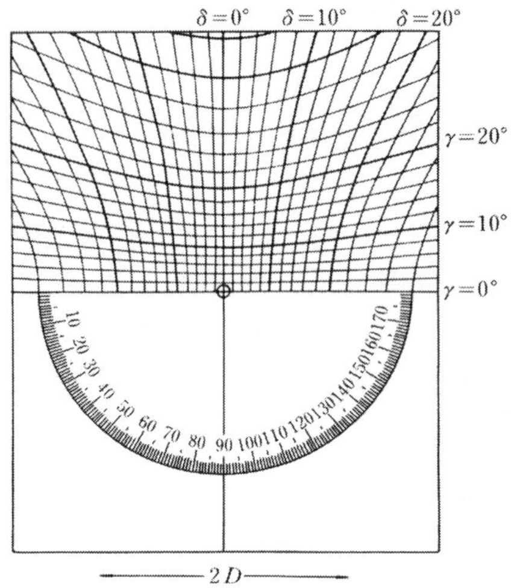

그림 6.2.4 Greninger의 도표[4)]

그렇지만 방위가 알 수 없는 결정에 대해서 측정한 라우에사진의 해석은 곤란하다. 실제로는 특정한 결정면이 입사X선에 대해서 올바르게 위치하게 결정을 조금씩 움직여서 몇 번이라도 사진을 찍어 올바른 방위로 보정할 필요가 있다.

이 문제를 해결하기 위해 퍼스널컴퓨터를 이용하여 여러 가지 방위에 대한 배면반사 도형을 작도하여 촬영한 필름과 비교하여 방위를 결정하는 방법이 있다. 이 프로그램에서는 아래와 같은 작업을 한다.

① 결정의 격자정수, 결정에 대한 종종의 입사X선의 방위, X선의 파장범위 및 필름과 결정과의 거리를 입력하여 배면반사라우에 도형을 계산하여 indexing of powder patterns를 하여 디스플레이로 표시한다.

② 세가지 다른 회절반점의 지수, 사진의 중앙에서 회절반점까지의 거리 및 필름과 결정의 거리를 입력하여 입사 X선에 수직으로 되는 면의 지수를 최소제곱법으로 계산한다. 그리고 스테레오 투영도를 디스플레이로 표시한다.

아크이미지를 플로팅존법으로 종종의 방위를 갖는 단결정을 육성할 수 있다. 이 방법으로 육성한 4.2mol이트리아 부분안정과 지르코니아(Y-PSZ)를 육성방향에 수직으로 절단하여 이 면에 수직으로 되는 방향에서 X선을 조사하여 라우에사진을 촬영하였다. 얻어진 배면반사라우에상과 퍼스널컴퓨터에 의한 슈미레이션 도형을 그림 6.2.5에 표시한다[5)]. 그림에서 (a)와 (c), (b), (d)는 잘 대응하고 있으며 결정의 육성방향은 (a)가 거의 [100], (c)는 거의 [210]이라는 것을 알아볼 수 있다.

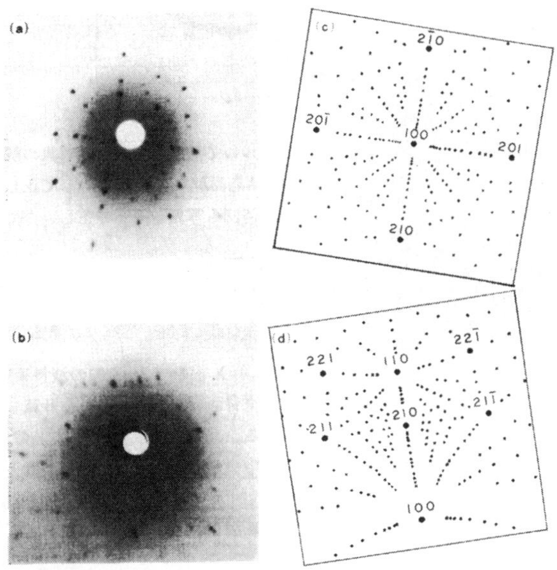

그림 6.2.5 Y-PSZ결정의 배면반사라우에 사진의 방위[5)]

2. 결정방위검사기

결정방위검사기(컷 면검사기)는 단결정에서 잘라낸 면이 특정한 면부터 어느 정도 빗나가고 있는가를 간단하게 측정할 수 있는 전용검사기이며 생산현장에서 널리 사용되고 있다(그림 6.2.6).

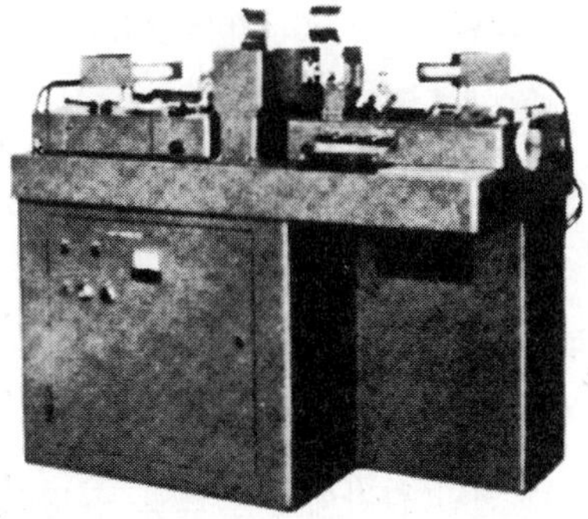

그림 6.2.6 결정방위 검사기[6)]

또 결정의 방위를 X선으로 측정하여 위치를 결정하여 그대로 절단기로 옮겨 2차 가공할 수 있는 어태치먼트가 시중에 판매되고 있다(그림 6.2.7).

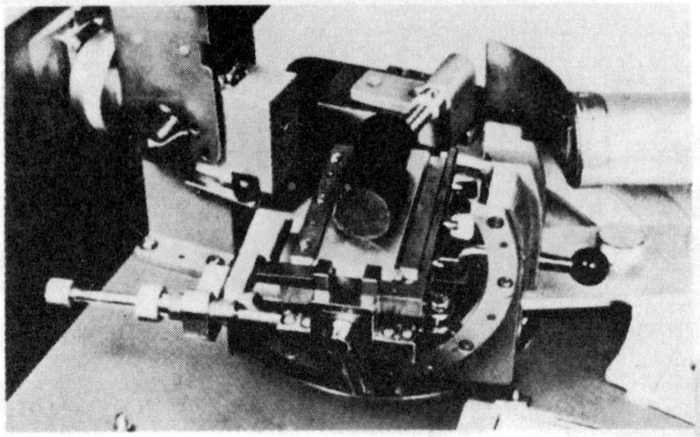

(a)

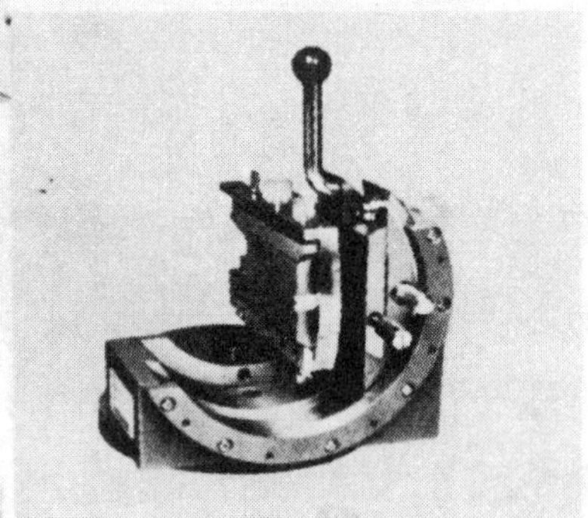

(b)

그림 6.2.7 결정방위측정가공장치[6)]

6. 3 X선 토포그래프 법

X선의 회절현상을 이용하여 단결정중에 포함되고 있는 결함이나 격자뒤틀림을 측정하는 방법을 X선 토포그래프법(X-ray diffraction topography)또는 X선의 방식이 있지만 랑그(Lang)법이 아주 많이 이용되고 있다.

X선 토포그래프법에서 전위밀도가 $10^{3-4}/cm^2$이하의 양질의 단결정에 대해서 하나하나의 결함(전위, 적층결함, 쌍정면, 불순물의 석출, 편석등)을 관찰할수 있다.

이 방법의 분해능은 최고 1-2㎛정도이다. 이것은 X선원의 크기, 장치의 기하학적 조건, X선의 파장폭, 사진건판의 입자의 크기 등에 따라 결정된다. X선에는 렌즈계를 사용할수 없어 상의 확대는 고분해능의 건판(원자핵건판)으로 촬영한 상을 광학적으로 10-100배로 확대하는 것에 의하여 행한다.

시료의 두께는 투과법에서 0.2-1mm정도가 보통이다. 몇 cm이상의 크기의 결정에 대해서 비파괴적으로 검사할 수 있는 장치가 판매되고 있다.

1. 랑그 법

랑그(Lang)법은 많이 보급되고 있는 토포그래프법이며 장치의 원리를 그림 6.3.1에 표시한다. 그림에서 미소초점에서 나온X선다발을 완전에 가깝고 얇은 결정에 조사하여 브래그 반사를 일으키게 한다. 제 2슬리트로서 발산각을 좁게 해 나가면 $K\alpha_1$회절선 밖에 반사하지 않게 할 수가 있다. 결정을 투과한 입사방향의 X선다발을 제 3슬리트에서 멈추어 회절선만을 건판에 기록한다.

이와 같은 반사조건을 만족시키면서 결정과 건판을 결정면에 따라 왕복운동시키면 넓은 영역의 결함을 1장의 사진에 담을수 있다. 프로세스 처리를 한 실리콘 웨이퍼에 대해서 대형 랑그카메라로 측정한 결합상을 그림 6.3.3에 표시한다.

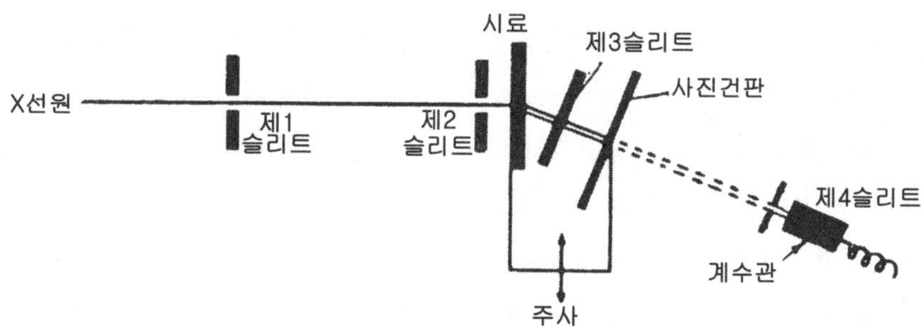

그림 6.3.1 랑그법의 원리

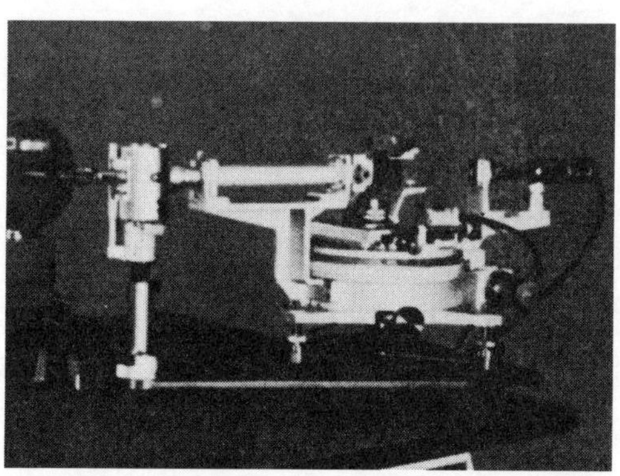

그림 6.3.2 모노크로미터를 설치한 랑그카메라[6)]

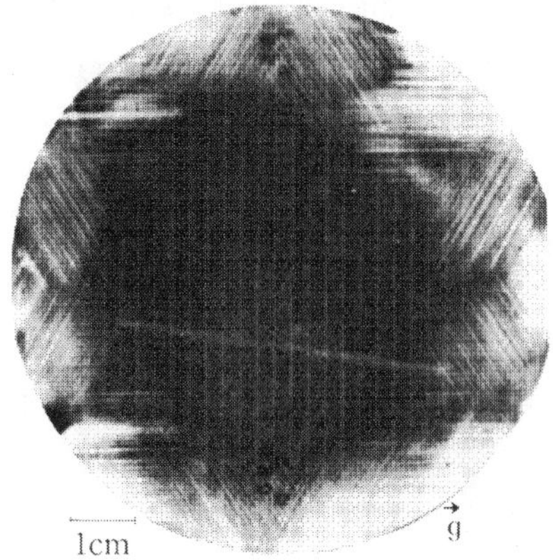

그림 6.3.3 랑그카메라로 측정한 3인치 시리콘웨이퍼의 X선 포토그래프상

2. 베르그-바렛트법

베르그-바렛트(Berg-Barrett)법은 반사법으로 측정하기 위해 표면가까이의 결합을 알아보는데 적합하다. 회절조건이 엄하지 않기 때문에 완전성이 좋지 않은 결정의 입계등의 관찰도 할 수 있다. 이 방법의 상의 콘트라스트는 소쇠 효과의 감소에 의하여 생긴다.

베르그-바렛트법의 배치를 그림 6.3.4에 표시한다. 그림에서 X선원을 멀리하여 적당한 슬리트에 의하여 평행성을 있게 한 X선다발을 결정에 입사시킨다. 사진건판은 결정표면의 가까이에 두고, 회절선이 건판에 수직으로 들어오게 한다. 이와 같은 조건을 만족시키기 위해서는 X선을 결정표면에 대해서 작은 각도로 입사시켜 회절선의 거의 법선방향으로 나오게 하는 비대칭반사를 선택할 필요가 있다. 그러기 위해서 교차한 반사면을 사용하는 등의 제약이 있다.

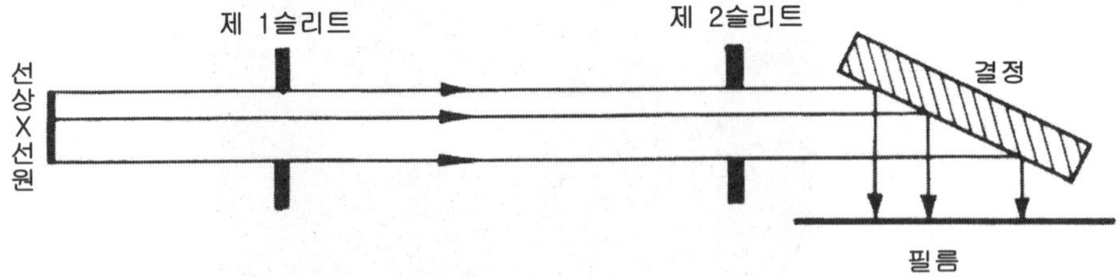

그림 6.3.4 베르그-바렛트법의 원리

결정의 표면에 다이아몬드 압자를 강하게 밀어붙이면 압자를 제거하여도 영구변형이 남아있다. 그리고 표면의 근방에는 변형에 의해 생긴 잔류응력(residual stress)이 있어 압흔의 가까이에서는 격자를 뒤틀어지고 있다. MgO단결정에 비커스 압자(Vickers indenter)를 압입하여 압흔의 근방을 광학현미경과 베르그-바렛트법으로 조사한 결과[7]를 소개한다. MgO단결정의 (100)면에 925g의 압력으로 비커스압자를 압입하면 40×40㎛의 압흔이 생긴다. 위 뒷면을 염화암모늄-유산-수계의 에칭액으로 조금씩 용해 · 제거한 거셍 대한 측정을 하였다(그림6.3.5).

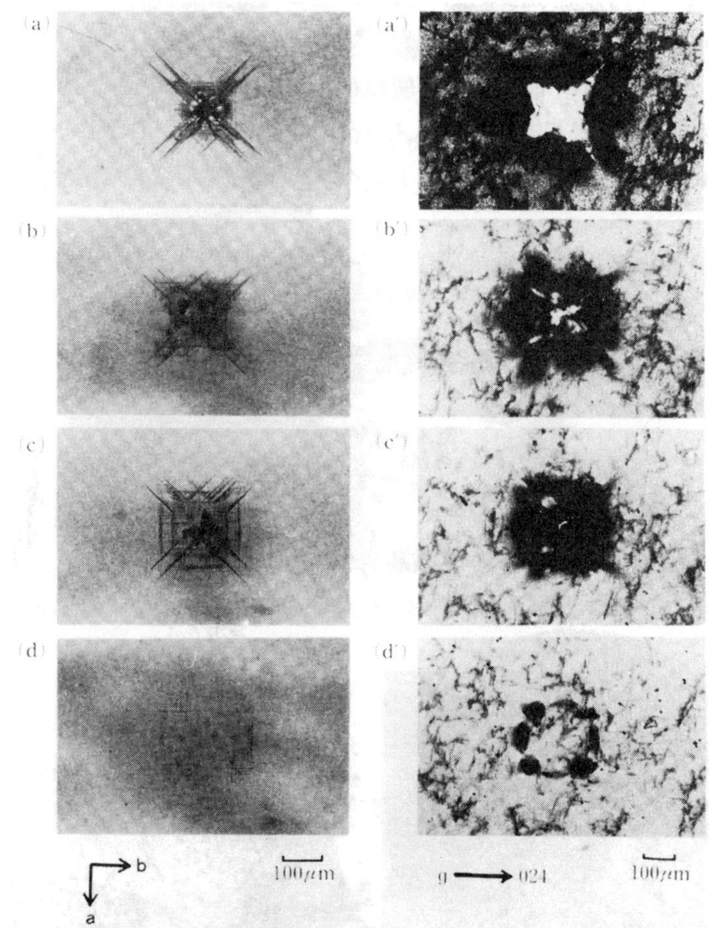

그림 6.3.5 MgO단결정에서의 비커스 압자 압흔근방의 에칭상과 X선 토포그래프상[7]

(a)는 표면가까이, (b)는 표면에서 55μm, (c) 100μm, (d)는 표면에서 170μm제거한 시료에 대해서 측정한 에칭상이다. 같은 시료에 대해서 촬영한 X선토포그래프상이 (a'),(b'),(c'),(d')이다. 또한 이러한 사진에서는 회절벡터의 방향을 9100)면으로 투영, g→024로 표시하고 (a')의 중심의 하얀 부분은 크게 소성변형한 영역이며 회절조건을 만족하지 않으므로 하얗게 보인다. 그 바깥쪽에 화변상으로 퍼지는 검은 영역은 격자뒤틀림에 의한 콘트라스트이다. 그 주위에 잇는 불규칙한 실상태의 콘트라스는 전위에 의한 뒤틀어짐에 의거하므로 생성하는 전위의 종류와 분포를 추정할 수 있다. 이것에 의거하여 뒤틀림 콘트라스트를 계산하면 X선 포토그래프상과 잘 대응한다.

3. 2결정법

두결정 분광계를 이용하여 제 1결정에서 평행성이 좋은 빔을 만들어 이것을 시료인 제 2결정에 조사한다. 제 2결정의 표면에 전위 등이 있으면 격자정수나 방위가 약간 변화하여 콘트라스트를 생기게 한다.

결정의 배치에는 몇가지 방식이 있다. 분해능이 매우 높은 (+,-)평행배치를 그림 6.3.6에 표시한다. 제 1결정과 제 2결정은 같은 결정의 같은 회절면을 이용할일이 많다. 이 장치는 격자뒤틀림에 대해서 높은 각도분해능(10^{-5}-10^{-7} rad)을 갖고 있어 완전에 가까운 결정의 평가에 사용된다.

주사형 2결정 도포그래프 고니오미터를 사용하여 실리콘 웨이퍼에 대해서 (440)-(440)배치로 측정한 도포그래프상을 그림 6.3.8에 표시한다.

제 3 장. X선 전산화 단층촬영 (computed tomography, CT)

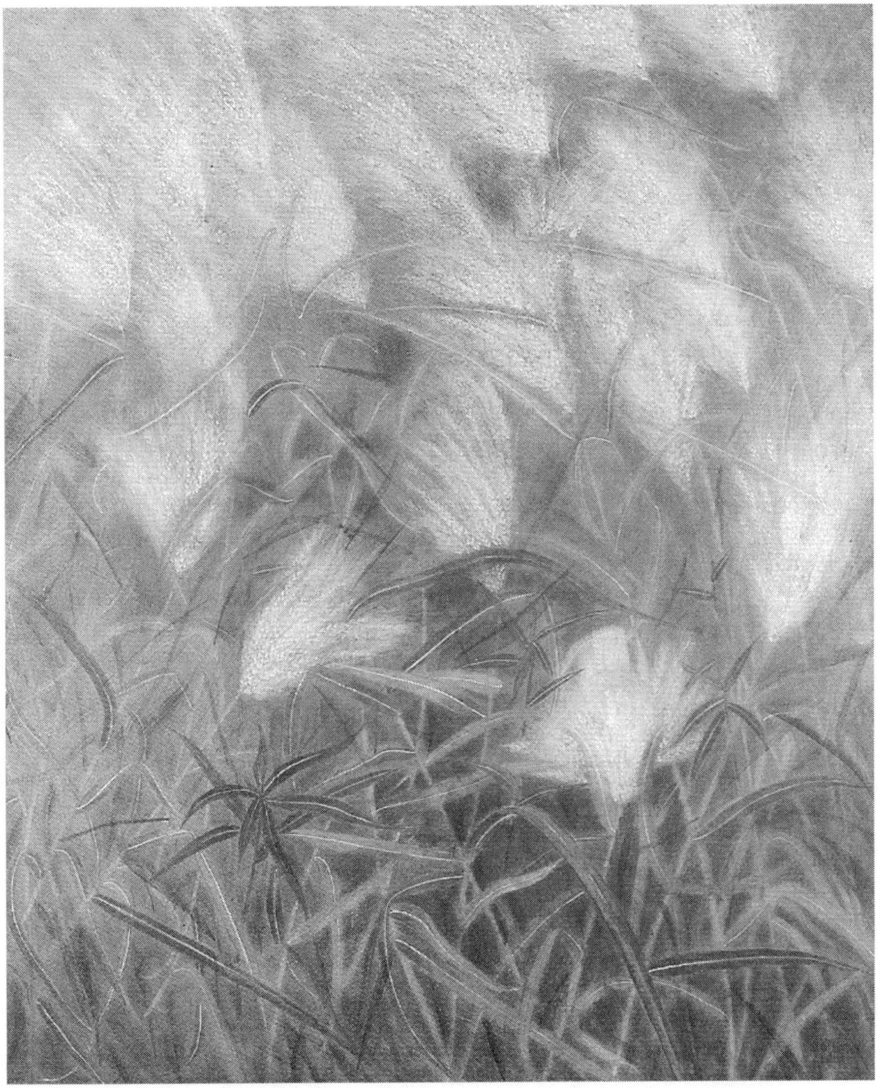

흔들리는 갈대 곁으로 중심을 잡지 못한 내 모습으로
난 날 비출 수 있다. 단지 요동 속으로 난 날 다 알린다.
날 알면 당신은 날 아픔에서 건져줄 가까움으로.....

전술한 X 선 촬영에 의해 획득된 영상에 비해 더 좋은 영상을 제공하는 X선 전산화 단층 CT 기술의 배경, 원리 및 응용에 대해 설명하겠다.

3.1 배경

1. 일반적 배경

X 선 전산화단층촬영은 기존의 X선 촬영기술이 가지고 있는 가장 큰 단점인 중첩된 조직을 구별하지 못하는 점을 극복하고자 개발되었다. 또한 일반 X 선 검사와 달리 CT는 조직상의 변화 등을 초기에 감지할 수 있으므로 치료를 용이하게 할 가능성을 높여준다. 이 기술은 우리 전체 몸 둘레를 얇은 단층 사진들을 찍은 다음, 컴퓨터를 사용하여 합쳐 새로운 영상을 얻는 것을 의미한다. 여러 각도에서 얻은 많은 단면 영상들을 합성하여 관찰하고자하는 부분의 연속 단면 영상을 만들어 내는 것을 Tomography라고 하며, 이 합성 과정에서 수식을 사용한 복잡한 계산을 실시하기 때문에 Computed란 용어를 사용한다. Tomography는 그리스 문자의 tomos (slice)와 graphia (to write)에서 유래하였다. 이 단층 촬영법은 이용되는 자극원에 따라 X 선 CT, 초음파 CT, 핵자기 CT등으로 나눌 수 있다. 예를 들어 사용되는 광선이 X선이면 X-선 CT가 되는데 현재 일반적으로 CT라고 하면 X-ray CT를 의미한다. CT는 종래의 X선 장치로는 얻을 수 없던 체내의 구조나 조직 상태에 관한 정보를 화상으로 비치는 전혀 새로운 기능을 가졌는데, 이제까지의 X선 촬영장치로는 불가능했던 차원의 단면 영상을 얻을 수 있게 되었을 뿐만 아니라, 체내의 여러 조직을 분열할 수도 있다. 전산화단층 영상은 겹쳐진 구조물들의 영상이 겹쳐 보이는 X선 사진과는 달리 원하는 부위의 단면만 골라 볼 수 있기 때문에 작은 조직들과 밀도의 차이를 쉽게 판별할 수 있습니다. 1990년대 초에 자기공명영상(MRI)이 출현하고, X 선 CT 촬영시 방사선 피폭에 관한 안전 문제가 대두되었을 때, CT가 쇠퇴할 것으로 예상하기도 했다. 그러나 CT 기술혁신 결과인 초고속 CT로 인해 전망은 변했고 MRI와 오랫동안 공존할 것으로 예상된다.

2. 개발 역사

CT는 EMI사에 있던 G.하운스필드 (Godfrey Newbold Hounsfield)가 1967년 고안해서

1971년 prototype 제품을 만들고, 1972 년 상용화된 이후 급속히 보급되고 또 개량을 거듭하여, 현대의 대표적인 의료장비로 평가되고 있다. CT 기술의 발전 경향은 단위 시간당 얻는 영상 정보를 증가 시키고, 그 정보를 얻는 시간을 감소시키는 방향으로 진행되었으며, 궁극적으로는 2 차원 단면 영상들을 조합하여 3 차원 영상을 구현하고자 하는데 목적이 있다. Hounsfield의 물체의 투영 data로부터 3 차원 영상을 재구성하는 것을 기본으로 하는 CT 방법 이후 여러 가지 방법이 개발되었다. 이 방법은 이후 모든 CT 시스템의 시초가 되는 시스템이 되었다. Hounsfield 의 EMI-Scanner라고 불린 최초의 양산 X-ray CT 기기는 머리만 촬영할 수 있게 되었으며 단위 영상 당 11 분 정도 소요되었고 분해능은 낮다 최초의 임상 장치는 1972년 영국의 윔블던에 있는 한 병원에 설치되었는데 이곳에서 최초의 뇌 스캔이 이루어졌다. 이후 전신의 어떤 부분도 촬영 가능한 기기는 Georgetown 대학의 Robert S. Ledley에 의해서 만들어 졌다.

3. 기술 개발 경향

초기 CT는 단일 X 선 광원과 단일 검출기가 선형이동과 회전을 반복하면서 영상을 획득하는 방식을 채택하였다. 기계가 회전하는 동안 광원 (X선 튜브)에서 방출된 X 선은 환자의 몸을 투과해 검출기로 들어간 어떤 간격마다 영상이 하나씩 만들어진다. 초기에는 그 간격이 20~30mm 였으므로 단면 영상이 우수하지 못했다. 따라서 단면이 얇을수록 영상이 더 정확하므로 간격을 줄이는 연구가 진행되었는데 이에 따라 촬영 횟수가 증가하였다. 이 후 다수의 검출기, 부채꼴형 검출기, 원형고리검출기를 사용하는 기기가 개발되었다. 임상적으로 중요한 고속촬영을 위해 1998년 스캔 시간이 1초 이하인 초고속 전산화 단층촬영이 가능한 나선형 CT로 발전하였고, 1999년에는 2열로 하여 기존의 나선식 장비에 비해 1회전 당 2배의 스캔 영역을 가지면서 화질이 유지되도록 검출기를 여러 층으로 배열한 multi-detector CT (MDCT)가 개발되었다. 이로 인해 단면당 두께 (slice thickness) 가 얇아지게 되어 3차원 영상을 이용한 진단이 활발해졌다. 따라서 단면 영상만 얻던 초기 장치에 비해 고속으로 3 차원 합성 영상을 얻을 수 있게 되어 진단의 정확도 향상와 진단 시간 단축을 통한 환자의 불편을 감소시킬 수 있게 되었다. 이에 비해, 주어진 잡음수준과 해상도에서 슬라이스 당 선명도는 기술발전에도 불구하고 크게 변하지 않았다. 장비가 개선됨에 따라 검출기의 수는 점점 늘어 4채널, 16채널, 64채널 CT가 잇따라 개발됐다. 4채널 CT는 2.5mm, 16채널과 64채널은 각각 0.75mm, 0.6mm 두께의 단면 정보가 한 영상에 담긴다. CT 성능을 결정하는 촬영속도 또한 증가하였다. 4채널 CT는 촬영할 때 환자가 25~30초 동안 숨을 정지해야 하는데 노인이나 어린이에겐 힘든 일이다. 그러나 64채널 CT는 3~5초간만 숨을 참으면 될 만큼 발달했다. 그러나 많이 움직이는 부분인 심장 촬영 시, 박동이 비정상적으로 빠르거나 불규칙적인 환자의 경우 더 빨라야 한다. 촬영속도를 증가시키기 위해 두 개의 X 선관을 장착한 기기가 개발되었는데 같은 영상을 얻는 데 걸리는 시간이 64채널 CT의 반으로 줄었다. 이를 이용하여 각각의 X선관에서 나오는 X선의 파장을 달리하고 검출되는 X 선을 비교 분석함으로써 근육 간 심장 같은 장기 내부의 성분들까지 세밀하게 구별할 수 있게 되었다. 따라서 CT는 장기의 움직임에 영상 왜곡이 거의 없이 모든 인체 부위에 대해 매우 신뢰성 높은 정보를 제공할 수 있다. 촬영시간의 감소와 영상정보의 증가는 의사나 환자에게서 신뢰를 받을 수 있는 중요한 계기가 되었으며 앞으로도 계속 발전할 것으로 전망된다. 그러나 CT가 매우 유용한 진단 장치임이 인정되기는 하였지만 CT가 얻어낸 정보는 근본적으로 해부학적 영상이다. 즉, 그 영상에서 내부기관의 기능적 또는 생리적인 상태는 알 수 없다. 더구나 일부 병리학적 장해는 주로 조직과 X 선 흡수 성질이 같아서 기관의 크기나 모양을 변화시킬 정도심한 경우를 제외하고는 CT 영상에 나타나지 않는다. 또한 X 선 조사량의 증가는 이 기술이 가지고 있는 약점으로 나타났다. 현재 많은 연구들이 필요 X 선량 감소를 목표로 진행되고 있다. 결국 진단이나 치료에 의해 발생하는 부작용보다 얻는 이익이 더 클 경우에 이 기술은 계속적으로 진보할 것이다.

3.2 CT의 원리 및 구조

1. CT 원리

X 선의 발생 원리는 앞에서 상세히 기술되어 있기 때문에 더 이상의 논의는 하지 않는다.

X선은 매우 짧은 파장을 가진 전자기파로서 어떤 물체에 조사되면 부분적으로 투과하거나 흡수된다. 인체의 경우 뼈는 근육보다 X-선을 흡수하는 능력이 150배나 더 크기 때문에 X-선을 사람에게 비추어 형광막에서 보면 대게 골격부분만을 볼 수 있다. 그러나 몸의 각 부분에서 X-선이 흡수되는 정도에 따라 내부 장기들의 구조를 볼 수 있으며 기술의 발달로 X선 촬영장치에 급격한 변화를 가져오게 되었다.

CT는 환자를 사이에 두고 양쪽에 X 선 광원과 검출 장치를 배치한 후 환자의 신체를 돌면서 투영데이터를 획득하는데 이 data는 투과한 X 선의 세기와 감쇄상수를 포함한다. 즉, 인체의 한 단면 주위를 돌면서 X선을 투사하고 X선이 인체를 통과하면서 감소되는 양을 측정한다. 일반적인 X-선 촬영과는 달리 감광판을 사용하여 물체를 투과한 X 선이 영상을 형성하도록 하지 않는 대신 검출기를 사용하여 검출한 후 컴퓨터에 의한 영상 처리를 실행한다.고리모양의 X선판에 부착된 X 선 방출기에서 짧은 펄스를 발사하면서 회전하고, 검출기는 X선 펄스가 발사될 때마다 감지한 X선량을 컴퓨터로 전송한다. X선판이회전하는 동안 환자는 여러 각도에서 촬영되어, 촬영 각도에 따르는 X선 흡수량의 미세한 변화가 컴퓨터에 기록된다. 이렇게 수집된 data를 컴퓨터에서 이용하여 수학적으로 결합하여 인체의 임의의 한 부분의 단면의 영상을 재구성하게 된다. 인체의 내부 장기들의 밀도는 약간씩 차이가 있기 때문에 X선이 투사된 방향에 따라 흡수하는 정도가 서로 다르게 나타난다. 따라서 X선이 투과된 정도를 컴퓨터로 분석하여 내부의 자세한 단면을 재구성해서 영상으로 나타나게 한다. 이 재구성법은 CT 분야에서 아주 중요한 것으로 여러 가지 방법이 고안되어 있으며, 이 방법에 따라서 피사체의 2 차원 또는 3 차원 영상을 얻을 수 있다. 이 방법은 다른 CT의 기초를 이루게 된다. 일반 X선 사진은 사람 몸의 3차원적인 모습이 2차원의 필름에 나타나지만, CT는 선택한 단면의 모든 모습을 보여주기 때문에 일반 X선 사진으로는 알아내기 힘든 여러 가지 사실들을 정확하게 진단할 수 있다.

2. CT 구조

병원에서 볼 수 있는 CT 기기는 누운 환자를 고정할 수 있는 침대와 이것이 들어갈 정도의 크기인 커다란 도우넛 형태 부분으로 구성된다. 이 침대는 도우넛의 구멍을 통하여 앞뒤로 움직인다. 도우넛형 부분에는 환자의 몸을 중심으로 하여, X선 방출기과 X선 검출기가 서로 마주보게 배치되어 있으며, 이 둘은 쌍을 이루어 환자의 주위를 회전하게 되어 있다.

침대에 누우면 움직이지 않아야 하며 자유롭게 쉴 수 있어야 된다. 그 침대가 자동적으로 CT scanner 속으로 들어가게 되는데 기계 안쪽에 있는 부분이 촬영된다. 대부분의 촬영은 반 시간정도 걸린다. 많은 시간은 준비에 소요되며 실제 촬영시간보다 더 길다. 특히 머리 부위를 촬영할 때는 기침이나 침을 삼키지도 말아야 한다. 대부분 촬영중 숨을 조용하게 쉬면된다. 특별한 경우 숨을 참아야 되는 경우가 있으면 이 경우 촬영기사가 알려준다. 협소한 장소에 오랫동안 있기 때문에 폐쇄공포증이 있는 사람의 경우 미리 병원측에 알려야 한다. 필요하면 신경안정제를 복용할 수도 있다.

3.3 CT 촬영

1. 촬영시 준비 사항

촬영에 앞서 면으로 제작된 촬영복을 입고, 경우에 따라 조영제를 주사 한다. 조영제는 간혹 부작용을 일으키는 경우가 있으므로 미리 담당의사와 상의하여야 한다. 검사할 때 주사 맞는 조영제가 가끔 구토증을 유발하는 수가 있으므로 검사 시작 6시간 전부터 물을 포함한 음식물을 섭취하지 말아야 한다. 조영제 사용 유무는 촬영하고자하는 부위별로 다른데 복부촬영시 X-선이 잘 통과되지 않는 조영제를 마시는 경우도 있다. 검사하고자 하는 골반 부위에 따라 창자의 정상적인 움직임을 느리게 하는 약을 주사할 수 있다. 뇌 단층촬영시 암 진단을 위해서는 조영제를 사용한다. 또한 대동맥박리 전산화 단층촬영시에는 대동맥을 잘 관찰하기 위해 혈관용 조영제를 투여해야 함으로 검사 전 약 6시간 정도는 금식한다. 이 조영제는 혈관과 같이 암이 있는 조직을 더 잘 볼 수 있게 한다.

검사 동안에는 움직이지 말아야 하며 검사 부위에 따라 주의사항이 추가된다. 그러나 기본적으로 방사선을 사용한 촬영이므로 임신 시에는 사전에 반드시 의사와 상의하여야 한다.

2. 적용 병증

전산화단층(CT)촬영 검사 대상은 매우 다양한데 종합검진에서는 폐암, 폐종양, 폐농양, 기흉 등 폐질환을 중심으로 보게 된다. 전산화단층(CT)촬영은 이제 대중화되어서 누구나 쉽게 촬영할 수 있는 검사법이듯이 신체의 거의 모든 질병이 검사대상이 되었다. 특히, 뇌질환, 두경부부위 종양, 폐암, 식도암, 간암, 위장관 종양, 골종양 등 거의 모든 질환이 대상이 되며 머리의 부상 등 신체 각 부위의 손상을 파악하는데 도움이 된다. 특히 연조직의 표현력이 뛰어 나므로 추간판탈출증 등 척추질환의 진단에 도움이 된다.

아래는 일반 병원에서 행하는 CT 적용증이다.

- 뇌 단층촬영 (Brain CT)
- 안면골 단층촬영 (Facial CT)
- 흉부 단층촬영 (Chest CT)
- 고 해상력 단층촬영 (High Resolution CT ; HR CT)
- 복부 단층촬영 (Abdomen CT)
- 골반 단층촬영 (Pelvic CT)
- 동적 복부 단층촬영 (Dynamic CT : 간, 위, 췌장, 신장 등)
- 3차원 재구성 단층촬영 (3D : 혈관, 골격계 등)
- 컴퓨터 단층 유도 생검 (CT-Guide Biopsy)
- 골다공증 검사 (BMD)

3. 단점

1) 조영제

CT 촬영 시 흔히 사용하는 조영제는 요오드(Iodine)성분이 들어 있는 약제이며, 이 조영제는 연부조직의 X-선 흡수도를 차이 나게 하여 진단에 도움을 준다. 금식 상태에서 검사하며 위장관의 조영을 위해 경구 조영제를 마시고 검사하고 때에 따라서 항문을 통해 조영제를 대장에 주입하고 검사할 수도 있다. 거의 대부분 우수한 영상을 얻기 위해 혈관으로 주입되는 조영제는 매우 드문 부작용을 가지고 있으나 조영제의 발전으로 인하여 발생빈도는 낮아지고 있다. 조영제 주사에 알러지 반응은 무력감, 발한 그리고 숨쉬기가 어려운 증세로 시작한다. 또한 신장에 부담을 줄 수 있다. 이 위험은 당뇨병, 신장이 약한 환자에겐 그 위험이 증가한다. 일반적으로 정상적인 신장기능을 가진 환자는 그 위험이 무시될 수 있으나 그렇지 않은 경우는 특별한 조치를 취해야 한다.

2) 폐쇄공포증

대부분의 촬영은 반 시간정도 걸린다. 많은 시간은 준비에 소요되며 실제 촬영시간보다 더 길다. 오랫동안 꼼짝하지 않고 누워 있기는 어려운 일이다. 특히 머리 부위를 촬영할 때는 기침이나 침을 삼키지도 말아야 한다. 대부분 촬영 중 숨을 조용하게 쉬면된다. 특별한 경우 숨을 참아야 되는 경우가 있으면 이 경우 촬영기사가 알려준다. 협소한 장소에 오랫

동안 있기 때문에 폐쇄공포증이 있는 사람의 경우 미리 알려야 한다. 필요하면 신경안정제를 복용할 수 도 있다.

3) X 선 부작용

전술한 대로 일반X선 촬영과는 달리, CT는 피검자 주변을 X 선 광원이 회전하면서 지속적으로 X 선을 인체에 조사하며 키 방향으로 스캔하여 수많은 단층영상을 얻는 기술이므로, 일반 X 선촬영에 비해 더 많은 방사선 노출이 일어날 수 가 있다. 이 과정에서 피검자의 피폭량은 10 mSv 정도로 방사선작업종사자의 연간 평균 선량이 3 mSv 정도이고 법정 한도가 연간 20 mSv이라는 사실과 비교하면 높은 편이다. 그러나 위험 대비 양질의 영상을 제공하므로 그 사용 빈도는 계속 증가하고 있다. 따라서 CT 촬영에서 환자선량을 조금이라도 줄이기 위한 노력과 불필요한 CT 촬영을 지양해야 한다.

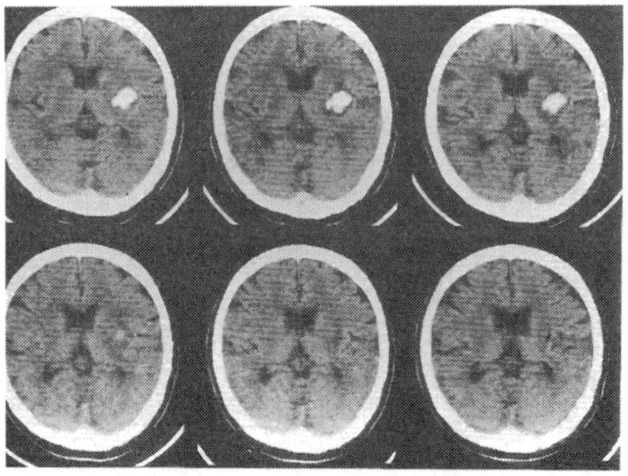

뇌출혈 CT, MRI, T2 촬영 비교

뇌출혈 CT촬영

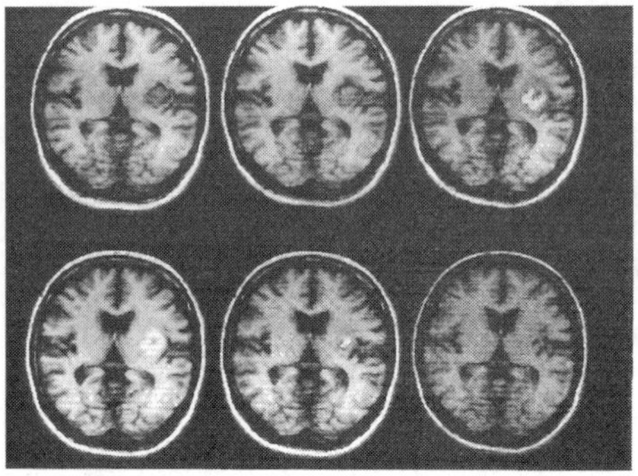

뇌출혈 MRI 촬영

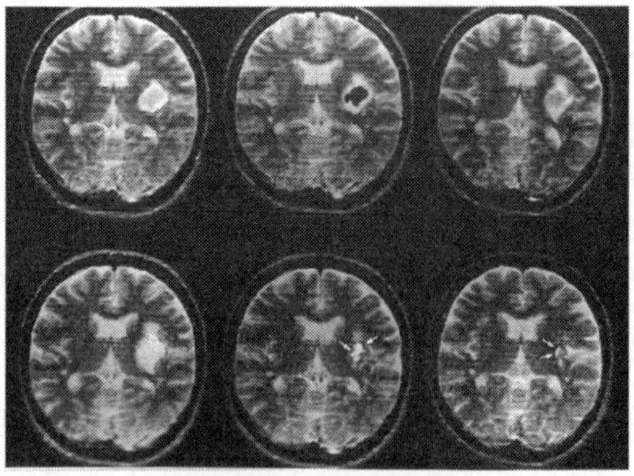

뇌출혈 T2 촬영

5) 동 정맥기형의 파열에 의한 뇌내혈증 CT, MRI비교

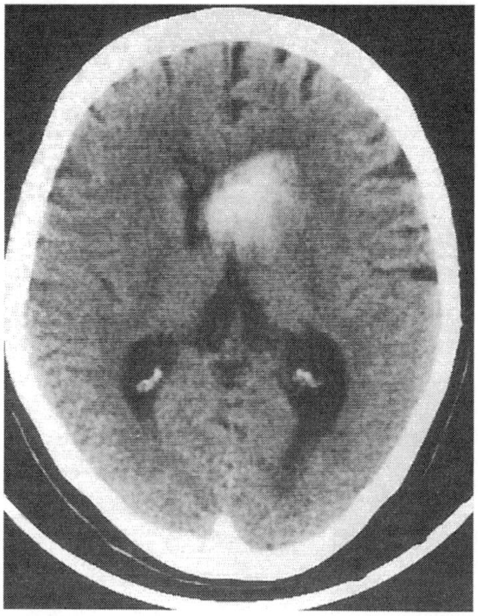

CT이메지

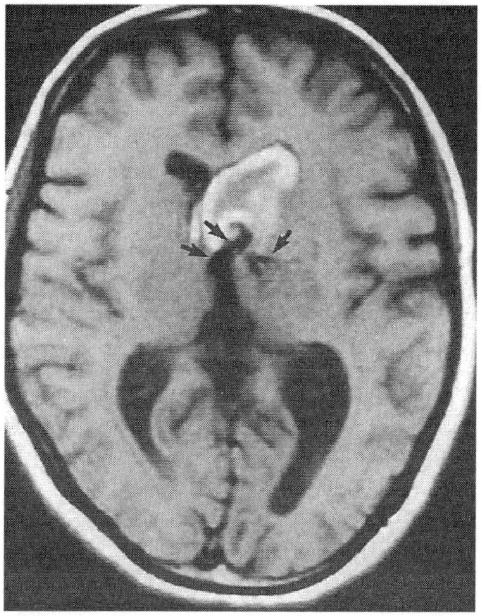

MRI 이메지

제 4 장. 핵자기 공명촬영(MRI)
(Magnetic Resonance Imaging)

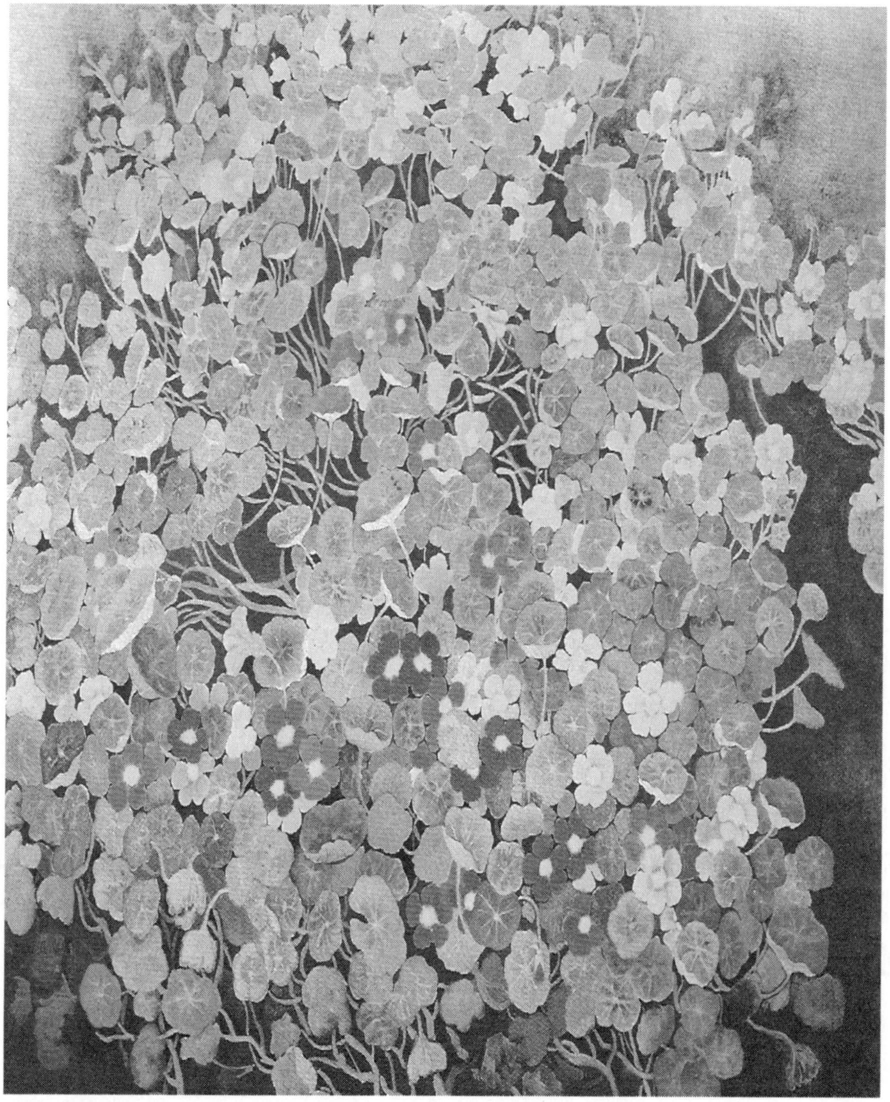

나의 구석구석까지 다 아는 당신의 자태의 모습이 흩어진 내 모습마저도 왜 그리 아는가 그대는 날 티끌만큼의 티끌도 끌어 내는 사랑의 실로 날 구원해 줄 수 있다는 것을......

핵자기 공명현상 (Nuclear Magnetic Resonance, MRI)을 CT에 적용시켜 의학용 영상을 얻는 기기로, X 선 대신 외부에서 자장과 라디오파를 조사하고 인체에서 나오는 신호를 영상화 한다.

4.1 배경

1. 일반적 배경

핵자기 공명 촬영 (Magnetic Resonance Imaging, MRI)은 방사선을 사용하지 않고 인체 내부의 단면 영상을 방법으로 물리학에서 잘 알려진 핵자기 공명 (Nuclear Magnetic Resonance, MRI)을 사용한다. 이 방법은 CT와 비교될 수 있는 해부학적 영상과 정상조직과 비정상 조직을 더욱 민감하게 구별할 수 있어 강력한 진단 도구를 제공하고 있다. 이 장치는 강력한 자기장이 가해질 수 있는 장치 내에 사람을 눕히고, 자기장을 이용한 라디오파를 주사하여 인체 내에 존재하는 수소 원자핵 (양성자)에서 발생되는 신호를 분석하여 각 조직과 구조물들의 공명 현상의 차이를 계산하여 영상을 형성한다. X 선 CT와는 달리 이 장치는 자기장을 이용한 한다는 점에서 크게 다르다. 핵자기 공명현상은 자기장내에서 원자핵이 가진 자기 쌍극자 모멘트와 각운동량 때문에 생기는 공명현상인데, 이를 통해 영상을 얻는 방법을 MRII (Nuclear Magnetic Resonance Imaging)이라고 하는데 개발 초기에는 'MRI-CT' 라고 했으나 지금은 MRI가 국제적인 공식용어이다. MRI는 다른 진단용 영상장치에 비해 비침습적이라는 장점이외에도 영상의 대조비를 결정하는 많은 변수들에 의해 영상이 결정된다는 장점이 있다. 자기장을 이용해서 이 변수들을 최적화함으로써 인체의 생화학적, 형태적, 기능적인 영상을 얻을 수 있으며 엑스선을 이용하는 CT기술과는 달리 인체에 별다른 손상을 입히지 않아 매우 안전하기 때문에 진단용으로 널리 이용되고 있다. MRI는 정자기장 (static magnetic field), 고주파 (radio frequency)를 이용하기 때문에 상대적으로 안전하다.

2. 개발 역사

MRI은 1937년 독일인 과학자 Rabi가 핵자기 공명 신호가 존재할 수 있음을 보임으로써 시작되었다. 그 후 1946년 하버드대학의 퍼셀(Edward M. Purcell)이 처음으로 실제적인 핵자기 공명 신호를 얻었고 그와 독자적으로 연구를 진행하던 스탠포드대학의 블룩(Felix

Bloch) 이 보통의 물에서 신호를 얻는데 성공하였다. Bloch은 핵자기 공명 신호을 수학적으로 분석하여 이른바 블락 방정식 (Bloch Equation)이라는 수식을 만들고 MRI현상과 연관된 감쇠 상수인 T1, T2를 정의하였다. 이 식은 오늘날 MRI을 이해하는 중요한 수단이 되고 있다. 1952년 두 사람은 노벨상을 수상했다. 1949년 어윈 한 (Erwin Hahn)은 MRI을 이용하여 영상 획득 장치를 만들 수 있는 기반을 마련해주었다. 1972년은 하운스필드 (Godfrey N. Hounsfield)에 의해 X선 CT가 발명되었는데, 1973년도에 뉴욕 주립 대학교의 라우터버 (Lauterber)에 의해 실용적인 MRI영상을 처음으로 얻게 되었고 이후 데이터 처리 기술이 발전하여 현재의 MRI가 탄생하였다. 그 후 1980년대 초부터 주로 영국의 연구팀을 중심으로 임상적으로 사용 가능한 정도의 인체 MRI를 얻기 시작하였으며 대형 의료기기회사를 중심으로 상업화가 이루어져 다양한 MRI기술이 개발되었다. 국내에서는 1980년부터 KAIST 조장희 교수팀을 중심으로 MRI연구를 시작하였으며, 현재는 MRI과 양성자 방출단층기기 (Positron Emission Tomography, PET)를 결합하는 장치를 개발하고 있다.

3. 기술 개발 경향

MRI는 기기와 논리 프로그램 그리고 고자장의 기술개발로 급속한 발전을 이루어 왔으며 그 영상기법면에서도 T1, T2는 물론 혈류의 속도, 자화율, 확산(Diffusion), 관류(Perfusion) 영상기법을 비롯해 혈관조영술 (MR Angiography), 뇌기능영상(Functional Imaging)등 다양한 영상기법이 개발되었다. 현재 가장 높은 자기장을 사용하는 MRI 기기는 실험용으로 기능핵자기공명 장치인 fMRI (functional MRI)로 최대 7 Tesla를 사용하고 있다. 뇌는 부위별로 고유한 기능을 가지고 있으며 뇌활동 증가시 해당 부위의 혈류 및 대사가 증가하는 것으로 알려졌다. 따라서 인위적으로 어떤 자극을 주어 국소적 신경활성을 유도한 후 변화를 일으킨 곳을 영상으로 표현하는 fMRI라는 새로운 연구 분야가 개척되고 있다. fMRI는 PET에 비해 공간 및 시간 분해능이 우수할 뿐 아니라 동위원소 주입이 불필요하여 반복해서 시행할 수 있다는 장점을 가지고 있다. 알츠하이머 질환 같은 뇌 질환의 연구나, 심리학 연구에 많이 사용되고 있으며, 한의학에서 침 기전연구에도 사용되고 있다.

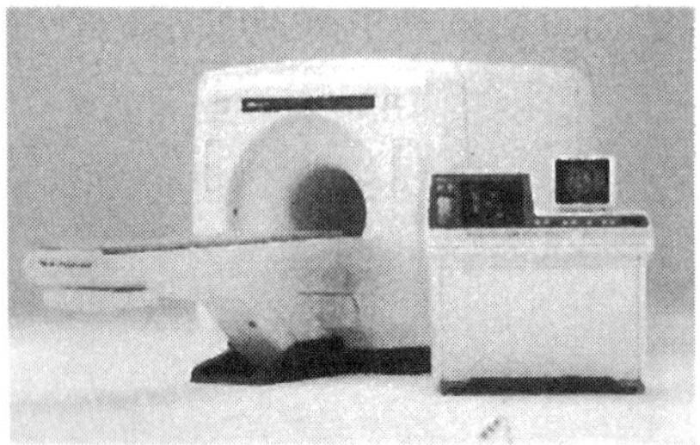

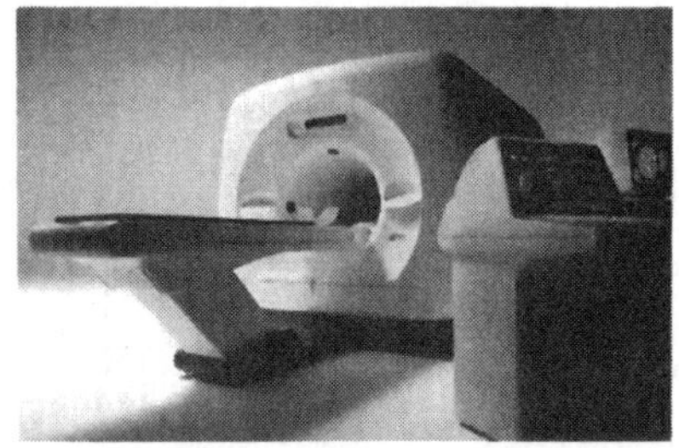

MRI 기기의 모델

4.2 핵자기 공명의 원리

1. 원리

MRI(Nuclear Magnetic Resonance, 핵자기 공명)은 원자핵과 외부에서 부가된 전자기파간의 공명현상을 의미하며 이 현상을 이용해 물성을 파악하는 방법에 응용되고 있다. 공명현상은 파동에 의한 물리현상으로 물체가 가지고 있는 특이한 공명주파수와 일치하는 특정주파수의 파동에너지가 그 물체에 흡수되는 현상이다. 초등학교 때부터 많이 접한 소리굽쇠의 공명현상이나 다리를 파괴할 수 있는 공명현상까지 우리가 일상생활에서 경험할 수 있는 공명현상 뿐만 아니라 미시세계에서도 전자기파에 의한 공명이 존재한다. 일반적으로 공명을 일으키는 물체는 파동에너지를 흡수해서 들뜬상태로 (excited state) 된다. 에너지흡수는 외부에서 파동이 인가되는 동안에 지속적으로 일어나며, 파동이 없어지면 흡수한 에너지를 방출하고 바닥상태(ground state)로 돌아간다. 이 현상은 자체 공명진동수에 해당되는 물체에만 선택적으로 일어난다. 따라서 외부 전자기파의 파장을 조절함으로써 관찰하고자하는 대상을 선택할 수 있다. 핵자기 공명도 이와 비슷한 현상이다. 정자기장(static magnetic field)내에 있는 어떤 원자핵이 특정주파수를 가진 전자기파를 선택적으로 흡수하게 되는데 이 공명주파수를 라모어주파수 (Larmor Frequency)라고 부른다. 이 주파수는 정자기장의 강도와 핵의 종류에 따라 다르며, 공명의 강도는 자기장강도와 원자핵 수에 비례한다.

원자핵의 전자기파에 대한 공명현상에 대한 자세한 설명은 다음과 같다.

원자는 핵들로 이루어져 있으며 이 들은 모두 스핀 (spin)을 가지고 있다. 이 스핀들은 임의의 방향으로 배열되어 있으며 인가되는 외부 정자기장의 방향에 따라 재배열하려는 힘을 받는다. 여러 종류의 핵들은 스핀에 의한 각운동량을 가지며 이에 의해 쌍극 자기능률 (dipole magnetic moment)을 가진다. 일반적으로 쌍극 자기능률들은 열에너지에 의해 무질서하게 여러 방향으로 있지만 어느 정도 이상의 자기장에서는 자력선의 방향으로 정열한다. 이 정렬 정도를 나타내기 위한 수단으로 자화도(magnetization, M)를 사용한다. 외부에서 인가되는 자기장이 없으면 자화도가 0 이지만 자기장이 가해지면 자기 능률들이 열에너지를 극복하면서 자기장의 방향으로 정렬하게 되는데 이 방향을 일반적으로 Z 축으로 나타낸다. 자화도는 단위 부피당 자기능률 (magnetic moment)로 표시되는데 외부 자기장에 의해 받는 영향의 정도와 그 물질 자체가 생성하는 자기장을 결정하는 것이다. 자기능률의 기원은 원자내의 전자들의 운동이나 전자의 스핀에 해당하는 미시적인 전류이다. 자화도와 자기장의 방향 사이에 어떤 각도를 이루고 있으면 자기장의 방향을 축으로 하여 핵들이 세차운동을 하게 되는데, X-Y 평면에서 회전하는 자기장을 가하면 그 각도를 크게 만들어, 즉 서로 더 멀어지게 할 수 있다. 이때 인가된 자기장의 주파수는 핵의 세차운동 주파수인 라모어주파수와 일치하여야 한다. 모든 핵은 다른 특정 주파수를 가지고 있어, 인가되는 전자기파의 주파수를 조절함으로써 관찰하고자 하는 원자를 선택적으로 공진시킬 수 있다. 자화도와 외부 자기장이 이루는 각은 회전자기장의 크기와 그 펄스의 길이의 곱에 비례한다. 만약 자화도가 X-Y 평면상에 있도록 하는 전자기파 펄스 (90° 펄스)를 가한 후 제거하면, 자화도는 X-Y 평면상에서 자유롭게 회전하여 물체 주위에 설치되어 있는 코일에 기전력을 발생시키는데 이것을 자유 유도감쇄 (Free induction decay, FID)라고 한다.

1) T1, T2이완

물리학에서 사용하는 이완 (Relaxation) 이란 말은 외부 자극에 의해 더 높은 에너지 상태로 올라간 후 다시 원래의 평행상태로 되돌아오는 현상을 의미한다. MRI의 경우 외부 라디오파 (radio frequency)에 의해 자화도의 변화가 (X-Y 평면 방향) 발생하였다가 그 파가 제거된 후 원래의 평형상태인 자기장과 나란한 방향(Z 축 방향)으로 배열되는 것을 의미한다. 이 과정이 완성되는데 걸리는 시간은 물질 상태에 따라 다르며 이것을 측정함으로써 물성을 파악하고자 한다. 예를 들어 고체에서는 내부 field가 비교적 강하고 분자들도 위치에 따라 고정되어 있으나 액체는 내부 field도 약하고 분자들이 비교적 빠르게 운동을 한다. 펄스가 제거된 후 자화도는 z-방향과 평행한 원래의 평행상태로 돌아가는데 이것의 시간적인 특성에 대한 연구가 MRI의 중요한 요소이다. 공명된 스핀이 평형상태의 63%에 해당하는 종자화를 회복하는 시간을 T1 (Spin-lattice Relaxation)이라고 하며 90° 펄스를 가하여 횡자화가 형성된 후 RF 펄스를 차단할 때 그 횡자화가 원래의 자화에 37%까지 감소하는 시간을 T2 (Spin-spin Relaxation)이라고 한다. 90° 펄스를 받은 자화도 M은 횡단면 (보통 x-y plane)에 있게 되는데 RF 펄스를 차단하면 외부자계에 해당하는 Larmor주파수로 회전하면서 T1 이완에 의해 점차 Z축으로 이동한다. 또한 90° 펄스직후 동위상이던 자화도는 서로 다른 에너지 상태의 스핀들간의 영향에 의한 T2 이완에 의해 횡 평면상의 횡자화를 점차 잃어간다. 이때 외부에 수신코일을 놓으면 스핀의 회전에 의해 변화하는 자장이 코일에 전류를 유도하게 되고 세차주파수와 같은 주파수를 가지는 전기 신호인 자유유도감쇠를 검출할 수 있다. T1은 스핀-격자 (spin-lattice) 완화시간 또는 종완화시간 이라고 불리는데 이것은 물체를 자기장에 놓았을 때 물체가 자기 분극 되는데 걸리는 시간을 말한다. 정확하게는 외부에서 에너지를 가하며 에너지를 흡수하여 자화가 변했다가 흡수했던 에너지를 방출하면서 다시 평행상태로 되돌아가는 과정을 이완이라고 한다. 이러한 이완과정은 횡이완과 종이완 두 가지 종류가 있는데 이 두 과정은 서로 독립적으로 그러나 동시에 일어나게 된다. T2는 스핀-스핀 (spin-spin)완화시간 또는 횡완화시간 이라고 한다. T2는 자화도가 x-y 평면 내에서 위상이 흩어지지 않은 채 남아 있는 기간을 의미하는데 평면 방향 자화도는 T2의 시간 상수(time constant)로 감소하고 수직 방향 자화도는 T1의 시간 상수로 증가한다. T2 값은 외부 자계와 물체 내부의 상태와의 관계에 좌우된다. T1은 스핀 시스템이 열평형상태로 되돌아가는 시간 정수인데 이 과정에서 스핀 시스템으로부터 주위 격자로의 에너지 전환이 일어난다. 이런 이유로 T1을 열적 완화시간이라고도 부른다. 따라서 에너지 전환이 없는 T2 보다 T1은 일반적으로 길게 된다. T1과 T2 는 조직의 상태에 따라 차이가 심하므로 인체 진단에 있어서 매우 중요하며, 양성자 밀도 ρ와 함께 MRI 영상법에 있어서 가장 중요한 파라미터가 된다. 구체적으로 T1, T2는 물체의 물리적 상태, 즉 물체의 분자 상태에 따라 다른데 이 물리적 상태는 그 물체가 고체 혹은 액체의 상태에 있는 가에 따라 다르다. T1과 T2 는 물질에 따라 다른 고유의 값이므로 이들의 차이로 인하여 여러 조직 간의 대조도 (Contrast)를 얻을 수 있다.

보통 MRI영상의 대조도를 좌우하는 것은 양성자의 밀도와 조직의 이완 특성이다.

2) 영상 처리

MRI 영상은 한 점, 2 차원, 또는 3 차원신호가 나올 수 있다. 이 경우 자기장 경도를 가하여 그 방향의 정보를 얻은 후 자기장 경도의 방향을 계속 바꾸어 가면서 다른 방향의 정보를 얻을 수 있다. 이렇게 얻어진 data를 사용하여 물체를 재구성한다. 핵자기 공명은 기본적으로 3 차원 현상이다. MRI 신호는 RF코일 내부의 물체의 3 차원 체적 전부에서 나오기 때문에 점, 선 혹은 한 평면에서만 나오는 신호를 보기 위해선 여러 가지 방법이 필요하다. 가령 RF 펄스 모양을 적절히 조절하여 좁은 대역의 주파수만을 가지게 하고 특정 부분에서만 신호를 나오게 한다. 이 경우 평면의 위치나 두께는 RF 펄스의 길이나 주파수에 의해 조절된다. 또 다른 방법은 진동하는 자기장을 걸어준다. 자기장경도가 주기적으로 변하며, 그 중 자기장의 크기가 시간에 관계없이 일정한 곳이 한 평면에 있게 되는 점을 이용하여 특정 평면의 영상을 구할 수 있다. 그 외의 부분에서 나오는 신호는 주기적으로 상쇄되어서 영상에 영향을 주지 못한다. 의학적 응용에서는 영상에 필요한 방법을 선택하기 위해서는 여러 가지 인자를 고려해야 하는데 특히 조사 중인 조직의 운동시간에 대한 고려가 필요하다. 예를 들어 머리의 경우는 상당기간동안 정지 상태로 머물러 있을 수 있으므로 3 차원 영상법을 사용할 수가 있지만, 심장 같이 계속 진동하는 부위를 촬영할 경우 이에 대한 고려가 필요하다. 영상의 공간 분해능은 RF 펄스의 파장에는 관계없고, 자기장의 균일성, 자기장 경도의 크기에 따른다. 단층화상을 만들기 위해서는 단층면(슬라이스)의 두께를 선택할 필요가 있으며, 슬라이스 선택은 슬라이스 단면에 수직인 축에 따라 경사자기장을 발생시키는 것으로 가능하게 된다. 이 경사자기장이 가장 강력한 경사자기장이며, 슬라이스 두께를 얇게 하기 위해서는 자기장강도를 강하게 해야 된다. MRI-CT는 여러 장의 영상을 한 번에 얻을 수 있으며 분해능이 좋고 잡음이 작다. 또한 상기에 언급한 여러 가지 파라미터를 조절하여 선택적으로 영상화 할 수 있다. 실제 정상적인 세포와 비정상적인 세포사이에서 T1, T2, 양성자 밀도가 다르므로 적당한 시이퀀스를 거치면 구별이 가능하다.

3) T1, T2, Spin Density 영상법

MR영상은 Spin Density의 분포를 보는 것이며 이 영상들은 추가로 MRI현상과 연관된

T1, T2 이완시간의 영향을 받게 된다. 병의 종류에 따라 보통 T1, T2값이 영향을 받게 되는 경우가 있으며 이를 잘 구별하기 위해 T1 또는 T2, 양성자 밀도값에 따른 공간적 변화를 선택적으로 잘 볼 수 있게 조절하여 사용한다.

MRI의 펄스 시퀀스의 가장 기본적이고 대표적인 것은 스핀 에코 (Spin Echo, SE)법에 의하면 T1강조화상은 MRI진단에서 가장 일반적으로 사용되고 있는 화상으로, 화상의 대조비는 T1의 크기에 의해 주로 결정된다. T1의 크기는 물을 함유하는 비율이 클수록 크게 되며, 화상상에는 거꾸로 신호강도가 약해 검게 보인다. 또 T2강조화상은 화상의 대조비가 주로 T2의 크기에 의해 결정되며, T2도 물의 비율이 클수록 크게 되지만 화상상에서 T1강조화상의 경우와는 달리 T2의 크기가 클수록 신호강도가 강해 희게 보인다. 실제 진단에서는 항상 T1강조화상과 T2 강조 화상을 함께 사용하고 있으나, 이것은 한쪽만의 화상으로서는 판정이 어렵고, 조직성상의 진단을 정확히 하기 위해서이다.

MRI는 흡수한 전파의 에너지를 신호로 사용하므로 검출되는 신호의 크기에 의해 대조비가 결정된다. 이때 신호 크기를 결정하는 주요 파라미터로서는 영상을 구성하는 각 화소에 포함된 수소원자핵의 총량인양성자 밀도 ρ, 에너지의 완화시간 T1과 위상의 완화시간 T2이다. 또 혈류 등 움직임이 있는 물체의 경우에는 유속의 영향이 보태지는 것으로 된다. 그 밖에도 온도, 박동, 확산 등 섬세한 인자가 MRI의 대조비에 약간의 영향을 준다. 현재 일반적으로 1.T까지를 중저자장으로 인식하고 있고 1.5T부터 3T이상을 고자장으로 취급하며, 연구용으로는 5T, 7T가 개발되었다.

4.3 MRI 촬영

1. 촬영시 준비 사항

안전과 영상 신뢰도를 위해 소지한 금속제는 모두 제거하여야 한다. CT 촬영와 마찬 가지로 좁은 공간에 들어가서 40 분 정도 가만히 누워 있어야 하므로 폐쇄 공포증이 있는 경우 의사와 상의하여야 한다. 또한 냄새나 화학물질이 잔류하게 되므로 화장은 지우고 들어가야 한다. 전산화단층촬영과 마찬가지로 혈관 내에 조영제를 주입하여 검사하기도 하나 조영제에 따른 부작용은 CT조영제에 비해 빈도가 낮고 심하지 않다. 일상에서 경험하지 않는 강한 자기장에 노출되므로 환자가 임신한 경우 의사와 반드시 상의하여야 한다. 음식물에 대한 제한은 경우에 따라 다르므로 의사의 지시를 따른다.

2. 적용 병증

MRI는 의학 진단장치로 수소, 나트륨, 인 같은 원소의 원자핵의 분포를 3 차원 영상으로 볼 수 있게 한 것인데, 생리적, 화학적 변화도 관찰할 수 있는 진단 장치이다. 이 기기는 죽은 조직, 또는 여러 종류의 장해에 대해 민감하며, 연조직 (soft tissue)과 종양에 대해 매우 민감하다. 또한 X-ray처럼 이온화 방사선이 아니므로 인체에 무해하고, 3-D 영사화가 가능하며 컴퓨터단층촬영(CT)에 비해 대조도와 해상도가 더 뛰어나다. 그리고 횡단면 촬영만이 가능한 CT와는 달리 관상면과 시상면도 촬영할 수 있고, 필요한 각도의 영상을 검사자가 선택하여 촬영할 수 있어 매우 편리하다. MRI는 주로 신경계통의 환자에게 이용되나 이용 범위는 넓다. 또한 다른 검사 후에 추가 검사로 사용되며 주로 간, 담도, 췌장, 콩팥 등의 검사에 많이 사용되며 그 용도는 증가 하고 있다. 뇌질환과 디스크 탈출이나 퇴행성 척추 질환의 진단에는 거의 필수적인 검사 방법이며, 관절의 이상, 스포츠 관련 외상, 골수염, 무혈성 괴사 등의 진단에도 필요하다. 선천성 심장 질환, 심근경색증, 염증이나 종양의 진단에도 사용된다.

- 뇌혈관 자기공명 촬영 (Brain MRA)
- 흉부 자기공명 촬영 (Chest MRI)
- 복부 자기공명 촬영 (Abdomen MRI) : 간담도, 췌장, 신장
- 척추 자기공명 촬영 (Spine MRI) : 경추, 흉추, 요추
- 골반 자기공명 촬영 (Pelvic MRI) : 자궁, 난소, 고환, 전립선 등
- 상지 자기공명 촬영 (Upper extremity MRI) : 어깨, 팔꿈치 손목 등
- 하지 자기공명 촬영 (Low extremity MRI) : 고관절, 무릎, 발목 등

3. 단점

강력한 자기장을 사용하므로 소지한 금속에 의해 부상이 야기될 수 있어 접근할 수 없다. 예를 들어 심장박동기처럼 금속으로 제작된 인공물이 체내에 삽입된 경우 오작동을 일으킬 수 있어 접근 자체가 불가능 하다. 뿐만 아니라 금속제로 만들어진 의복 부착물도 제거하여야 한다. 폐쇄 공포증이 있는 환자의 경우 CT보다 촬영하는 시간이 더욱 길기 때문에 의사와 반드시 상의하여야 한다. 또한 CT촬영시와 마찬가지로 조영제를 사용 하여야 된다.

4.4 MRI 주요 촬영 사진과 이상

헤르페스감염증, 뇌내열증 T2좌, 판막하혈증

결핵성골수염

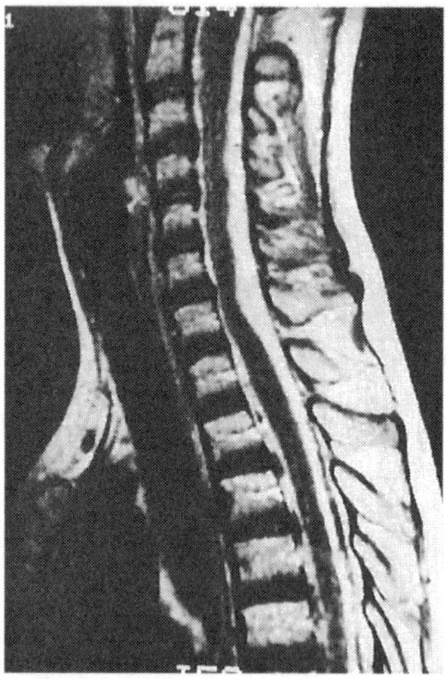

결핵성 골수염

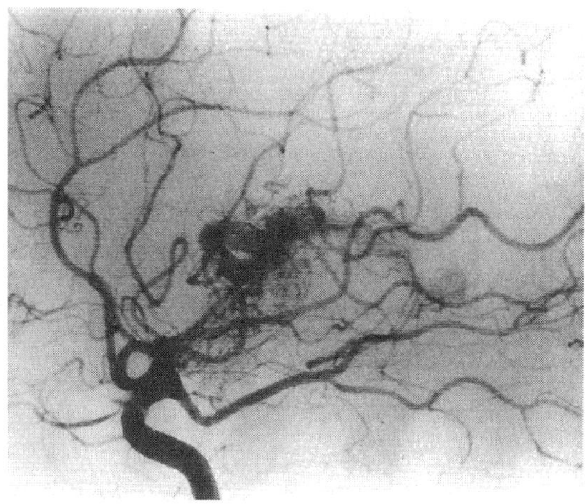

뇌내열증 T2 좌

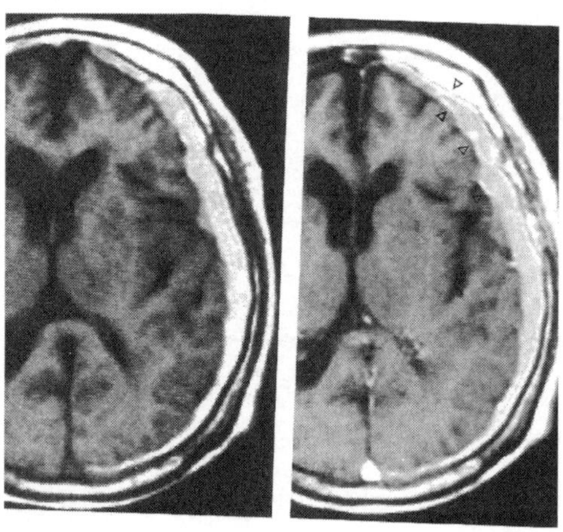

판막 하열증

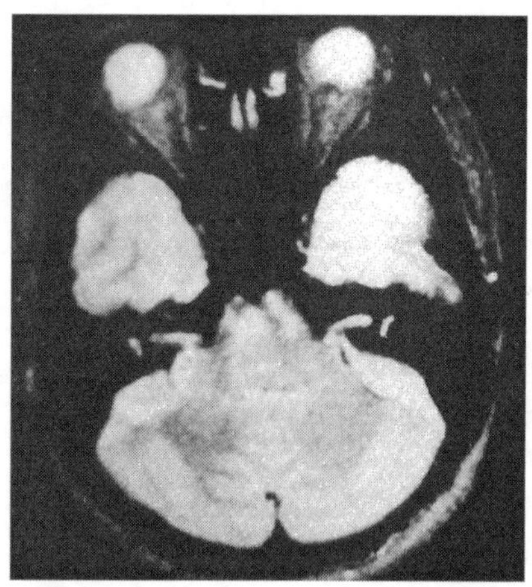

헤르페스 감염증

찾아보기

저자 소개

천 병 수

경희대학교 의과대학 교수

연세대학교 의과대학 교수

중국 요녕중의약대학 교수

이 승 호

서울대학교 자연과학대 초빙교수

경희대학교 의과대학 교수

마사키 다카키

연세 대학교(원주) 이과대 교수

성균관 대학교 공과대학 교수

민 경 희, 초 향

그림 이미지 제공